PT・OTビジュアルテキスト

地域リハビリテーション学

編集
重森健太
横井賀津志

第2版

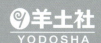

謹告

本書に記載されている診断法・治療法に関しては，発行時点における最新の情報に基づき，正確を期するよう，著者ならびに出版社はそれぞれ最善の努力を払っております．しかし，医学，医療の進歩により，記載された内容が正確かつ完全ではなくなる場合もございます．

したがって，実際の診断法・治療法で，熟知していない，あるいは汎用されていない新薬をはじめとする医薬品の使用，検査の実施および判読にあたっては，まず医薬品添付文書や機器および試薬の説明書で確認され，また診療技術に関しては十分考慮されたうえで，常に細心の注意を払われるようお願いいたします．

本書記載の診断法・治療法・医薬品・検査法・疾患への適応などが，その後の医学研究ならびに医療の進歩により本書発行後に変更された場合，その診断法・治療法・医薬品・検査法・疾患への適応などによる不測の事故に対して，著者ならびに出版社はその責を負いかねますのでご了承ください．

■正誤表・更新情報

本書発行後に変更，更新，追加された情報や，訂正箇所のある場合は，下記のページ中ほどの「正誤表・更新情報」からご確認いただけます．

https://www.yodosha.co.jp/yodobook/book/9784758102384/

■本書関連情報のメール通知サービス

メール通知サービスにご登録いただいた方には，本書に関する下記情報をメールにてお知らせいたしますので，ご登録ください．

・本書発行後の更新情報や修正情報（正誤表情報）
・本書の改訂情報
・本書に関連した書籍やコンテンツ，セミナー等に関する情報

※ご登録には羊土社会員のログイン/新規登録が必要です

ご登録はこちらから

序

　少子高齢化は，平均寿命が延びる一方で出生率が減少し，併せて労働人口も減少するというだけの単純な問題ではない．保健医療福祉分野に目を向けると，治療や介護にかかる費用が嵩むだけでなく，共働き世代の増加に伴い，家庭での要介護者の介護の担い手不足から施設に長期入所せざるをえないという構図がいつの間にかできあがっている．この流れを放置しておくと，家族のつながりが薄れるだけでなく，国の財源がいずれ底をつくことは容易に想像のつくことである．

　この社会現象を打破するべく，国も「施設から在宅へ」「治療・ケアから予防へ」など医療費の削減をめざす政策を推し進めている．なかでも，われわれセラピストは「高齢者および障害者をどのように地域で支えていくか」というテーマを強く求められるようになった．つまり，地域リハビリテーションには，対象者の機能的な改善，活動・参加レベルへの結びつきを図るとともに，地域（在宅）で安心してその人らしい暮らしができるように支援し，地域住民がともに暮らす体制づくりをするという視点が重要なのである．

　第1版では地域理学療法をベースに章立てをしていたが，昨今の社会現象から考えると理学療法だけでは地域の課題をすべて反映することができなかったため，第2版では作業療法の視点も充実させる運びとなった．第2版も第1版同様に，ガイドラインに準拠したうえで，世界的かつ最先端の視野で地域リハビリテーションを考えることのできる構成となっている．また，診療報酬改定にも対応している．そこで，本書を理解していただくために第1版との違いも踏まえて第2版の構成を紹介したい．

　第1章では，基本方針は第1版同様に世界的な視野で地域を捉える構成にしているが，理学療法と作業療法の専門性の広がりを展望も含めて論述している．第2章では，理学療法と作業療法の基盤となる関連制度と関連法規についてとり上げている．第3章と第4章も，第1版同様に屋内外の住環境の評価や整備をリスクも含めて考える構成になっている．第5章は新たに導入した章であるが，すべての実践の基盤となる「地域リハビリテーションプロセス」について論述している．第6章は，第5章の「地域リハビリテーションプロセス」を実践的に捉えた章であり，地域理学療法・地域作業療法ともに事例を提示することで具体的に臨床をイメージしやすい展開となっている．第7章は，第1版でも好評だった文献レビューをとり入れた章になるが，「転倒予防」，「サルコペニアと介護予防」，「認知症予防」に

加えて「作業を用いた健康への貢献」の4領域をとり上げ，文献レビューを提示することで初学者が「予防」を科学的に学べる構成としている．第8章では，地域包括ケア，地域での連携，ケアマネジメントなど，重要性がクローズアップされてきている行政療法士の役割機能について学ぶことができる．第9章では，過去の災害の教訓から国レベルで防災と災害支援活動，そして人材育成（防災士など）が行われていることから，療法士の視点から防災と災害支援について考える機会をもった．そして，第10章は，「地域での起業と社会貢献」と題し，近年の重要な社会的課題である「セラピストは高齢者および障害者をどのように地域で支えていくか」というテーマに対して「起業」の立場から地域リハビリテーションの可能性を模索した．

　以上のことから，本書は地域リハビリテーションを新しい視点から捉えた，新時代にふさわしい教科書であるといえる．本書を有効に役立てていただければ幸いである．

2019年2月

重森　健太
横井賀津志

PT・OT ビジュアルテキスト
地域リハビリテーション学 第2版

contents

● 序 ──────────────────────── 重森健太，横井賀津志

第1章 総論

1 地域リハビリテーションの概念 ──────────── 井口 茂　14

- **1 地域リハビリテーションの歴史と概念** ──────── 14
    1）地域リハビリテーションの歴史　2）地域リハビリテーションの考え方　3）地域リハビリテーションの定義と活動指針

- **2 地域リハビリテーションの範囲** ──────── 19
    1）地域の捉え方　2）ケアの範囲と地域リハビリテーション　3）医療・保健・介護からみた地域リハビリテーションの範囲

- **3 地域のなかでのリハビリテーションの位置づけ** ──────── 20
    1）保健医療圏における地域リハビリテーション　2）地域包括ケアと地域リハビリテーション　3）地域リハビリテーションにおける「障害」の捉え方

- **4 ノーマライゼーション** ──────── 23
    1）ノーマライゼーションの歴史と定義　2）ノーマライゼーションの基本原則　3）日本におけるノーマライゼーション

- **5 ソーシャルインクルージョン** ──────── 24
    1）ソーシャルインクルージョンの理念と背景　2）ソーシャルインクルージョンとノーマライゼーションおよび地域リハビリテーション

- **6 専門職連携** ──────── 25
    1）専門職連携の定義と必要性　2）地域リハにおける専門職連携　3）地域リハにおけるリハビリテーション専門職の役割

- **7 世界の動向** ──────── 26
    1）CBRの歴史と考え方の変遷　2）CBRの定義と構成要素　3）CBRの実践方法　4）CBRの実践とわが国の地域リハビリテーションの相違

2 地域理学療法の概念 ──────────── 大杉紘徳　29

- **1 地域理学療法とは** ──────── 29
    1）地域リハビリテーションと地域理学療法　2）地域理学療法における「地域」とは　3）理学療法士の就職先の変遷　4）診療報酬・介護報酬の改定　5）今回の介護報酬の改定による医療提供施設所属理学療法士の介護保険分野への介入

2 地域における理学療法士の役割 ... 35
1）連携　2）各現場の視点からみた地域における理学療法士の役割

3 地域における理学療法士の現状と今後の展望 ... 40
1）「地域理学療法」に対する誤解　2）現状の「地域」をみた理学療法のあるべき姿　3）今後の展望

3 地域作業療法の概念 ──────────────── 籔脇健司　42

1 地域作業療法とは ... 42
1）地域作業療法の捉え方　2）地域作業療法とヘルスプロモーションの関係

2 地域における作業療法の役割 ... 44
1）作業的権利の尊重　2）作業ニーズの把握

3 地域における作業療法の現状と今後の展開 ... 46
1）地域作業療法の現状と課題　2）これからの地域作業療法

第2章 地域リハビリテーションの関連制度と関連法規　高森聖人

1 医療保険制度 ... 50
1）医療保険制度の概要　2）医療保険制度のしくみ

2 介護保険制度 ... 53
1）介護保険制度の概要　2）介護保険制度のしくみ　3）介護サービスの種類

3 障害者総合支援法 ... 58
1）わが国の障害者福祉制度の変遷　2）障害者総合支援法の概要　3）自立支援給付　4）地域生活支援事業　5）障害児に対する福祉サービス　6）自立支援協議会

4 バリアフリー新法 ... 64
1）「高齢者，障害者等の移動等の円滑化の促進に関する法律」の制定　2）バリアフリーコンフリクト

5 地域における社会資源 ... 66
1）特別支援教育　2）生活困窮者自立支援制度

6 地域包括ケアシステム ... 68
1）地域包括ケアシステムとは何か　2）地域包括ケアシステムの構成要素　3）4つの「助（自助・互助・共助・公助）」　4）地域ケア会議　5）地域共生社会の実現に向けて

第3章 住環境と福祉用具　小林貴代

1 住環境評価 ... 74
1）優しく安全な環境づくり（バリアフリー）　2）安全を守るための分析（動作分析・事故分析・リスクマネジメント）　3）ヒヤリハット事例

2 住環境整備 ... 75
1）在宅における介護保険制度の利用　2）介護保険法における住宅改修　3）介護保険法における福祉用具の貸与・購入　4）在宅における住宅改修事例

contents

3 住環境整備の手法 78
　　1）略式平面図　2）手すり・扉などの種類を知る　3）入浴関連設備を知る　4）排泄関連設備を知る　5）段差解消関連設備を知る　6）コミュニケーションと環境制御関連設備を知る　7）QOL（趣味活動など）関連設備を知る

4 福祉用具と住環境 84
　　1）車いす利用者の手の届く範囲　2）車いすのサイズ　3）車いすに必要な住環境のポイント　4）杖・歩行器のサイズと住環境への配慮　5）福祉用具の貸与（レンタル）との組合わせ

5 ユニバーサルデザインと住環境 88
　　1）ユニバーサル商品　2）自助具　3）町づくりのデザイン

■ 実習課題：自宅を評価する 90

第4章　地域におけるリスクマネジメント
山野　薫

1 地域におけるリスクマネジメント 91
　　1）リスクマネジメントの概要　2）医療や福祉における「質保証」とリスクマネジメントの関係　3）リハビリテーションにおけるリスクマネジメントの概要　4）地域リハビリテーションにおけるリスクマネジメントの考え方

2 リスクマネジメントに必要な知識と技術 95
　　1）対象者（身体状況）に関するリスクマネジメント　2）環境のリスクマネジメント

3 リスクマネジメントからみたバリアフリーとユニバーサルデザイン 104

■ 実習課題：地域マップづくり 107

第5章　地域リハビリテーションプロセス
高畑進一

1 地域リハビリテーションのプロセス 109
　　1）プロセスとは何か　2）地域リハビリテーションの定義・推進課題・活動指針から考えるプロセス　3）地域リハビリテーションには2種のプロセスがある

2 地域リハビリテーションにおける評価 111
　　1）何のために評価するのか　2）何を，どのような観点から評価するのか

3 地域リハビリテーションにおける目標設定 116
　　1）第1のプロセスにおける目標設定　2）目標設定における療法士の役割　3）第2のプロセスにおける目標設定

4 地域リハビリテーション計画の立案と実施 118
　　1）個人へリハビリテーションサービスを提供するプロセス　2）療法士の役割

第6章　地域リハビリテーションの実際

Ⅰ　地域理学療法の実際

1 訪問系理学療法 ──────────────── 石井秀明，加茂智彦　122

　1 地域リハビリテーションのなかでの訪問系理学療法の位置づけ 122

2 訪問系の理学療法士に求められる役割 ……………………………………… 124
1）訪問系理学療法で対象となる傷病およびリハビリテーション計画　2）ゴール設定や思考過程　3）専門職連携

3 訪問系理学療法での評価・治療 …………………………………………… 127
1）訪問系理学療法での評価　2）訪問系理学療法での治療介入

4 訪問系理学療法の実際 ……………………………………………………… 129

■ 実習課題：片麻痺の生活体験 ……………………………………………… 132

2 通所系理学療法 ─────────────────────── 大田尾 浩　134

1 利用者の背景 ………………………………………………………………… 134
1）通所介護（デイサービス）　2）通所リハビリテーション（デイケア）

2 通所系理学療法の目的 ……………………………………………………… 135
1）理学療法の目的　2）在宅生活を維持するための理学療法

3 通所系理学療法の評価・治療 ……………………………………………… 137
1）理学療法評価と目標値　2）自主練習に取り組んでもらうために

4 通所系理学療法の実際 ……………………………………………………… 139
1）脳卒中片麻痺の利用者の評価と治療　2）大腿骨頸部／転子部骨折術後の利用者の評価と治療　3）慢性心不全の評価と治療

■ 実習課題：生活範囲の狭小化の意味を理解する ………………………… 142

3 施設系理学療法 ───────────────────────── 合田明生　143

1 施設系理学療法とは ………………………………………………………… 143

2 介護老人保健施設における理学療法 ……………………………………… 143
1）概要　2）リハビリテーションマネジメント　3）介護老人保健施設における理学療法のポイント

3 特別養護老人ホームにおける理学療法 …………………………………… 149
1）概要　2）リハビリテーションマネジメント　3）特別養護老人ホームにおける理学療法のポイント

■ 実習課題：転倒予防策の検討 ……………………………………………… 155

4 終末期における理学療法 ──────────────────── 岡本加奈子　156

1 「終末期」は「人生の最終段階」 …………………………………………… 156

2 終末期における疾患 ………………………………………………………… 156

3 終末期と終の棲家（看取りの場）…………………………………………… 157

4 全身状態の管理を目的とした理学療法プログラムとリスク管理 ……… 159

5 終末期における理学療法の実際 …………………………………………… 159
1）特養での終末期に状態の悪化と寛解をくり返した症例　2）在宅で対象者を看取った事例

■ 実習課題：長時間の同一姿勢による不快感の体験 ……………………… 165

II 地域作業療法の実際

1 訪問系作業療法 ──────────福田久徳 166
1 目標設定の重要性 166
2 作業遂行の評価と分析 167
1）課題分析　2）遂行分析
3 目標を達成するための介入モデルの選択 168
4 訪問系作業療法の実際 169
1）脳血管疾患の事例　2）内部疾患の事例　3）整形疾患の事例　4）難病疾患の事例
- 実習課題：生活環境の評価 174

2 就労支援としての作業療法 ──────────宮崎宏興 175
1 就労支援の現状と動向 175
2 障害者の雇用と就労の制度 176
1）すべての障害者が利用できる雇用と就労の支援制度　2）精神および発達障害者・難治性疾患者や，在宅勤務者ごとに利用できる施策　3）その他，障害者に限定されない，一般求職者への支援制度　4）障害者総合支援法に基づく就労支援にかかる障害福祉サービス事業
3 障害者の雇用と就労を実践するために 183
1）個別就労支援プログラム（Individual Placement and Support：IPS）　2）仕事仲間との協業（チームビルディング）　3）仕事との相性（ジョブマッチング）　4）職務開発と仕事の切り出し（ジョブカービング・ジョブクリエーションなど）　5）雇用企業の開拓　6）雇用における労働条件や雇用継続（雇用管理支援）
4 就労支援現場の実際 185
1）職務経験がなく不安が強かった事例　2）事例のその後　3）まとめ
5 おわりに 187
- 実習課題：就労支援体験 188

3 学校および保育所等訪問支援における作業療法 ──────────岩永竜一郎 189
1 はじめに 189
2 学校や保育園・幼稚園支援の事業 189
1）障害児等療育支援事業　2）保育所等訪問支援事業　3）学校への巡回相談　4）外部専門家活用事業
3 学校や幼稚園などの支援の実際 190
1）巡回相談によるかかわり　2）外部専門家活用事業による特別支援学校へのかかわり　3）幼稚園・認定こども園へのペアレント・プログラムを用いたかかわり
4 学校・保育園・幼稚園支援で必要なリハビリテーション技術 193
1）障害の特性を短時間に把握するスキル　2）発達障害およびその他の精神疾患に関する知識　3）多様な評価技術
5 特別支援技術 194
1）参考となる支援方法　2）教育以外の対応方法（薬物治療，療育機関での対応）に関する知識　3）面談技術　4）地域の社会資源に関する知識と地域のネットワーク

6 学校・保育園・幼稚園支援にかかわる専門家に求められること 195
　　1）ジェネラリストモデル　2）教師・保育士との連携
7 おわりに 196
■ 実習課題：巡回相談の模擬体験 197

4 終末期における作業療法 ─────────────────────────島﨑寛将 198

1 終末期とは 198
　　1）終末期という時期　2）終末期を迎える時期のギアチェンジ
2 終末期に対象者が経験する苦痛 199
　　1）全人的苦痛（トータルペイン）　2）疾患に伴う特徴
3 終末期における作業療法 202
　　1）終末期における作業療法の目標　2）作業療法アプローチ
4 自分自身（医療者側）のケア 205
5 終末期における作業療法の実際 205
　　1）事例紹介　2）作業療法評価および経過　3）おわりに
■ 実習課題：終末期に大切なものを考える 208

第7章 予防分野のリハビリテーション

1 サルコペニアと介護予防 ─────────────────────────山田 実 209

1 はじめに 209
　　1）介護予防とは　2）サルコペニア，フレイルとは
2 サルコペニアの理解 211
　　1）サルコペニアの判定　2）サルコペニアのメカニズム
3 世界の動向（システマティックレビュー） 214
　　1）フレイルに対する運動介入の効果　2）サルコペニアの予防・改善効果
4 わが国における介護予防の実際 218
5 介護予防教室運営のコツと実践例 220
　　1）遠隔通信式介護プログラム　2）効果の実感が重要　3）セラピストに期待されること
6 おわりに 221

2 認知症予防 ───────────────────────────────牧迫飛雄馬 224

1 世界の動向（文献レビュー） 224
　　1）健常者に対する運動介入の効果　2）MCIに対する運動介入の効果　3）認知症に対する運動介入の効果
2 わが国における認知症予防の実際 229
　　1）認知症予防のターゲット　2）認知症発症のリスクが高い高齢者のスクリーニング　3）認知症予防のための多面的な運動プログラムの概要　4）MCI高齢者に対する多面的なプログラムの効果

3 認知症予防教室運営のコツと実践例 ································ 233
　1）プログラムの構造化　2）各プログラム構成要素における実践留意点および実践のコツ
　3）予防教室の運営における留意点

3 転倒予防 ─────────────────────────── 松林義人 242

1 世界の動向（文献レビュー）···························· 242
2 わが国における転倒予防の実際 ···················· 244
　1）転倒予防の必要性　2）運動機能の評価　3）ADLの評価　4）活動性の評価　5）精神心理・認知面の評価　6）転倒予防の介入を実施するにあたっての注意事項　7）転倒予防のための介入　8）介入の効果　9）介入効果を継続させるための工夫
3 転倒予防教室運営のコツと実践例 ·················· 250
　1）対象者募集の工夫　2）介入方法の実際　3）介入方法の工夫

4 作業を用いた健康への貢献 ─────────────────── 川又寛徳 254

1 世界の動向 ··· 254
　1）作業を用いて健康に貢献するとは？　2）作業的に健康であるということ　3）文献レビュー
2 地域における作業療法の実際 ······················ 255
3 作業を用いた健康教室運営のコツと実践例 ········ 257
　1）作業を用いた健康教室運営のコツ　2）作業を用いた健康教室運営の実践例

第8章 行政における療法士の役割
逢坂伸子

1 行政療法士の役割機能 ······························ 263
2 行政療法士が従事している分野 ····················· 265
　1）子どもに関する分野　2）障害者に関する分野　3）高齢者に関する分野　4）その他
3 地域包括ケアにおける行政療法士の役割 ··········· 267
　1）地域包括ケアの5つの視点による取り組み
4 地域包括ケアの取り組み事例 ······················· 268
　1）ケアマネジャーに対するリハビリテーション教育　2）理学療法士，作業療法士，言語聴覚士の同職種連携　3）介護予防活動：住民主体の介護予防
5 行政療法士が備えるべき知識と技術 ················ 273
　1）コーディネイト力とマネジメント力　2）地域評価からPをはじめる

第9章 地域の防災と災害支援
小野部 純

1 災害時のチーム医療（リハビリテーション専門職の役割）····· 277
　1）災害時の医療活動　2）災害と防災の定義　3）災害発生時の医療　4）リハビリテーション支援活動の目的と意義　5）関連団体・行政などとの連携　6）災害支援チームのあり方　7）情報の一元化と共有化
2 リハビリテーション専門職ができる災害支援 ······· 283
　1）リハビリテーション職の専門性について　2）評価と情報の管理・共有　3）各災害フェーズでのリハビリテーション専門職の役割

3 防災訓練でリハビリテーション専門職が備えるべき知識と技術 ……………… 292
　　1）一般的な防災知識と技術　2）リハビリテーション専門職として備えるべき防災知識と技術

第10章　地域での起業と社会貢献

1 地域で求められる療法士の起業　　　　　　　　　　　　　　　　　　福谷直人　294
1 起業とは ……………………………………………………………………………… 294
　　1）日本の開業率と国際比較　2）企業生存率　3）全国における起業家の推移と起業の目的・きっかけ　4）療法士が地域で起業する意味
2 起業に必要なステップ ……………………………………………………………… 300
　　1）チーム　2）マーケット　3）プロダクト・サービス　4）資金
3 おわりに ……………………………………………………………………………… 302

2 理学療法士の起業の実際　　　　　　　　　　　　　　　　　　　　　　山口良太　303
1 起業の準備 …………………………………………………………………………… 303
　　1）意志と覚悟　2）事業計画書の作成
2 地域包括ケアシステムに貢献する起業の実際 …………………………………… 305
　　1）「共助」「公助」「自助」「互助」4つのセグメンテーション　2）地域密着型通所介護事業所の運営　3）総合事業による通所介護サービスの運営　4）「互助」を事業化する難しさ
3 保険外事業の実際 …………………………………………………………………… 309
　　1）保険外事業を行ううえでの注意点　2）地域密着型デイを拠点とした「自助」サービスの実際　3）ソフトウェアを用いた「自助」「互助」への参画
4 運営に伴うリスク …………………………………………………………………… 311
5 理学療法士が起業する社会的な意義 ……………………………………………… 311

3 作業療法士の起業の実際　　　　　　　　　　　　　　　　　　　　　　関本充史　313
1 起業するにあたって ………………………………………………………………… 313
　　1）心構え　2）斬新な考え方（創造すること）　3）人としての自己管理
2 生活行為向上マネジメント（MTDLP）の有効活用 ……………………………… 314
3 SPDCAサイクル …………………………………………………………………… 315
4 地域のネットワーク（地域が活き活きするしくみづくり） …………………… 318
　　1）地域資源　2）活きたネットワークづくり
5 起業後の作業療法の実際 …………………………………………………………… 319
　　1）新たな事業展開～パーキンソン病に特化したデイサービス～　2）パーキンソン病とは　3）通所介護事業所「PDリハビリデイサービス かなえるLIFE」開設　4）家族への支援
6 おわりに ……………………………………………………………………………… 322

コラム　認知症ケアパスと認知症初期集中支援チーム　　　　　　　　　　　松下　太　323

● 索引 ……………………………………………………………………………………… 325

PT・OT ビジュアルテキスト
地域リハビリテーション学 第2版

第1章 総論
1. 地域リハビリテーションの概念 ... 14
2. 地域理学療法の概念 ... 29
3. 地域作業療法の概念 ... 42

第2章 地域リハビリテーションの関連制度と関連法規 ... 50

第3章 住環境と福祉用具 ... 74

第4章 地域におけるリスクマネジメント ... 91

第5章 地域リハビリテーションプロセス ... 109

第6章 地域リハビリテーションの実際

I 地域理学療法の実際
1. 訪問系理学療法 ... 122
2. 通所系理学療法 ... 134
3. 施設系理学療法 ... 143
4. 終末期における理学療法 ... 156

II 地域作業療法の実際
1. 訪問系作業療法 ... 166
2. 就労支援としての作業療法 ... 175
3. 学校および保育所等訪問支援における作業療法 ... 189
4. 終末期における作業療法 ... 198

第7章 予防分野のリハビリテーション
1. サルコペニアと介護予防 ... 209
2. 認知症予防 ... 224
3. 転倒予防 ... 242
4. 作業を用いた健康への貢献 ... 254

第8章 行政における療法士の役割 ... 263

第9章 地域の防災と災害支援 ... 277

第10章 地域での起業と社会貢献
1. 地域で求められる療法士の起業 ... 294
2. 理学療法士の起業の実際 ... 303
3. 作業療法士の起業の実際 ... 313

第1章 総論

1 地域リハビリテーションの概念

学習のポイント

- 地域リハビリテーションの歴史，考え方，活動指針を学ぶ
- 地域リハビリテーションにおける「地域」の意味を学ぶ
- ケアの範囲と地域リハビリテーションの関係を学ぶ
- 医療・保健・介護分野における地域リハビリテーションの役割を学ぶ
- 地域におけるリハビリテーションの支援体制について学ぶ
- 地域包括ケアシステムの概念と構成要素を学ぶ
- ICFにおける機能障害の捉え方とその目的を学ぶ
- ノーマライゼーションの定義と基本理念を学ぶ
- ソーシャルインクルージョンの理念と背景を学ぶ
- ノーマライゼーションとソーシャルインクルージョンの相違点を学ぶ
- 専門職連携の必要性について学ぶ
- 地域リハビリテーションにおける専門職連携の形態とリハビリテーション専門職の役割を学ぶ
- CBRの歴史と考え方，定義と構成要素を学ぶ
- CBRとわが国の地域リハビリテーションとの相違を学ぶ

1 地域リハビリテーションの歴史と概念

1）地域リハビリテーションの歴史

- わが国における地域リハビリテーション活動（以下，地域リハ）がいつからはじまったかは，明確にできないが理学療法士法及び作業療法士法の施行を契機に開始されたともいえる．大田は地域リハ活動を第1期：個別活動期，第2期：全国展開期，第3期：再編・混乱期に分類し説明している（表1）．それぞれについて以下に解説する．

① 第1期：個別活動期

- 第1期である個別活動期は，保健婦(師)の訪問活動からはじまった．
  ▶ 兵庫県，東京都板橋区，大阪府大東市，茨城県守谷市，北海道，長崎県長崎市などで活動が開始される．
  ▶ それらの活動に理学療法士および作業療法士がかかわりをもつ．

表1 わが国の地域リハビリテーション活動

	年	主な法制度など	年	地域リハビリテーション活動
（第1期）個別活動期			〜1960年	保健婦（師）による訪問活動 兵庫県更生相談所での訪問リハビリテーション
	1963年	老人福祉法制定	1967年	東京リハビリテーション福祉協会
	1965年	理学療法士及び作業療法士法施行	1968年	北海道での巡回訪問活動
	1969年	ねたきり老人訪問健康診査事業開始	1973年	大阪府大東市に理学療法課の設置，茨城県守谷市での通所リハビリテーションの活動
	1970年	心身障害者対策基本法		
	1973年	老人医療無料化	1975年	東京都板橋区の活動
	1978年	短期入所生活介護（ショートステイ）事業開始	1978年	長崎市脳卒中連絡協議会の活動
	1979年	日帰り介護（デイサービス）事業開始	1979年	全国地域リハビリテーション研究会発足
			1981年	国際障害者年
（第2期）全国展開期	1982年	老人保健法制定	1983〜1992年	国連障害者の10年
	1983年	老人保健法実施（機能訓練事業開始）	1987年	第1回地域リハビリテーション研修会（日本理学療法士協会）
	1985年	第1次医療法改正	1989年	第1回沖縄県地域リハビリテーション推進交流大会 東京都・第1回墨田区リハビリテーション大会
	1986年	老人保健施設の導入		
	1989年	ゴールドプラン策定 在宅介護支援センター		
	1990年	福祉サービス行政の市区町村への一元化	1992年	第29回日本リハビリテーション医学会
	1991年	老人保健法改正	1993〜2002年	アジア太平洋障害者の十年
	1992年	第2次医療法改正 訪問看護制度の創設	1998年	全国脳卒中連合会
	1994年	新ゴールドプラン策定 老人デイケア	1999年	国際高齢者年 地域リハビリテーション支援体制（厚生省：マニュアル発表）
	1997年	老人保健福祉審議会報告（介護保険大綱）		
	1998年	地域リハビリテーション支援体制整備推進事業		
（第3期）再編・混乱期	2000年	介護保険法制度開始 地域リハビリテーション支援体制整備推進事業 回復期リハビリテーション病棟創設	2000年	全国回復期リハビリテーション病棟連絡協議会発足
	2002年	健康増進法	2004年	報告書「高齢者のリハビリテーションの在りかた」（上田敏）
	2003年	第4次医療法改正 支援費制度	2005年	全国地域リハビリテーション支援事業連絡協議会設立
	2005年	介護保険法の改正 障害者自立支援法	2006年	地域包括支援センター設置
	2013年	障害者総合支援法	2011年	社会保障・税一体改革 地域包括ケアの推進

文献1をもとに作成.

- ▶ 大阪府大東市福祉事務所に理学療法課が設置され，障害児教育に取り組む．
- ▶ 全国での地域リハ活動の情報交換の場として地域リハビリテーション研究会が発足される．
- この時期は法的根拠（第2期の老人保健法，現在の介護保険法および障害者総合支援法など）もなく，理学療法士および作業療法士も少なく，リハビリテーション医療を十分に受けることなく退院後の在宅リハビリテーションの位置づけとして展開された．

2 第2期：全国展開期

- 第2期の全国展開期は，老人保健法の制定に伴う**機能訓練事業**[※1]が法的基盤となり，地域リハ活動が展開される．
  - 老人保健施設（現在の介護老人保健施設），訪問看護が創設される．
  - ゴールドプラン（高齢者保健福祉推進10カ年戦略）の制定により，在宅福祉サービスの推進や，寝たきり老人ゼロ作戦が展開される（社会保障制度については第2章参照）．
  - 新ゴールドプラン（現在の市区町村老人保健福祉計画）により，市区町村へ高齢者にかかわる保健，福祉計画の策定が義務づけられる．
  - 第2次医療法改正により，医療としての在宅リハビリテーションが位置づけられる．
  - 全国各地で地域リハにかかわる研修が開催され，学会でも地域リハがテーマとなる．
  - 老人保健福祉審議会において介護保険大綱が示され，介護保険法制定の準備として地域リハビリテーション支援体制整備推進事業が国の補助事業として打ち出される．
- 第2期は老人保健法の制定に伴う機能訓練事業が全国で展開され，地域リハ活動の考え方が整理された時期である．この時期の大きな事項としては，第2次医療法改正により医療として，リハビリテーション医療が位置づけられたこと，機能訓練事業に地域リハの考え方が整理され，介護保険法につながっていったことの2つである．

> **memo** ※1 機能訓練事業
> 1983年に施行された老人保健法に基づく事業で，市区町村が実施主体である．保健師による生活指導，理学療法士・作業療法士による機能訓練，訪問指導などが実施された．

3 第3期：再編・混乱期

- 第3期の再編・混乱期は，介護保険制度におけるサービス提供と地域リハ支援体制が模索される．
  - 介護保険サービスに通所リハビリテーション，訪問リハビリテーションが位置づけられる．
  - 全国回復期リハビリテーション病棟連絡協議会が発足される．
  - 国の補助事業として，地域リハビリテーション支援体制整備推進事業が実施される（2006年まで）．
  - 2005年の介護保険法の改正により，地域支援事業による介護予防が打ち出される．
  - **地域包括支援センター**[※2]が設立され，中学校区を生活圏域とした高齢者支援がはじまる．
  - 社会保障と税の一体改革のもと，地域包括ケアシステムの推進が提唱される（厚生労働省）．
- 第3期は介護保険制度の導入（2000年）から現在までの時期であり，通所リハビリテーションおよび訪問リハビリテーション事業所が居宅サービスとして位置づけられた．介護保険において**リハビリテーション前置主義**[※3]という言葉も使われ，第4次以降の医療法改正による病院機能の強化と相まって，医療と介護の役割分担が進んだ．
- そのようななか，リハビリテーション医療も**回復期リハビリテーション病棟**[※4]の新設により，急性期－回復期－生活期という流れとなり，その連携構築が課題となっている．また，地域リハ活動においては，2005年の介護保険法の改正により，翌年から実施された地域支援事業における介護予防事業を手法とした地域づくりへと変化している．そして2011年の社会保障改革のもと，**地域包括ケアシステム**[※5]の構築と推進が掲げられ，「2025年問題」に対処すべく，現在もさまざまな改革が行われつつある．

> **memo** **※2　地域包括支援センター**
> 介護保険法に基づき2006年度より設置された．設置主体は市区町村で，社会福祉士，保健師，主任ケアマネジャー（主任介護支援専門員）の3者が配置され主に福祉介護の観点から，地域の介護予防，権利擁護，介護に関する相談窓口等の機能を担っている．

> **memo** **※3　リハビリテーション前置主義**
> 介護保険法が制定された際，要介護度を改善・維持していくためにリハビリテーションサービスを他のサービスに優先して利用できるしくみを構築しようとする考え方．

> **memo** **※4　回復期リハビリテーション病棟**
> 2000年4月の診療報酬改定で新設された病棟．脳血管疾患，大腿骨頸部骨折などの患者に対し，ADL（日常生活活動）能力の向上による寝たきりの防止と家庭復帰を目的とした集中的なリハビリテーションを受けることができる病棟．

> **memo** **※5　地域包括ケアシステム**
> 尾道市立公立みつぎ総合病院名誉院長・特別顧問の山口昇先生が提唱した包括医療．現在，国が提唱する地域包括ケアシステムのもととなっており，その定義には，治療，保健サービス，在宅ケア，リハビリテーション，介護，福祉サービス，が位置づけられ，ノーマライゼーション，インクルージョンの実現をめざすものとなっている．

2）地域リハビリテーションの考え方

- 地域リハの考え方を1）の地域リハの歴史から整理すると，第1期の在宅リハビリテーションの位置づけから，第2期での医療としてのリハビリテーションとなり，第3期では回復期リハ病棟が設立され，急性期－回復期－生活期として展開してきた．このことは，在宅リハビリテーション，医療としてのリハビリテーション（急性期および回復期），さらに障害児教育，就業支援などのリハビリテーションを含むものである．したがってリハビリテーションのすべてを包括した概念といえる．そして，地域リハの場合，ノーマライゼーションをめざす地域全体の総体として捉えることができる．
- 地域リハの目標は，ノーマライゼーションおよびソーシャルインクルージョンである．なお，ノーマライゼーションおよびソーシャルインクルージョンの詳細については本稿の**4**と**5**で述べる．
- 地域リハは，地域全体の総体を意味し，医療・保健・福祉・介護・教育・就労などを包括する．

3）地域リハビリテーションの定義と活動指針

■ 地域リハビリテーションの定義

- 2001年に日本リハビリテーション病院・施設協会が提唱した地域リハの定義を表2に示す．
- 地域リハの対象者は，地域に住む障害児（者）や高齢者およびその家族である．
- 地域での自立生活における安心・安全と住まいの整備が基本となる．
- 障害児（者）や高齢者の生活支援にかかわる医療・保健・福祉・介護・地域住民，すべてがかかわる活動である．
- 地域リハの活動は，①直接的援助活動，②組織化活動，③教育・啓発活動の3つに分類される．

表2 地域リハビリテーションの定義・推進課題・活動指針

定義
地域リハビリテーションとは，障害のある子供や成人・高齢者とその家族が，住み慣れたところで，一生安全に，その人らしくいきいきとした生活ができるよう保健・医療・福祉・介護および地域住民を含め，生活にかかわるあらゆる人々や機関・組織がリハビリテーションの立場から協力し合って行なう活動のすべてを言う．

推進課題
1. リハビリテーションサービスの整備と充実 　①介護予防，障害の発生・進行予防の推進 　②急性期・回復期・生活期リハビリテーションの質の向上と切れ目のない体制整備 　③ライフステージにそった適切な総合的リハビリテーションサービスの提供 2. 連携活動の強化とネットワークの構築 　①医療介護・施設間連携の強化 　②多職種協働体制の強化 　③発症からの時期やライフステージにそった多領域を含むネットワークの構築 3. リハビリテーションの啓発と地域づくりの支援 　①市民や関係者へのリハビリテーションに関する啓発活動の推進 　②介護予防にかかわる諸活動を通した支えあいづくりの強化 　③地域住民も含めた地域ぐるみの支援体制づくりの推進

活動指針
・障害の発生は予防することが大切であり，リハビリテーション関係機関や専門職は，介護予防にかかわる諸活動（地域リハビリテーション活動支援事業等）に積極的にかかわっていくことが求められる． 　また，災害等による避難生活で生じる生活機能の低下にもリハビリテーションが活用されるべきである． ・あらゆるライフステージに対応してリハビリテーションサービスが総合的かつ継続的に提供できる支援システムを地域につくっていくことが求められる．ことに医療においては，廃用症候の予防および生活機能改善のため，疾病や障害が発生した当初よりリハビリテーションサービスが提供されることが重要であり，そのサービスは急性期から回復期，生活期へと遅滞なく効率的に継続される必要がある． ・さらに，機能や活動能力の改善が困難な人々に対しても，できうる限り社会参加を促し，また生あるかぎり人間らしく過ごせるよう支援がなされなければならない． ・加えて，一般の人々や活動に加わる人が障害を負うことや年をとることを家族や自分自身の問題としてとらえるよう啓発されることが必要である． ・今後は，専門的サービスのみでなく，認知症カフェ活動・認知症サポーター・ボランティア活動等への支援や育成も行い，地域住民による支えあい活動も含めた生活圏域ごとの総合的な支援体制ができるよう働きかけていくべきである．

文献2より引用．

　①直接的援助活動は，訪問リハビリテーション，通所リハビリテーション，回復期リハビリテーションなどがあげられる．
　②組織化活動は，医療と介護の連携構築や行政機関との連携，さらに，住民による地域ネットワークなども含む．
　③教育・啓発活動は，一般住民に対する障害者への理解，リハビリテーション，ノーマライゼーションの啓発はもとより，医療・保健・福祉・介護などの専門職種に対する教育は多職種連携に不可欠である．

❷ 地域リハビリテーションの活動指針

● 活動指針として，①廃用症候群，要介護状態に陥らないための障害予防，②急性期・回復期・生活期へのシームレスな支援，③インフォーマルサービスの確立，④当事者および地域住民の活動と参加の促進を定めている．

2 地域リハビリテーションの範囲

1）地域の捉え方

- 地域リハの範囲である「地域」を生活，ケア，医療・保健・福祉領域の観点から捉えてみる．
- 生活からみた地域の広がりを図1に示す．生活として地域を捉えた場合，最小単位は障害者・高齢者本人およびその家族である．そして，仕事・近所，自治会や老人会などの地域社会，行政としての市区町村や国，そしてある人にとっては，海外も生活範囲として捉えられる．
- 介護保険では，住民が生活している地域を中学校区を1つの単位として，**生活圏域**として捉えている．
- 地域とは，その人が生まれ，成長し，働くという生活を営む場所であり，その範囲は拡大し，生きがいとも関連している．
- 地域リハは，生活を営む場所や対象者の生活範囲に応じて実践される．

2）ケアの範囲と地域リハビリテーション

- 生活としての地域に対応したケアの範囲を図2に示し，地域リハとの関係を述べる．
- ケアの広がりは，本人および家族に対するセルフケア，家族ケアからはじまり，地域リハの直接援助活動にあたる．
- セルフケア，家族ケアは，福祉の分野における「自助」として捉えることができ，本人の努力を促すことも必要となる．
- コミュニティケアは，「互助」であり，本人および家族を取り巻く地域住民の理解と支援が不可欠であり，地域リハの啓発活動が重要となる．
- 公的サービスは，介護保険制度による居宅および施設サービスなどであり，「共助」に該当する．
- 地域リハの活動は，すべてのケアである**自助**，**互助**，**共助**，**公助**[※6]にかかわる．

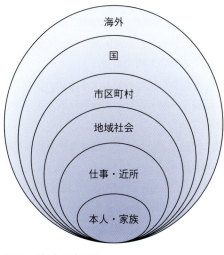

図1 地域の広がり

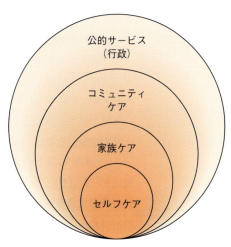

図2 ケアの広がり

> ※6 自助，互助，共助，公助
> 自助とは，他人の力によらず，当事者である本人の力だけで課題を解決すること．互助とは，当事者の周囲にいる家族・友人・近隣の人などによる支援のこと．ボランティア活動や住民組織の活動がこれにあたる．共助とは，介護保険に代表される社会保険制度およびサービスのこと．公助とは，最終的な社会福祉制度であり，生活保護や虐待などに対して公的な判断のもとに行われる支援のこと（第2章 図8参照）．

3）医療・保健・介護からみた地域リハビリテーションの範囲

- 地域リハを担う専門職は，医療職であり，急性期，回復期のリハビリテーションを担う．しかし，近年では，保健領域の生活習慣病および障害の予防や介護保険下におけるリハビリテーションにもかかわっている．
- 急性期のリハビリテーションは，全身状態のリスク管理のもと早期離床，臥床による廃用症候群の予防をめざすとともに回復期と連携する．
- 回復期への連携だけでなく，急性期からの在宅復帰もめざす．
- 回復期のリハビリテーションは，できうる限り機能回復を促し日常生活活動（Activities of Daily Living：ADL）の自立をめざす．
- さらに回復期は，在宅復帰に向け介護保険における各事業所と連携していくことが重要となる．
- 介護保険におけるリハビリテーションは，訪問リハビリテーションおよび通所リハビリテーションでの介入を中心に対象者の生活を支援する．

3 地域のなかでのリハビリテーションの位置づけ

1）保健医療圏における地域リハビリテーション

- 全国各都道府県には，**保健医療圏**が設定されている．保健医療圏とは，地域の医療需要に応じて包括的に医療を提供するために，医療資源の適正な配置を図ることを目的とした地域単位をいう．
- 保健医療圏は，一次保健医療圏，二次保健医療圏，三次保健医療圏の3つからなる．
  - 一次保健医療圏は，住民の日常生活に密着した保健医療サービスで，日常の健康相談などの保健サービスやかかりつけ医による初期医療である．
  - 二次保健医療圏とは，医療機能を考慮した病院や救急医療体制の整備のほか，一般的な入院医療に対応する区域であり，保健・医療・福祉の総合的な取り組みを行うために，市区町村を越えて設定する地域の範囲である．
  - 三次保健医療圏は，高度で特殊な医療に対応し，より広域なサービスを提供する区域であり，一般的にはその都道府県全域を指す．
- 地域リハの活動については，2000年の介護保険法の施行時に**地域リハビリテーション支援体制整備推進事業**[※7]が各都道府県単位で実施された．
- 都道府県単位でリハビリテーション支援センターが設置され，二次保健医療圏に地域リハビリテーション広域支援センターが指定された．地域リハビリテーション広域支援センターは，二次保健医療圏の市区町村に対して支援する（図3）．

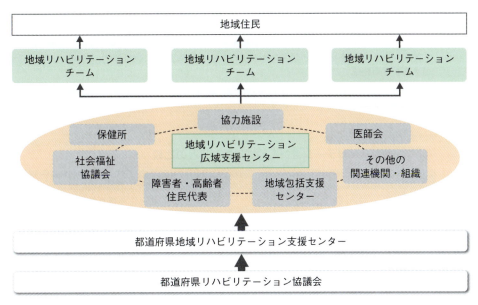

図3 地域リハビリテーションの支援体制

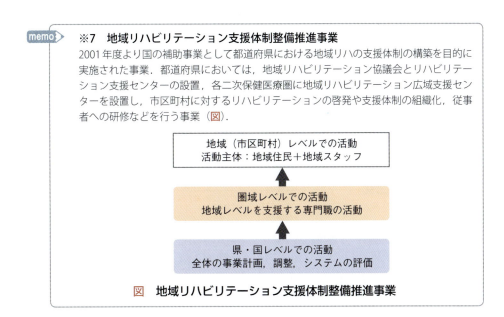

memo ※7 地域リハビリテーション支援体制整備推進事業
2001年度より国の補助事業として都道府県における地域リハの支援体制の構築を目的に実施された事業．都道府県においては，地域リハビリテーション協議会とリハビリテーション支援センターの設置，各二次保健医療圏に地域リハビリテーション広域支援センターを設置し，市区町村に対するリハビリテーションの啓発や支援体制の組織化，従事者への研修などを行う事業（図）．

図 地域リハビリテーション支援体制整備推進事業

2）地域包括ケアと地域リハビリテーション

- 国は将来の人口推計により，2025年頃に75歳以上人口がピークとなることで医療費・介護報酬の高騰や認知症高齢者の増加が懸念されることより（2025年問題），高齢者の生活圏域において地域包括ケアシステム（表3）の構築を推進することとした．
- 地域包括ケアシステムは，保険者である市区町村や都道府県が，地域の自主性や主体性に基づき，地域の特性に応じてつくり上げていくことが必要となる．
- 地域包括ケアシステムの5つの構成要素は，①医療との連携強化，②介護サービスの充実強化，③予防の推進，④生活支援，⑤住まいの整備である．

表3　地域包括ケアシステムの定義

ニーズに応じた住宅が提供されることを基本とした上で，生活上の安全・安心・健康を確保するために，医療や介護のみならず，福祉サービスを含めた様々な生活支援サービスが日常生活の場（日常生活圏域）で適切に提供できるような地域での体制

地域包括ケア圏域については，「おおむね30分以内に駆けつけられる圏域」を理想的な圏域として定義し，具体的には，中学校区を基本とする．文献3をもとに作成．

表4　地域リハビリテーションと地域包括ケアとの比較

	地域リハビリテーション	地域包括ケア
生活圏域	・住み慣れたところ	・住み慣れた地域 ・小・中学校区レベル，人口1万人程度，30分でかけつけられる圏域
目標	・そこに住む人々とともに，一生安全に，いきいきと ・機能や活動能力の改善が困難な人々に対しても社会参加，生あるかぎり人間らしく	・安全 ・安心 ・健康
推進課題	1. 直接的援助活動 　①障害の発生予防の推進 　②急性期〜回復期〜維持期リハの体制整備 2. 組織化活動（ネットワーク・連携活動の強化） 　①円滑なサービス提供システムの構築 　②地域住民も含めた総合的な支援体制づくり 3. 教育・啓発活動 　①地域住民へのリハに関する啓発 ※遅滞なく効率的に継続	①医療との連携強化 ②介護サービスの充実強化 ③予防の推進 ④見守り，配食，買い物など，多様な生活支援サービスの確保や権利擁護など ⑤高齢期になっても住み続けることのできるバリアフリーの高齢者住まいの整備 ※切れ目なく継続的かつ一体的に
支援体制	・医療や保健，福祉および生活にかかわるあらゆる人々や機関・組織 ・地域住民も含めた総合的な支援	・医療と介護の専門職，高齢者本人や住民（ボランティア）など自助や互助を担うさまざまな人々

文献4をもとに作成．

- 地域リハと地域包括ケアシステムとの考え方や概念は，地域包括ケアにおいて「介護」の提供体制を推進課題としている点が異なるが，両者の目標は共通している（表4）．
- 地域リハは，地域包括ケアシステムのなかで医療と介護の連携，虚弱高齢者に対する介護予防，地域ケア会議での助言，住民による自主活動に対する支援が求められている．

3）地域リハビリテーションにおける「障害」の捉え方

- 地域リハの目標は，対象となる障害者・高齢者の住み慣れた地域での生活支援であり，ICF（International Classification of Functioning, Disability and Health：国際生活機能分類）に基づき生活機能を捉え，活動・参加を基軸とすべきである．
- ICFは，医学モデルの捉え方であるICIDH（International Classification of Impairments, Disabilities and Handicaps）から生活モデルへの転換である[※8]．
  - 心身機能・構造，活動，参加の3つのレベルとそれらに作用する背景因子である環境因子と個人因子も含めた生活機能として捉えられる（図4）．

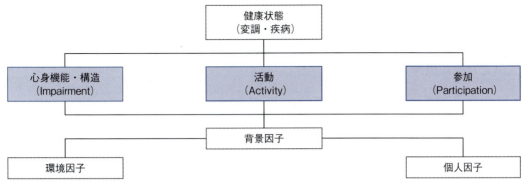

図4 ICFの3つのレベルと背景因子

- 生活を営む人間を理解するための共通言語であり，多職種間の共通理解にも役立つ．
- 目的は意欲の向上であり，「できなくなった機能」のみならず「できること」も評価し，多様な社会生活への積極的な「参加」につなげ，いきいきとした生活を構築し，「生活意欲の向上」につなげることである．

> **※8　ICIDHからICFへ**
> ICIDHは1980年にWHOの総会で採択された．障害を機能障害・能力障害・社会的不利の3階層に分類した．ICFは2001年にWHOの総会で採択されたICIDHの改定版である．ICIDHの障害理解の不足点を補完し，①マイナス面だけでなく，プラス面をみるべき，②環境が重要，③社会的不利の分類の不備，④障害がある本人の参加がない，⑤欧米の文化が中心，⑥疾患から直接起こる社会的不利などを考慮している．医療保険制度下でのリハビリテーションでは，急性期から回復期などの傷害や障害などを対象とすることが多いため，機能障害（Impairment）や能力障害（Disability）へのアプローチがとくに重視される．一方，介護保険制度下でのリハビリテーションでは，生活期の障害を対象とすることが多いため，ICFの参加や活動へのアプローチがとくに重視される．

4　ノーマライゼーション

1) ノーマライゼーションの歴史と定義

- ノーマライゼーションは，リハビリテーション専門職はもとより，障害者福祉や社会福祉にかかわる方々にとって活動の根本的な考え方である．
- 1950年代にデンマークのミケルセン（Mikkelsen）が提唱した理念で，知的障害者の施設処遇のあり方に対する問題提起から発せられた．
- ノーマライゼーションの一般的定義は，「障害者と健常者とは，お互いが特別に区別されることなく，社会生活をともにするのが正常なことであり，本来の望ましい姿であるとする考え方．またそれに向けた運動や施策なども含まれる」である．

2) ノーマライゼーションの基本原則

- ノーマライゼーションを広めたのは，スウェーデンのニィリエ（Nirje）であり，特に北米での推進に寄与し，ノーマライゼーションを体系化し8原理を提唱した．

- ノーマライゼーションの8原理とは，①ノーマルな1日のリズム，②ノーマルな1週間のリズム，③ノーマルな1年間のリズム，④ノーマルなライフサイクル，⑤ノーマルな自己決定の権利，⑥生活している文化圏におけるノーマルな性的関係，⑦その社会におけるノーマルな経済水準とそれを得る権利，⑧その地域におけるノーマルな環境形態と水準，である．
- ノーマライゼーションの国際的推進は，知的障害者の権利宣言（1971年），障害者の権利宣言（1975年）へと続き，1981年の国際障害者年のテーマ「完全参加と平等」へとつながっている．

3）日本におけるノーマライゼーション

- わが国におけるノーマライゼーションの推進は，1975年の障害者の権利宣言や1981年の国際障害者年などの国際的動向の後押しからはじまった．
- わが国では1993年の障害者基本法の成立（心身障害者対策基本法の改正）を経て，障害者対策に関する新長期計画（1993〜2002年）を策定し，リハビリテーションおよびノーマライゼーションの理念のもと，完全参加と平等の目標に向けて推進することとなった．
- 1995年には7つの視点から「障害者プラン〜ノーマライゼーション7か年戦略〜」が策定された．
- 7つの視点とは，①地域でともに生活するために，②社会的自立を促進するために，③バリアフリー化を促進するために，④生活の質（QOL）の向上をめざして，⑤安全な暮らしを確保するために，⑥心のバリアをとり除くために，⑦わが国にふさわしい国際協力・国際交流を，である．
- わが国において，ノーマライゼーションをめざした地域リハの取り組みは，大阪府大東市の理学療法課の活動にみられる．
- その活動は障害児・者や高齢者，難病患者および精神障害者に対する直接的援助活動とともに地域社会の変革を視野に入れたものであった．

5 ソーシャルインクルージョン

1）ソーシャルインクルージョンの理念と背景

- ソーシャルインクルージョン（社会的包摂）とは「すべての人々を孤独や孤立，排除や摩擦から援護し，健康で文化的な生活の実現につなげるよう，社会の構成員として包み支え合う」という理念である．
- ソーシャルインクルージョンの背景には，1970年代後半から1980年代にかけてのヨーロッパ諸国での移民，若者の失業，犯罪などの社会問題があり，ソーシャルエクスクルージョン（社会的排除）とよばれた．
- したがって，ソーシャルインクルージョンは，社会的排除に対する戦略という考え方である．

2）ソーシャルインクルージョンとノーマライゼーションおよび地域リハビリテーション

- ノーマライゼーションとソーシャルインクルージョンは，その対象に違いがある．ノーマライゼーションの対象が障害者であるのに対して，ソーシャルインクルージョンは，障害者を含む社会から排除されている，排除される可能性のある者すべてとしている．
- ノーマライゼーションは，障害者の人権を重視する理念であり，ソーシャルインクルージョンは排除されている状況を捉え，包み込むことができる多様性のある福祉社会への変革を求めている．
- わが国では，2000年の「社会的な援護を要する人々に対する社会福祉のあり方に関する検討会報告書」にソーシャルインクルージョンの理念を推進することが示されている．
- 地域リハにおいても，近年の地域包括ケア，特別支援教育，災害リハビリテーションなど多様化する地域社会への対応が求められており，ソーシャルインクルージョンの考えが重要となっている．

6 専門職連携

1）専門職連携の定義と必要性

- **専門職連携**（Interprofessional work：**IPW**）は，「複数の領域の専門職者（住民や当事者も含む）が，それぞれの技術と知識を提供しあい，相互に作用しつつ，共通の目標の達成を患者・利用者とともにめざす協働した活動」と定義される．
- 専門職連携が必要な背景は，①医療の高度化・細分化・分業化が進んだこと，②医療の安全性と質が要求されていること，③入院期間の短縮など経済性を求められていること，があげられる．
- 地域リハの観点からは，①医学モデルから生活モデルへの転換（ICF），②対象者の障害構造の多様化，③対象者とその家族のニーズの多様化，④在宅サービスの多様化，などがあげられる．

2）地域リハにおける専門職連携

- 地域リハの立場からの専門職連携の形態は，かかわる時期・施設・職種・制度・諸機関などが考えられる．
- かかわる時期的な連携は，急性期－回復期－生活期などがあげられ，施設間連携は，病病連携・病診連携・病院－施設間の連携などである．
- 職種間の連携は，医療職者はもとより，行政職や福祉職などの他職種や住民とも連携することにより，組織化につながる．
- 専門職連携のポイントは，①職種の役割を理解すること，②尊重すること，③職種に必要な情報を提供すること，であり連携する媒体（電話・報告書・カンファレンス・研修会など）も考慮すべきである．

3）地域リハにおけるリハビリテーション専門職の役割

- 理学療法士・作業療法士などのリハビリテーション専門職種の役割は，①評価と分析，②対象者に対する理学療法・作業療法プログラムの提供，③対象者の家族および介護者に対する指導，④多職種との協働および連携，⑤地域住民に対する啓発，があげられる．
- リハビリテーション専門職種は地域全体を俯瞰し，地域課題に対してノーマライゼーションの理念のもとリハビリテーションを展開しなければならない．

7 世界の動向

- Community Based Rehabilitation（**CBR**）は，「地域に根ざしたリハビリテーション」と訳され，国際的にはアジア・アフリカなどの途上国において実践されてきた活動である．また，先進国では障害者の社会参加の理念が導入されてきている．
- それら世界の活動の歴史，考え方を理解することは，わが国における地域リハの方向性を理解するうえで重要となる．

1）CBRの歴史と考え方の変遷

- CBRは，障害者の自立において，1970年代以前に展開されたリハビリテーション専門施設などの施設中心型のアプローチの限界がきっかけとなり，はじまった．
- 1978年，世界保健機関（World Health Organization：WHO）はプライマリヘルスケアの要素として，健康増進，疾病予防，疾病治療，リハビリテーションをあげ，そのなかで障害の予防とリハビリテーションの普及には「地域」にある資源の活用が重要であるとした．
- 1980年代のヘランダー（Helander）らを中心とした活動がCBRを発展させた．1970年代後半〜'80年代にかけて，マレーシア，インドネシアなどアジア諸国でCBR活動が展開された．
- わが国においては，1988年に東京で開催された国際リハビリテーション協会世界会議によりCBRの考えが知られた．
- 1990年代に入りCBRは，コミュニティからリハビリテーション専門職による医学的ケアまでを含めたアプローチとして広がった．
- 一方，先進国では1970年代に障害者自身による自立生活運動（Independent Living Movement：IL運動）が提唱された．
- IL運動の考えは，①障害者のニーズとその満たし方を知るものは障害者自身である，②障害者のニーズは，各種多様なサービスを提供する総合的プログラムによって，最も効果的に満たされる，③障害者はできるだけ地域社会に統合されるべきである，というものである．
- IL運動の概念が途上国に紹介されるようになり，IL運動とCBRにおいての同一性が論じられるようになった．
- 現在，CBRはソーシャルインクルージョンの考え方を地域に包含したCommunity Based Inclusive Development（CBID）として提唱されている．

2）CBRの定義と構成要素

- 1994年，WHO，国際労働機関（International Labour Organization：ILO），ユネスコ（国

表5 CBRの定義

CBRとは，障害のあるすべての人々のリハビリテーション機会の均等，そして社会への統合を地域のなかで進めるための戦略である．

CBRとは，障害のある人々とその家族，そして地域，さらに適切な保健，教育，職業および社会サービスが統合された努力により実施される．

文献5をもとに作成．

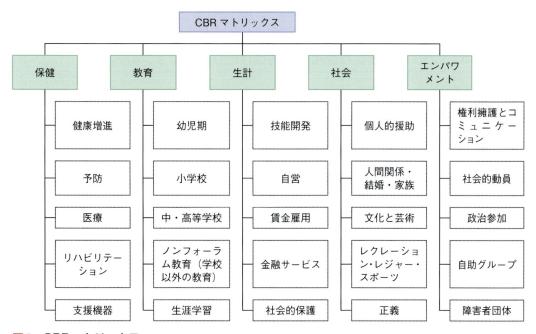

図5 CBRマトリックス

際連合教育科学文化機関，United Nations Educational, Scientific and Cultural Organization：UNESCO）によりCBRの定義が提唱された（表5）．

- この定義は，障害者が自分の住む地域で暮らす権利を有し，教育・経済・文化などに参加することを意味し，ノーマライゼーションを目的としている．
- 2004年にCBRの定義が見直され，貧困への対応，障害者の権利，コミュニティを形成する人の参加，障害者団体の参加などが強調された．
- 2005年よりCBRガイドラインの作成に着手し，2010年CBR推進のためのマトリックス（CBRマトリックス）が示された．
- CBRマトリックスは，保健，教育，生計，社会，エンパワメントの5つのコンポーネントと各々のコンポーネントにおける5つのエレメントから構成される（図5）．

3）CBRの実践方法

- CBRの実践は以下のように展開する．
  - ①プロジェクト候補地の選択，②CBR委員会の設置，③プロジェクトコーディネーターの任命，④活動計画の策定，⑤地域レベルのワーカーの選定，⑥地域レベルワーカーの養

成，⑦自宅でのリハビリテーション活動の推進，⑧地元での自助具の製作，⑨他の機関や団体との連携，⑩障害者の自助団体の育成，⑪その他の活動の推進，⑫CBRのモニタリングと評価，である．

- CBRの実践における留意点としては，①人権に根ざしたCBRプログラムのニーズを確認すること，②コミュニティがそれらニーズに対応する心理的な準備があること，③コミュニティの外から資源や支援の可能性があること，④障害当事者団体（Disabled People's Organization：DPO）と非政府組織（Non-Governmental Organizations：NGO）の連携も含めて，複数分野の連携があること，⑤コミュニティワーカーがいること，⑥CBRが適当な資源の分配も担保した国家計画に統合されること，をあげている．

4) CBRの実践とわが国の地域リハビリテーションの相違

1 CBRの活動

- 発展途上国のCBRでは，ベトナムにおいて，保健省下でプライマリヘルスケアの延長として行われた．
- インドネシアのソロ市においては，CBR開発・訓練センターが専門機関として役割を担い，遠隔地支援として訪問活動も展開した．
- ネパールではNGOによるCBR活動があり，全国的なネットワークを組織した．その1つであるネパール障害協会では戸別訪問による調査，日常生活訓練，職業訓練を展開した．
- 先進国では，イギリスの国家医療制度（NHS）と自治体が協力して実施する「中間ケア」があり，家庭に近いところで多職種によるケアが提供されている．
- ボスニア・ヘルツェゴビナでは紛争後に，WHO，ボスニア・ヘルツェゴビナ保健省，クィーンズ大学（カナダ），国際協力機構JICA（日本）が協力して，医療従事者，障害者と家族への支援と地域リハの拠点づくりなどのプログラムを実施した．

2 わが国の地域リハビリテーション

- わが国における地域リハの目的はノーマライゼーションであり，支援体制としてもCBRに共通した方策といえる．
- わが国の地域リハの課題は，医療重視のリハビリテーションと生活重視のリハビリテーションの融合，障害者・高齢者とその家族が住む地域での連携体制の構築である．

文献

1) 「地域リハビリテーション原論 Ver.6」（大田仁史/著），医歯薬出版，2014
2) 日本リハビリテーション病院・施設協会：地域リハビリテーション 定義・推進課題・活動指針（http://www.rehakyoh.jp/teigi.html）
3) 地域包括ケア研究会：地域包括ケア研究会報告書（https://www.mhlw.go.jp/houdou/2009/05/dl/h0522-1_0001.pdf）
4) 「地域リハビリテーション白書3」（澤村誠志/監，日本リハビリテーション病院・施設協会/編），三輪書店，2013
5) WHO, ILO, UNESCO：1994（http://www.who.int/disabilities/cbr/en/）
6) 「開発問題と福祉問題の相互接近-障害を中心に-」（森壮也/編），日本貿易振興機構アジア経済研究所，2006

第1章 総論

2 地域理学療法の概念

学習のポイント

- 地域理学療法における「地域」の意味を学ぶ
- 地域における理学療法士の役割を学ぶ
- 地域理学療法における専門職連携の重要性を学ぶ

1 地域理学療法とは

1）地域リハビリテーションと地域理学療法

- 表1に，世界保健機関（World Health Organization：WHO）および日本リハビリテーション病院・施設協会による，「地域リハビリテーション」の定義を示す．
- いずれにおいても，地域リハビリテーションの対象は障害のある人々やその家族とされており，保健・医療のみならず，対象にかかわるすべての人々や機関が協力する必要性を述べている（詳細は第1章-1）．
- 日本理学療法士協会における地域理学療法診療ガイドライン[1]では，地域理学療法とは，「ノーマライゼーションの理念（第1章-1 4 を参照）に基づいた地域リハビリの範疇のなかで，理学療法の視点に基づいた知識と技術を活用して，先見的で，継続的で，機を逃さず，効果的な理学療法を提供すること」と記されている．
- すなわち，地域理学療法において理学療法士に求められることは，**障害のある人々やその家**

表1 地域リハビリテーションの定義

WHOによる定義[1]
地域におけるリハビリテーションの発展，障害のあるすべての人々の機会均等，社会的統合をめざした戦略である．地域リハビリは障害のある人々自身，その家族，そして地域住民，さらに個々の保健医療，教育，職業，社会サービスが一体となって努力するなかで履行されていく．

日本リハビリテーション病院・施設協会による定義[2]
地域リハビリテーションとは，障害のある子供や成人・高齢者とその家族が，住み慣れたところで，一生安全に，その人らしくいきいきとした生活ができるよう，保健・医療・福祉・介護及び地域住民を含め生活にかかわるあらゆる人々や機関・組織がリハビリテーションの立場から協力し合って行なう活動のすべてを言う．

1) 文献1より引用．2) 文献2より引用．

族が，住み慣れたところで，一生安全にその人らしく生き生きとした生活ができるよう，先見的で，継続的で，機を逃さず，効果的な理学療法を提供することといえる．

- 「先見的で」あるとは，言い換えれば，障害をもった患者が，その後どのような経過をたどり，どのようにして普段の生活へと戻っていくかを予測することであり，これは急性期にかかわる理学療法士にも求められる．
- 「継続的で」あることは，急性期・回復期・長期療養など医療機関の機能分化が進んだ現在の医療制度において，強く求められる課題である．障害のある人々に，病期の進行や転院・退院などにより治療・療養場所が変わろうとも，切れ目なく理学療法が提供されることを指し，いかなる機関に所属する理学療法士にも求められる．
- 「機を逃さず」とは，それぞれの疾病や障害で提供される医療が異なるため，どのタイミングでどのような理学療法が適切かを判断する能力を指し，すべての理学療法士に求められる技能である．
- 「効果的な理学療法を提供すること」とは，専門職としての理学療法士の責務であるといえる．
- よって，「地域理学療法」の概念はすべての理学療法士に求められるものである．

2）地域理学療法における「地域」とは

- 地域リハビリテーションおよび地域理学療法の定義に鑑みて，「地域」とは「障害のある人々」が「住み慣れた」「一生安全に生活する場」として捉えることができる．
- ただし，地域理学療法の定義において，地域理学療法とは，前述の場所（住み慣れた，一生安全に生活する場）で行われる理学療法のことを指しているわけではないことに留意が必要である．
- これまでの「地域理学療法」は，「病院や医療域間以外で行われる理学療法」として捉えられてきた．しかし，地域リハビリテーションおよび地域理学療法の定義において，リハビリテーション・理学療法を提供する場所についての規定はない．
- 地域理学療法とは，あくまでも，「住み慣れたところで一生安全に生活できるよう」に理学療法を提供することである．よって，障害のある人々が安全に生活できることをめざした理学療法はすべて地域理学療法の一端であるといえる．
- 図1に地域理学療法における医療・介護の流れを示す．
- 普段生活が営まれる場（自宅や居住系介護施設）において，疾病など（例えば骨折や脳血管障害）により医療的処置や手術が必要となった場合には急性期病棟へ入院となる．
- 急性期医療によって，患者の病態が不安定な状態から，ある程度安定した状態に至った後には，回復期リハビリテーション病棟または地域包括ケア病棟へと転院・転棟し，継続的な医療の提供および集中的なリハビリテーションが実施される．また，急性期病棟から直接，医療福祉中間施設である介護老人保健施設へと退院する場合もある．
- 回復期リハビリテーション病棟や地域包括ケア病棟では，自宅など在宅への復帰を目標としてリハビリテーションが提供される．在宅復帰ができなかった患者は，介護老人保健施設や療養病棟へ転院・転棟となる．介護老人保健施設は中間施設として，療養病棟は長期療養を目的とする場所ではあるが，同じく在宅への復帰をめざす．
- これらの経路を経て，自宅や居住系介護施設を含む場に居住し，かつ要介護認定を受けている場合には，訪問リハビリテーションや通所リハビリテーションなどの介護サービスを受け，介護予防，健康増進が図られる．また，要介護認定を受けていない場合には，総合事業など

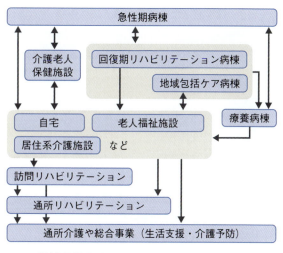

図1 地域理学療法における医療・介護の流れ

により，介護予防に努めることとなる．

- 従来のイメージでは，在宅（自宅・老人福祉施設・居住系介護施設）や介護サービス（訪問リハビリテーションや通所リハビリテーション）において提供される理学療法が「地域理学療法」として捉えられてきた．しかし，「住み慣れたところで一生安全に生活できるよう」に理学療法を提供することを「地域理学療法」とした場合には，図中すべての領域が地域理学療法の範疇となり得る．
- これらはそれぞれに限定的地域理学療法・核心的地域理学療法・包括的地域理学療法に分類されている[3]．
  - ▶ **限定的地域理学療法**とは，従来イメージされてきた地域であり自宅や居住系介護施設など生活の場所に根ざした支援とされる．
  - ▶ **核心的地域理学療法**とは，医療機関などを退院するための支援や終末期医療にかかわる支援とされている．
  - ▶ **包括的地域理学療法**とは，限定的地域理学療法や核心的地域理学療法が展開されているステージにおける対象者を支えていくうえで，必要に応じてかかわりが出現してくる医療機関における緊急時の対応（急性期）などの，より専門的で医学的なかかわりであると位置づけられている．

3）理学療法士の就職先の変遷

- 表2に1995年から10年ごとの理学療法士の主な就職先の就職比率を示す．
- 年度により設問項目数が異なるため，直接の比較はできないが，依然として医療施設の就職比率は高いままである．
- 行政関係施設に所属する理学療法士は常に一定数存在している．
- 2015年調査では，老人福祉施設の就職比率が上がり，また，自営・開業する理学療法士の割合が高まっている．
- 2015年ではじめて調査項目となったリハビリテーション関連企業や一般企業に就職している理学療法士も相当数存在する．

表2 理学療法士の就職比率

就職場所		1995年※1 (n＝2514)	2005年※1 (n＝7824)	2015年 (n＝5541)
医療施設	大学病院	4.9％	3.2％	4.1％
	総合病院	－	20.5％	18.9％
	老人病院	－	5.7％	0.9％
	小児病院	－	0.4％	0.4％
	一般病院	68.3％	42.3％	31.3％※2
	診療所	3.7％	5.2％	8.4％※3
医療福祉 中間施設	介護老人保健施設	2.6％	7.2％	6.5％
	訪問看護ステーション	－	2.8％	1.0％※4
老人福祉 施設	養護老人ホーム	0.04％	0.0％	0.1％
	特別養護老人ホーム	0.6％	0.4％	0.8％
行政関係 施設	区市町村保健センター	0.4％	0.5％	0.1％※5
	国（行政）	－	0.0％	0.1％
	都道府県庁（行政）	0.1％	0.1％	0.1％
	区市町村役場（行政）	0.6％	0.7％	0.5％※6
その他	スポーツ・フィットネス施設	－	0.0％	0.1％※6
	自営・開業	－	0.1％	0.4％
	リハビリテーション関連企業	－※7	－※7	0.1％
	一般企業	－※7	－※7	0.2％

※1 1995年，2005年は常勤のみ．※2 2015年は一般病床と療養型病床の一般病院区分の合算，※3 2015年は診療所とその他の診療所の合算．※4 2015年は老人訪問看護ステーション，※5 2015年は市町村保健センター，※6 2015年は該当部分の合算，※7 1995年，2005年は項目なし．
文献4，5をもとに作成．

- 理学療法士の職域が拡大しているとともに，理学療法の知識が求められる領域は医療施設のみにとどまらず，広く社会に求められていることがわかる．

4）診療報酬・介護報酬の改定

- 2005年度介護保険法改正において，**地域包括ケア体制**※1の整備が示された．
- 平成22年度の診療報酬改定では，医療の充実が求められていたが，平成24年度の診療報酬・介護報酬同時改定を境に，診療報酬改定においても「地域」に関する課題が重点課題としてあげられるようになった．平成24年度改定では「地域生活を支える在宅医療等の充実」として地域医療が重点課題の1つにあげられ，近年の改定（平成28年，30年）では，地域包括ケアシステムの推進があげられている（表3）．

> ※1 2005年度介護保険法改正[6]
> 「高齢者が住み慣れた地域で，安心してその人らしい生活を継続するため，高齢者のニーズや状態の変化に応じて，切れ目なく必要なサービスが提供される体制を整備する」という地域包括ケアの考え方が示された．

表3 これまでの診療報酬・介護報酬改定の概要

	診療報酬		介護報酬	
	重点課題	リハビリテーションにかかわる主な改定	改定の概要	リハビリテーションにかかわる主な改定
平成22年	1）救急，産科，小児，外科等の医療の再建 2）病院勤務医の負担軽減	・休日リハビリテーション提供体制加算やリハビリテーション充実加算 ・がん患者リハビリテーション料の新設		
平成24年	1）病院勤務医等の負担の大きな医療従事者の負担軽減 2）医療と介護の役割分担の明確化と地域における連携体制の強化の推進および地域生活を支える在宅医療等の充実	・標準的算定日数を超えた要介護被保険者等に対するリハビリテーション料の逓減 ・回復期リハビリテーション病棟入院料が2段階から3段階へ	地域包括ケアの推進 1）在宅サービスの充実と施設の重点化 2）自立支援型サービスの強化と重点化 3）医療と介護の連携・機能分担 4）介護人材の確保とサービスの質の向上	・生活機能向上連携加算の新設 ・個別リハビリテーションや機能訓練の充実 ・生活機能向上に資するサービスの重点化
平成26年	医療機関の機能分化・強化と連携，在宅医療の充実など	・ADL維持向上等体制加算 ・回復期リハビリテーション病棟入院料1に体制強化加算を新設 ・地域包括ケア病棟入院料の新設 ・介護保険リハビリテーション移行支援料の新設	消費税増税に伴う介護報酬の見直し	
平成27年			地域包括ケアシステムの構築に向けた取り組みを進める 1）中重度の要介護者や認知症高齢者への対応のさらなる強化 2）介護人材確保対策の推進 3）サービス評価の適正化と効率的なサービス提供体制の構築	・生活行為向上リハビリテーションの新設 ・認知性短期集中リハビリテーションの充実 ・社会参加支援加算の新設
平成28年	地域包括ケアシステムの推進と医療機能の分化・強化，連携に関する視点	・回復期リハビリテーション病棟におけるアウトカム評価 ・生活機能に関するリハビリテーションの実施場所の拡充		
平成30年	地域包括ケアシステムの推進と医療機能の分化・強化，連携の推進	・回復期リハビリテーション病棟入院料が3段階から6段階へ ・早期離床・リハビリテーション加算の新設	1）地域包括ケアシステムの推進 2）自立支援・重度化防止に資する高い介護サービスの実現 3）多様な人材の確保と生産性の向上 4）介護サービスの適正化・重点化を通じた制度の安定性・持続可能性の確保	・医療保険と介護保険でのリハビリテーション計画書の互換性 ・アウトカム評価の拡充 ・外部のリハビリテーション専門職などとの連携の推進

文献7，8をもとに作成．

- 介護報酬改定では，平成24年度以降，3年ごとの見直しのたびに，改定のポイントに地域包括ケアシステムがおかれてきた．

5) 今回の介護報酬の改定による医療提供施設所属理学療法士の介護保険分野への介入

- 平成30年度の介護報酬改定で，生活機能向上連携加算の算定要件が変更となり，また算定可能な事業所が拡大した（図2，表4）．
- 許可病床数200床未満の理学療法士などが，事業所を訪問し，共同でアセスメントを行い作成した個別機能訓練計画に基づき事業所の機能訓練指導員などが機能訓練を実施する．そし

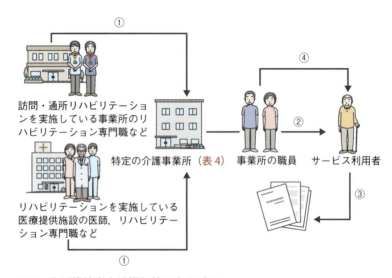

図2　生活機能向上連携加算の主な流れ

① 訪問リハビリテーションもしくは通所リハビリテーションを実施している事業所またはリハビリテーションを実施している医療提供施設※の理学療法士・作業療法士・言語聴覚士，医師が利用者宅や事業所などを訪問
② 施設などの職員と共同で利用者のアセスメントを行う
③ それぞれのサービスに応じた計画書の作成
④ 事業所の職員が協同して計画に基づき機能訓練を実施
⇒定期的に①〜④を繰り返す
※リハビリテーションを実施している医療提供施設とは，原則として許可病床数200床未満のものに限るとされている．
文献9をもとに作成．

表4　生活機能向上連携加算の対象事業

1. 訪問介護
2. 定期巡回・随時対応型訪問介護看護
3. 通所介護・地域密着型通所介護
4. 認知症対応型通所介護
5. 短期入所生活介護
6. 小規模多機能型居宅介護
7. 特定施設入居者生活介護・地域密着型特定施設入居者生活介護
8. 認知症対応型共同生活介護
9. 介護老人福祉施設・地域密着型介護老人福祉施設入所者生活介護

文献9をもとに作成．

- て再度，外部の医療提供施設の理学療法士などと連携して進捗状況を評価し，必要に応じて計画・訓練内容などの見直しを行うことによって，加算が得られる．
- すなわち，200床未満の医療提供施設に所属している理学療法士も，通所介護などの利用者への理解が要求されることとなった．
- 病院に所属する理学療法士は2018年3月末時点で全体の約59％である[10]．また，病院の約69％は200床未満である[11]．
- そのため，病院所属の理学療法士であっても，その約7割は通所介護などの利用者のアセスメントを行う技能が求められる．
- また，同改定において，リハビリテーションに関し，医療から介護への円滑移行を図るため，リハビリテーション計画書の様式を互換性のあるものにすることとなった．
- これにより，指定訪問・通所リハビリテーション事業所が，医療機関から提供された計画書について支障がない場合は，この計画書を根拠として介護保険のリハビリテーションの算定が開始可能となった．
- すなわち，医療機関において作成されるリハビリテーション計画書は，その後の介護保険でのリハビリテーションまで見通した計画が求められることとなった．

2 地域における理学療法士の役割

- 「地域理学療法」の概念はすべての理学療法士に求められるものであると述べたが，理学療法士の役割は，それぞれの所属する機関や患者の病期などにより変化する．
- ただし，いずれの機関においても理学療法士がめざすべき目標は，対象者の社会的復帰，生活の質の向上であり，そのためには心身機能・構造の変化・改善のみでなく，活動・参加レベルでの変化が求められるべきである（第1章-1図4参照）．
- もちろん，理学療法士は理学療法学を学び，身につけた知識・技術を応用して患者（利用者）へ適応することが求められており，「医学・医療」の一領域である以上，「数値の改善（エビデンス）」に則った評価や治療が優先されるべきである．
- 数値の改善を証明してきた先人のたゆまぬ努力により，理学療法のエビデンスが高まり，理学療法学の発展に大きく寄与していることは紛れもない事実である．ただし，疾病や障害ばかりに目を向け，本来優先されるべきである対象者本人のHopeやDemand[※2]が全く無視されることはあってはならない．
- 日本理学療法士協会における地域理学療法診療ガイドライン 第1章および第5章には，表5 の記述がある．

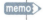

※2　HopeとDemandとNeeds
Hope（希望）・Demand（要望）とは対象者の主観的な要求であり，実現可能かは問わない．例えば，下位頸髄完全損傷患者が「明日，歩けるようになりたい」という希望も，患者自身から述べられるHopeである．一方，Needsとは医療者が疾病や障害，検査測定などの情報を統合して客観的に必要と判断される，妥当で実現可能なことといえる．例えば，前述の下位頸髄完全損傷患者にとっては「半年の期間で移動手段としての車いす駆動自立」がNeedsになるかもしれない．

表5 地域理学療法診療ガイドラインにおける記述

第1章	・地域理学療法活動では，厳格に，画一的に整理することは理学療法の活用を制約する危険性がある．よって，対象者の生活を取り巻く幅広い背景を踏まえた，柔軟な活動の展開が非常に重要となる．
第5章	・理学療法士が地域で様々な活動に関与するにあたり，対象者個々の効果を高めるばかりでなく，家族や地域全体をとらえた視野の広い理学療法活動を展開する際に…

文献1より引用．

- 第1章では「厳格に，画一的に整理することは理学療法の活用を制約する危険性がある」と述べられている．地域理学療法では，対象者が「住み慣れたところで」生活を送れるように介入することを中心に考える．「住み慣れたところ」とは，個々人によって大きく異なる．また，対象者を取り巻く環境は人的にも環境的にも社会的にも異なることが想像に難くない．ゆえに，対象者の活動や参加レベルの変化を求める際には，「対象者の生活を取り巻く幅広い背景を踏まえた，柔軟な活動の展開が重要となる」といえる．
- ただし，柔軟な展開を行ううえで，その行い（理学療法）は決して適当な行いではなく，「効果的な理学療法を提供する」という目的と，提供する理学療法に根拠が必要であることは忘れてはならない．
- 第5章では，家族や地域全体を捉えた視野の広い理学療法活動について言及されている．理学療法の対象はしばしば「疾病による障害」として誤って認識されてきた．しかし，対象はあくまでも「障害のある人々やその家族」であり，対象が「安全に」「その人らしく生き生きとした生活」を送ることをめざすのであれば，義肢や装具を使用したり，家族の介助を受けたり，環境を調整したりすることによって，その目標が達成されることもある．
- 地域理学療法においては，常に対象者の人権やその人らしさをふまえたICFの概念に基づいた適切なアプローチが実践されるべきである．

1）連携

1 専門職連携

- 医師・看護師・薬剤師などの医療従事者や，作業療法士・言語聴覚士などリハビリテーション関連職種の他に，介護福祉士やホームヘルパー，健康運動指導士，医療ソーシャルワーカー，精神保健福祉士，保健師，介護支援専門員など，地域において理学療法士とかかわる可能性のある他職種は多岐にわたる．
- 連携の中心には常に対象者（患者・利用者）が存在しており，対象者のQOL（Quality of Life：生活の質・生命の質）を高めるためにおのおのが専門性を発揮していくなかで連携がとられていく．
- 連携を十分なものにするために，他職種の専門性について学び，理解する必要がある．互いの専門性を理解することにより，自身との相違・類似を知り，それぞれの視点からの対象者へのアプローチが可能となる．
- 連携を密なものにするためにはコミュニケーションが必要となる．コミュニケーションの場として，会議（カンファレンス）があげられる．
- 一堂に会する会議以外にも，例えば日々の情報交換など個別の連絡手段も互いを理解するために重要である．

- ただし，コミュニケーションを成立させるためには共通言語を有している必要がある．
- 1つの専門職において常用化された用語であっても，他職種に理解されていなければその用語は連携において意味をなさない．また互いに異なる意味で同一用語を用いている場合には，その用語は混乱を招く可能性がある（例えばVT：tidal volume：一回換気量，ventricular tachycardia：心室頻拍）．
- 他職種の専門性を理解するためには，自身の専門性についても十分に理解しておく必要がある．
- 理学療法とは，「身体に障害のある者に対し，主としてその基本的動作能力の回復を図るため，治療体操その他の運動を行わせ，および電気刺激，マッサージ，温熱その他の物理的手段を加えること」[12]であり，理学療法士とは，医師の指示のもとに理学療法を行うことを業とする者である．
- すなわち，理学療法士は基本的動作能力について，またその回復についての専門職であり，回復のために加える治療体操などの運動や物理的手段について，専門の知識を有する．
- そのため，対象者の基本的動作について他職種へ説明し，リードする役割も求められるかもしれない．
- 専門職連携において，最も留意すべき事項として，「他の専門職の代わりに，他の専門職の業務を行うこと」が連携ではないということである．理学療法士は理学療法の実施については他の専門職者よりも長けているはずであり，栄養管理については理学療法士よりも管理栄養士の方が長けているはずである．互いに共通の言語をもち，情報を共有することは連携において重要であるが，それぞれの専門を理解したうえで，行われる業務の高度化・専門化がなされるべきである．

❷ 他施設との連携

- 医療分化が進む昨今の医療・介護の現場では，患者の転・退院に伴う医療従事者の変化に応じて，切れ目なく医療を提供するためにも，他施設との連携は必要不可欠である．
- 他施設との連携において，顔を合わせたコミュニケーションは，現行の制度上困難を伴うため，文書でのやりとりが主となる．
- 文書でのやりとりが成立するためには，科学的根拠に則った評価や治療プロセスの伝達，共通言語としての知識が最低限度求められることとなり，さらに見落とされがちであるが，「文章で伝える能力」も重要となる．

2）各現場の視点からみた地域における理学療法士の役割

- 表6に各現場の視点からみた理学療法士の役割と他職種との連携の一例をまとめた．

❶ 医療現場の視点からみた地域における理学療法士の役割

- 急性期病棟では生命の維持を最優先とした医療処置が行われる．急性期に行われる理学療法では，十分なリスク管理のもとにできるだけ早期から積極的なリハビリテーションを提供することが勧められている．また，早期からのリハビリテーション（理学療法）介入により，廃用症候群の予防や残存機能の維持，機能・能力的回復が得られるとされている．
- この時点でのかかわりが予後を規定する可能性もあり，退院に向けてどのような働きかけをするか，「先見的で」ある必要があり地域理学療法の一部といえる．
- 回復期リハビリテーション病棟は急性期を過ぎ，比較的病状が安定し，在宅への退院に向け

表6 理学療法士の役割と専門職連携の一例

地域の分類		施設・病院	理学療法士の主な役割	地域の概念の中での理学療法士の主な役割	他職種との主な連携
核心的地域理学療法	包括的地域理学療法	急性期病棟	・疾病や損傷に由来する機能・構造障害に対する理学療法介入 ・十分なリスク管理のもとにできるだけ早期からの離床　など	・急性期でのかかわりが予後に影響を与えるため、退院に向けてどのような働きかけをするか「先見的で」ある必要がある	・医師・看護師との医療情報の共有、リスク管理 ・ICUやSCUにおけるチーム医療の一員としての活躍
		回復期リハビリテーション病棟 地域包括ケア病棟	・在宅復帰に向けた移動・動作能力の改善に対する理学療法介入 ・社会復帰に向けた社会資源の利用や生活環境の整備サポート ・廃用症候群の予防を目的とした身体活動介入　など	・急性期から退院後の生活に向けて「継続的で」ある必要がある ・在宅生活で必要となる機能・動作・活動能力の正確な評価	・医師・看護師との医療情報の共有、リスク管理 ・作業療法士、言語聴覚士との合同評価 ・栄養士を交えたリハビリテーション実施計画 ・医療ソーシャルワーカーとの退院調整 ・義肢装具士との意見交換
		療養病棟	・安静臥床による廃用症候群を予防するための理学療法介入 ・リスク管理のもとに積極的な離床の促し　など	・在宅復帰あるいは介護・福祉施設への退院に向けた理学療法介入 ・介護者に対する介助法指導	・医師・看護師との医療情報の共有、リスク管理 ・介護士との日常生活動作に関する情報共有
		介護老人保健施設	・要介護者に対して、在宅復帰、在宅療養支援のために必要となる心身機能の維持回復に向けた理学療法介入　など	・医療施設、福祉施設、家庭との間に存在する課題を解決する中間施設としての役割	・医師・看護師との医療情報の共有、リスク管理 ・介護職員との日常生活動作に関する情報共有 ・支援相談員との通所調整
		老人福祉施設等	・廃用症候群の予防を目的とした身体活動介入 ・身体機能維持・向上に向けた個別機能訓練 ・「生活の場」であることを把握したうえで、施設内での日常生活動作能力の向上、生活の質の向上に向けた取り組み　など		・医師・看護師との医療情報の共有、リスク管理 ・外部のリハビリテーション専門職からの助言、共同アセスメント ・柔道整復師やはり師など他の機能訓練指導員との情報共有
	限定的地域理学療法	訪問リハビリテーション	・生活範囲拡大に向けた身体機能維持・向上の取り組みおよび環境調整、補助具の導入 ・居宅における実用的な日常生活動作の獲得 ・退院後の生活立ち上げに対する指導・介入　など		・医師・看護師との医療情報の共有、リスク管理 ・訪問看護や訪問介護など他の訪問サービス専門職者との情報共有
		通所リハビリテーション	・心身機能の維持向上を図り、日常生活の自立に向けた理学療法介入 ・生活行為向上リハビリテーションにより、日常生活における活動能力と社会における役割、生きがいの獲得　など		・医師・看護師との医療情報の共有、リスク管理 ・自動車送迎時の移動などについての情報共有 ・ケアマネジャーとの情報共有
		通所介護・総合事業	・生活機能の維持・向上のための心身機能維持・向上の取り組み ・介護予防に向けた健康支援　など		・保健師との連絡・調整 ・行政職員との情報共有

て集中的にリハビリテーションを提供する場である．理学療法士は，在宅復帰に向けて患者の機能や能力を十分に評価し治療にあたるとともに，多職種と密に連携をとり，退院後の生活を見据えたアプローチが求められる．

- 地域包括ケア病棟は，①急性期治療を経過した患者の受け入れ，②在宅で療養を行っている患者等の受け入れ，③在宅復帰支援が主な役割となっている．在宅復帰支援に向けては，回復期リハビリテーション病棟同様に，退院後の生活を見据えたアプローチが求められる．地域包括ケア病棟は回復期リハビリテーション病棟よりも，より在宅に近い医療機関であり，看取りの機能も一部求められている．

2 介護現場の視点からみた地域における理学療法士の役割

- 介護老人保健施設とは，要介護者に対し，在宅復帰，在宅療養支援のための地域拠点となる施設であり，リハビリテーションを提供する機能維持・改善の役割を担う施設とされる．医療と介護の中間施設としての位置づけであったが，過去は，長期療養患者の受け皿の役割を担っている施設も存在していた．現在は，在宅復帰率やリハビリテーションマネジメントの策定などにより，多くの施設が本来の中間施設としての機能を果たしている（詳細は第6章Ⅰ-3）．
- 訪問リハビリテーションでは，理学療法士は，利用者の退院後から在宅生活への移行を可能にするための役割を担う．訪問リハビリテーションは，多くの場合，半年以内での終了を予

図3 SPDCAサイクル

定とし，通所系サービスの利用へとつなげている．ただし，難病などによる在宅療養者へは長期的に介入が必要となる（詳細は第6章[1]-1）．

- 通所リハビリテーションでは，在宅生活を継続するための機能の維持・向上が求められる．必要に応じて居宅を訪問し，日常生活上の留意点などを指導する必要がある．SPDCAサイクル（図3）に則って理学療法を提供し，情報を多職種へと提供し，通所介護や生活支援へとつなげていく．また，訪問リハビリテーションと組合わせて生活行為[※3]向上リハビリテーションを実施する（詳細は第6章[1]-2）．

- 通所介護では，日常生活動作能力の維持・改善をめざして機能訓練指導員として理学療法士が参画する．心身機能の維持・改善に対して，アウトカム評価が設定されており，通所介護利用者の日常生活動作能力が維持・改善されていれば加算が得られる．個別機能訓練実施にあたり，多職種が共同して計画書を作成する必要がある．

- 介護老人福祉施設も同様に，機能訓練指導員として理学療法士が参画する．外部のリハビリテーション専門職からの助言，共同アセスメントにより個別機能訓練計画を作成し，実施，再度，外部のリハビリテーション専門職との連携，進捗状況の評価を行い，必要に応じて計画の修正が求められる．

> memo
> ※3 生活行為[13]
> ・本人（対象者）が，「してみたい」「興味がある」「特にやりたい」と思っていることなど
> ・本人（対象者）が「特にやる必要がある」「できなくなると非常に困る」と思っていることなど
> 以上のように「対象者個人の意思」が強く関与している「活動」を指し示すと解釈できる．

3 その他の現場の視点からみた地域における理学療法士の役割

- 予防分野における理学療法士の役割は近年その重要性が増している（詳細は第7章）．理学療法士及び作業療法士法における理学療法の定義では，理学療法の対象は「身体に障害のある者」に限られており，また理学療法は医師の指示のもとに行われるものとされていた．しかし，平成25年11月27日に厚生労働省医政局から出された通知（表7）では，介護予防等の事業においては，身体に障害のない者に対して理学療法以外の業務を行うときに理学療法士の名称を使用することが可能となった．また，介護予防等の診療の補助に該当しない範囲

表7 厚生労働省医政局通知（医政医発1127第3号）

> 理学療法士が，介護予防事業等において，身体に障害のない者に対して，転倒防止の指導等の診療の補助に該当しない範囲の業務を行うことがあるが，このように理学療法以外の業務を行うときであっても，「理学療法士」という名称を使用することは何ら問題ないこと．
> また，このような診療の補助に該当しない範囲の業務を行うときは，医師の指示は不要であること．

文献14より引用．

の業務においては，医師の指示が不要であることも示された．このことは，社会における理学療法士に対する期待の現れであると同時に，責任を十分に自覚する必要がある．

- 市区町村役場に所属している理学療法士には，理学療法の提供ではなく，理学療法学を学ぶ過程で身につけた知識・技術を応用し，広く地域社会に提供することが求められる（詳細は第8章）．
- 近年では，災害時などに結成されるチーム医療の一員として理学療法士がかかわる場面が出てきた．災害時は，平時の医療・介護現場とは全く異なる環境・状況であることから，そのときどきに応じた対応が求められ，理学療法の専門知識と同時に，災害支援や他職種との連携の知識・能力が要求される（詳細は第9章）．

3 地域における理学療法士の現状と今後の展望

1）「地域理学療法」に対する誤解

- 地域理学療法とは「地域」における理学療法としてとらえられており，「医療機関以外で行われる理学療法」と誤解されてきた過去があり，この誤解はいまだに一部では残っている．
- しかし，ここまでに記してきた通り，地域理学療法とは概念であり，地域に向けた理学療法の取り組みはすべて「地域理学療法」の一端であり，それは急性期の理学療法から終末期の理学療法すべてにわたる．

2）現状の「地域」をみた理学療法のあるべき姿

- では，今，すべての理学療法士が「地域」を意識した理学療法が提供できているかと考えると，必ずしもそうではない現状がある．
- 急性期医療にかかわる理学療法士は，やはり健康状態や，心身機能・身体構造に注目し，回復期にかかわる理学療法士も心身機能の向上に注意が集まっている．
- それぞれの機能分化が進んだ現代の医療制度のなかにおいて，このように注目する点が異なるのは当然であり，それ自体は求められる専門性である．
- ただし，いかなる場面においても，目の前にいる患者・利用者は，いつか必ず「地域」へと戻っていく．そのため，それぞれの視点のなかで，常に「地域」の概念を片隅におき，「先見的で，継続的で，機を逃さず，効果的な理学療法」が提供される必要がある．

3）今後の展望

- 理学療法は医療保険・介護保険のもとに提供されるものであり，その対象は診療報酬・介護報酬の改定に伴い変化し続ける．例えば，がん患者がリハビリテーションの対象になったり，認知症に対するリハビリテーションの提供が強化されたりする．
- なかでも，ノーマライゼーションの理念が拡がり，地域包括ケアシステムの構築が推し進められている現在の社会において，「地域」に対する注目・重点化は今後ますます進んでいくと思われる．そのため，地域リハビリテーション・地域理学療法を十分に理解することが必要であろう．
- 理学療法士はリハビリテーションの専門職として，常に知識・技術の研鑽に励む必要があり，情報を集める必要がある．

文献

1) 金谷さとみ，他：15.地域理学療法診療ガイドライン．「理学療法診療ガイドライン 第1版」（ガイドライン特別委員会 理学療法診療ガイドライン部会），pp1082-1157，日本理学療法士協会，2011（http://www.japanpt.or.jp/upload/jspt/obj/files/guideline/21_local_physiotherapy.pdf）
2) 日本リハビリテーション病院・施設協会：地域リハビリテーション 定義・推進課題・活動指針（2016年版）（http://www.rehakyoh.jp/policy.html#p01）
3) 「地域理学療法にこだわる」（嶋田智明/監，日高正巳/編），文光堂，2010
4) 「理学療法白書2010年版」（日本理学療法士協会），2010
5) 「理学療法白書2016年版」（日本理学療法士協会），2017
6) 厚生労働省：地域包括ケア体制の整備（http://www.mhlw.go.jp/topics/kaigo/gaiyo/k2005_03.html）
7) 厚生労働省：診療報酬改定について（http://www.mhlw.go.jp/stf/seisakunitsuite/bunya/0000106602.html）
8) 厚生労働省：介護報酬（http://www.mhlw.go.jp/stf/seisakunitsuite/bunya/hukushi_kaigo/kaigo_koureisha/housyu/index.html）
9) 厚生労働省：平成30年度介護報酬改定の主な事項について（http://www.mhlw.go.jp/file/06-Seisakujouhou-12300000-Roukenkyoku/0000196991.pdf）
10) 日本理学療法士協会：統計情報（http://www.japanpt.or.jp/about/data/statistics/）
11) 厚生労働省：平成28年（2016）医療施設（動態）調査・病院報告の概況（https://www.mhlw.go.jp/toukei/saikin/hw/iryosd/16/）
12) 厚生労働省：理学療法士及び作業療法士法（https://www.mhlw.go.jp/web/t_doc?dataId=80038000&dataType=0&pageNo=1）
13) 「地域理学療法学（PT・OTビジュアルテキスト）」（重森健太/編），羊土社，2015
14) 厚生労働省：理学療法士の名称の使用等について（通知）医政発1127第3号（https://www.mhlw.go.jp/web/t_doc?dataId=00tb9709&dataType=1&pageNo=1）

第1章 総論

3 地域作業療法の概念

> **学習のポイント**
> - 地域作業療法の捉え方やヘルスプロモーションとの関係を学ぶ
> - 地域作業療法の役割は作業的権利の尊重であることを学ぶ
> - 地域作業療法の現状と課題や今後の方向性について学ぶ

1 地域作業療法とは

1）地域作業療法の捉え方

- 世界作業療法士連盟（World Federation of Occupational Therapists：WFOT）[1]は，作業療法を以下のように説明している．
    - ▶作業療法とは，作業を通して健康と幸福（well-being）を促進することに関心をもつ，クライエント中心の健康専門職である．作業療法の主な目標は，人々が日常生活の活動に参加できるようにすることである．
    - ▶作業療法士は，人々がしたい，する必要がある，することを期待されている作業に取り組む能力を高めるために人や地域とかかわることで，または作業への取り組みをよりよく支援するために作業や環境を改善することで，こうした目標を達成する．
- このように，そもそも作業療法には人だけではなく，地域にもかかわることが前提として含まれている．また，環境を改善するためには地域に働きかけることが多い．したがって，作業療法そのものが地域と密接に結び付いたものであることを理解しておく必要がある．
- そのうえで，地域作業療法が何を示すのかを考えると，地域を「場所」として捉えるか，実践の「対象」として捉えるかで2通りの考え方（図1）がある[2]．
- 「場所」として捉える地域作業療法は，作業療法士が地域においてサービスを提供することを意味する．この場合の地域とは，対象者の自宅やそこから通う施設のことであるが，入所施設も地域社会の一部であると考え，地域とみなすことが一般的となっている．
- 一方，実践の「対象」と捉える地域作業療法は，作業療法を通して，対象者の地域での生活を支援すること，さらには生活しやすい地域づくりをめざすことを意味する．
- この意味での地域作業療法は，高齢者が住み慣れた地域で自分らしい暮らしを人生の最後まで続けることができるよう，地域づくりを進めていくという**地域包括ケアシステム**（第2章）の構築に大きく貢献できるものと考えられる．

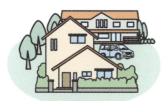
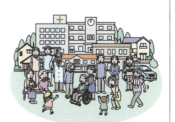

図1 「地域」の考え方

2）地域作業療法とヘルスプロモーションの関係

- 先に，作業療法とは作業を通して健康と幸福を促進することに関心をもつクライエント中心の健康専門職であることを示した．つまり，作業療法は人々の健康づくりに貢献する職業とされる．
- この健康とは，単に病気あるいは虚弱でないということではなく，身体的，精神的，社会的に完全に良好な状態のことであると世界保健機関（World Health Organization：WHO）が定めている[3]．
- わが国でも，一般社団法人日本作業療法士協会（OT協会）が，「人は作業をすることで元気になれる」をスローガンとして**生活行為向上マネジメント**（第10章-3 **2**参照）[4]を推進している．
- これは作業療法の発展に貢献したアメリカの作業療法士であるライリー（Reilly）[5]の「人間は，精神と意志によって活力を与えられる両手の使用を通して，自らの健康状態に影響を及ぼすことができる」という有名な仮説に通ずるものである．
- このように，作業療法と健康が深く結び付いたものであることは共通認識となっているが，健康は生活の目的ではなく，日々の生活の資源だと考えるべきとするオタワ憲章[6]の理念も意識しておきたい．
- また，オタワ憲章では，人々が自らの健康をよりよく管理し，改善できるようにするプロセスのことを**ヘルスプロモーション**とよんでいる．
- 地域作業療法の実践において，地域に住む人々が作業を通して自ら健康になることを支援するのであれば，地域作業療法とヘルスプロモーションの理念はきわめて近いものと考えられる．
- わが国のヘルスプロモーション施策に「21世紀における国民健康づくり運動（健康日本21）」[7]がある．これは，健康寿命の延伸を実現するために具体的な目標などを提示することにより，健康に関連するすべての関係機関・団体など，国民が一体となった健康づくり運動を推進するものである．
- 2013年からは健康日本21の最終評価をふまえ，新たな目標を定めた健康日本21（第二次）

表1 健康日本21（第二次）の基本的な方向と目標数

基本的な方向	目標数
① 健康寿命の延伸と健康格差の縮小	2項目
② 主要な生活習慣病の発症予防と重症化予防	14項目
③ 社会生活を営むために必要な機能の維持・向上	14項目
④ 健康を支え，守るための社会環境の整備	5項目
⑤ 栄養・食生活，身体活動・運動，休養，飲酒，喫煙及び歯・口腔の健康に関する生活習慣及び社会環境の改善	29項目

が開始されており，作業療法士は基本的な方向性や設定された目標（表1）について，十分に把握しておく必要がある．

2 地域における作業療法の役割

1）作業的権利の尊重

- OT協会は，入院医療を中心とした医療の領域に5割，保健・福祉・教育等の領域を含めた身近な地域生活の場に5割の作業療法士配置を目標とする「作業療法5ヵ年戦略」（中期計画）を定めている．
- 2008年より開始されたこの中期計画は「作業療法5・5計画」とよばれ，2018年に策定された第三次作業療法5ヵ年戦略[8]では，「地域包括ケアシステムへの寄与～作業療法5・5計画」が重点的スローガンとなっている．
- これらが示すように，わが国の作業療法には地域包括ケアシステムの構築に資するという大きな役割がある．つまり，それぞれの地域が抱える課題を把握し，地域の医療・介護・保健・福祉・教育の場で貢献することが求められる．
- 作業療法士が取り扱うべき，地域が抱える課題とはどのようなものであろうか．それはその地域の子どもから高齢者までのすべての住民が，自分らしい生活を送るために解決しなければならない課題のことである．
- 自分らしい生活を送るためには，自分らしさにつながる作業に取り組む必要がある．人には自分らしさにつながる作業に取り組む権利があり，地域作業療法では，その権利を守るための支援が行われるべきである．
- WFOTは，人権に関する声明書[9]のなかで「人は，自分の文化と信念に沿ったやり方で，自分の潜在力を十分に実らせ，満足を経験するような，ある範囲内の作業に参加する権利をもつ」という原則を示している．
- また，タウンゼント（Townsend）とウィルコック（Wilcock）[10]は，作業に参加する権利のことを**作業的権利**とし，その権利には，意味，参加，選択，バランスの観点からみて4種類あるとしている（表2）．

表2 作業的権利の種類

種類	内容
意味	意味があり豊かな作業を経験すること
参加	健康と社会の一員となるための作業への参加を通して成長すること
選択	作業の選択を通して個人や住民が自己決定すること
バランス	作業への多様な参加のための公平な権利をもつこと

- この作業的権利が妨げられ、自分らしさにつながる作業ができない状態を**作業的不公正**[11]といい、これには作業疎外、作業剥奪、作業周縁化、作業不均衡の4種類があると考えられている。
- 地域作業療法では、**地域に住む人々の作業的権利を尊重し、作業的不公正の原因となる状況を改善していくこと**が求められる。

2) 作業ニーズの把握

- 地域に住む人々の作業的権利を尊重するためには、その人の作業ニーズを把握する必要がある。そもそも、ニーズとはどのようなものと考えられるだろうか。
- 作業療法のようなヘルスケア領域では、人のニーズをマズローの基本的欲求の理論[12]で捉えることが多い。これは欲求を5つの階層（図2）に分け、図が示すとおり、人は下位の基本的欲求に満足すれば、より上位の欲求を求めるようになるという考え方である。
- 生理的欲求から所属と愛の欲求までを低次の欲求、承認の欲求と自己実現の欲求を高次の欲求とし、高次の欲求レベルで生活することは、生物としての有能性が高く、より長寿で病気が少なく、安眠で健康的な食欲を有することなどを意味すると考えられている。
- 高次の欲求を実現するためには、よりよい外的条件が必要になる。地域において作業療法士が環境支援を行い、外的条件を調整することができれば、より高次の欲求を満たすことが可能となる。
- また、一般的にニーズとは、対象者が本当に必要としている客観的なものである。そのうえで、対象者がしたい、する必要がある、することを期待されている作業に関するニーズを**作業ニーズ**という。

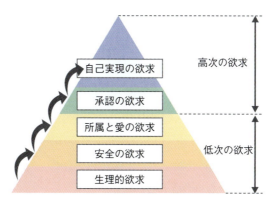

図2 マズローの基本的欲求の理論

- この作業ニーズは，本人がはっきりと認識し，他者に表出できる顕在ニーズである場合と，はっきりとは認識していないため，表出が難しい潜在ニーズである場合が考えられる[13]．
- 特に，地域リハビリテーションの対象となる人は，作業ニーズが潜在ニーズであることも多い．そのため，作業療法士は質問紙やイラストなどを用いて，対象者の作業ニーズを明らかにする工夫を行うことがある．
- 作業ニーズに関する代表的な質問紙として，カナダ作業遂行測定（Canadian Occupational Performance Measure：COPM）[14] がある．さらに，95枚のイラストを使用したiPadアプリケーションの作業選択意思決定支援ソフト（Aid for Decision-making in Occupation Choice：ADOC）[15] もある．
- 地域作業療法の役割の1つには，人々の作業ニーズを満たし，高次の欲求レベルで生活できるように支援することがあるといえる．

3 地域における作業療法の現状と今後の展開

1）地域作業療法の現状と課題

- 作業療法5ヵ年戦略に示すとおり，OT協会は地域生活の場に5割の作業療法士配置を目標としているが，作業療法士の勤務施設（図3）をみると，地域で働く作業療法士は2016年度で19.1％[16] となっている．
- 第一次作業療法5ヵ年戦略が定められた2008年度は20.5％[17] であったことから，地域包括ケアシステムの構築が求められる現在であっても，地域で働く作業療法士は増えていないことがわかる．
- これは回復期リハビリテーション病棟における休日リハビリテーション提供体制の強化や地域包括ケア病棟の新設など，診療報酬制度の変化による作業療法士需要の増加が影響している可能性がある．
- 一方，2020年度に施行される新しい作業療法士学校養成施設指定規則では，地域包括ケアシステムの強化に資する人材の養成などを目的として，総単位数の増加や訪問または通所リハビリテーションに関する実習の必須化が予定されている[18]．

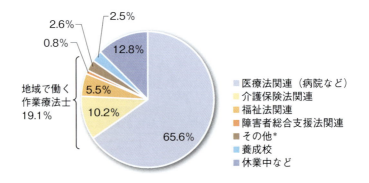

図3　作業療法士（OT協会会員）の勤務施設
＊保健所，特別支援学校，リハ関連企業など

表3　生活行為向上リハビリテーション実施加算

概要	ADL，IADL，社会参加などの生活行為の向上に焦点を当てたリハビリテーションに対する報酬
期間	開始月から起算して3ヵ月以内，あるいは6ヵ月以内
算定条件	① 生活行為の内容の充実を図るための専門的な知識もしくは経験を有する作業療法士，または所定の研修を修了した理学療法士や言語聴覚士が配置されている ② 生活行為の内容の充実を図るための目標，およびリハビリテーション実施計画をあらかじめ定め，リハビリテーションを提供する ③ 終了日前1月以内にリハビリテーション会議を開催し，目標の達成状況を報告する　など

- 地域で働く作業療法士の増加は，超少子高齢社会の進展をはじめとしたわが国の作業療法士を取り巻く環境へ対応するために必要不可欠であることを理解しなければならない．
- また，地域作業療法では，地域に住む人々の作業的権利を尊重するような支援を行うことが理想とされるが，少なくとも介護保険領域においては，そのような支援が十分に行われているとはいいがたい．
- 通所リハビリテーションの介護報酬として，主に作業療法士がかかわる生活行為向上リハビリテーション実施加算（表3）[19]があるが，2018年4月にこの加算が算定された利用者は全国で約200名（0.05％）しかいない[20]．
- 通所介護のリハビリテーション職員（作業療法士など）が実施する機能訓練では，機能回復訓練を87.5％の職員が実施しているのに対して，余暇活動などの社会適応練習は20.0％の職員しか実施していないという調査結果[21]もある．
- これらのデータは作業療法士のみによるものではないが，地域作業療法において人々の作業的権利を尊重するような支援を十分に実施できていない現状をあらわしているともいうことができる．

2）これからの地域作業療法

- わが国の地域作業療法は，今後も地域包括ケアシステムの構築に資することが求められる．実際に，OT協会の第三次作業療法5ヵ年戦略では，重点事項の1つに「共生社会の実現に向けた，地域を基盤とする包括的ケアにおける作業療法の活用推進」が掲げられている．
- この重点事項には，地域包括ケアシステムにおける作業療法に関して，対応する具体的目標（表4）が設定されている．ここでは，高齢者のみならず，障害児・者や精神障害にも対応することが目標となっている．
- 高齢者に対しては，一般（健常）高齢者を含めた介護予防に貢献することが強く求められる．これからの地域作業療法では，**予防的作業療法**も重視し，効果的な支援方法を開発していく必要がある．
- 予防給付を受けている高齢者に対して，生活行為向上マネジメントを実施した研究[22]では，通所リハビリテーション，訪問リハビリテーションともに，対象者の生活の質（Quality of Life：QOL）や手段的日常生活活動（Instrumental Activities of Daily Living：IADL）が明らかに改善した．
- この成果が認められ，2018年より介護予防通所リハビリテーションでも，生活行為向上リハビリテーション実施加算が算定できるようになった[23]．今後の地域作業療法や予防的作業

表4　第三次作業療法5ヵ年戦略の重点事項と具体的目標（一部）

共生社会の実現に向けた，地域を基盤とする包括的ケアにおける作業療法の活用推進
地域包括ケアシステムにおける作業療法に関すること
・地域包括ケアシステムにおいて，医療介護連携のみならず，障害児・者にも対応できる作業療法（士）促進のための方策を提示する． ・地域包括ケアシステムにおいて，認知症の状態に応じた作業療法の役割を明示することのできる評価ツールと介入手段を提示する． ・生活行為向上マネジメントの予防事業への応用について示し，一般高齢者の介護予防として普及する． ・市町村が実施する介護予防・日常生活支援総合事業への参画促進のための方策を提示する． ・精神障害にも対応する地域包括ケアシステムに寄与する作業療法のあり方を学術的観点からも検討し，提示する．

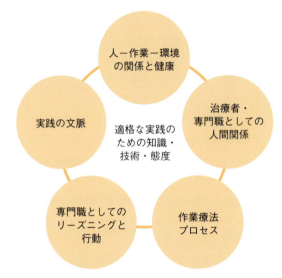

図4　適格な実践のために必要な知識・技術・態度の領域

療法において，生活行為向上マネジメントは効果的な手法になることが期待される．

- また，近年では，人間作業モデルに基づく予防的・健康増進作業療法プログラム[24]や予防的作業療法のための作業機能障害の種類と評価[25]など，作業に焦点を当てた手法の開発も進められている．
- 2016年に改訂されたWFOTの作業療法士教育最低基準[26]では，適格な実践のために必要な知識・技術・態度の領域（図4）の1つに，人－作業－環境の関係とそれらの健康とのかかわりがあることを示している．
- この領域の知識・技術・態度は，地域で働く作業療法士にとってきわめて重要である．これからの地域作業療法では，**人々が生活する環境において作業的権利を尊重するようにかかわり，健康を促進するという成果を示すこと**が強く求められるだろう．

文献

1) WFOT (World Federation of Occupational Therapists): Definitions of occupational therapy (2012). (http://www.wfot.org/aboutus/aboutoccupationaltherapy/definitionofoccupationaltherapy.aspx)

2) 大熊 明:地域を知る.「標準作業療法学専門分野 地域作業療法学(第3版)」(大熊 明,加藤朋子/編),pp3-8,医学書院,2017

3) WHO(World Health Organization):「Official records of the World Health Organization No.2」,1946 (http://apps.who.int/iris/bitstream/handle/10665/85573/Official_record2_eng.pdf;jsessionid=B1CA7DFD67C79C2B78AAD9DC0A926129?sequence=1)

4) 「作業療法マニュアル57 生活行為向上マネジメント(第2版)」(学術部学術委員会生活行為向上マネジメント班),日本作業療法士協会,2016

5) Deusen JV(山田 孝/訳):マリー・ライリー.「作業療法実践のための6つの理論:理論の形成と発展」(B.Rosalie Johanna Miller, 他/著, 岩崎テル子/監訳),pp159-185,協同医書出版社,1995

6) WHO (World Health Organization): The Ottawa charter for health promotion (1986). (http://www.who.int/healthpromotion/conferences/previous/ottawa/en/)

7) 健康・体力づくり事業財団:健康日本21 (http://www.kenkounippon21.gr.jp)

8) 日本作業療法士協会:第三次作業療法5ヵ年戦略(2018-2022).日本作業療法士協会誌,74:10-29,2018. (http://www.jaot.or.jp/kankobutsu/pdf/ot-news2018/2018-05.pdf)

9) WFOT (World Federation of Occupational Therapists): Position statement on human rights. (http://www.wfot.org/ResourceCentre.aspx)

10) Townsend EA & Wilcock AA: Occupational justice. 「Introduction to occupation: The art and science of living」(Christiansen C, et al eds), pp243-273, Prentice Hall, 2004

11) Townsend E & Wilcock AA: Occupational justice and client-centred practice: a dialogue in progress. Can J Occup Ther, 71:75-87, 2004

12) Maslow AH(大西頼子/訳):人間の動機づけに関する理論.「人間性の心理学:モチベーションとパーソナリティ(改訂新版)」(Maslow AH/著,小口忠彦/監訳),pp55-90,産業能率大学出版部,1987

13) 小川真寛:ニーズの評価.「認知症をもつ人への作業療法アプローチ:視点・プロセス・理論」(宮口英樹/監,小川真寛,他/編),pp46-54,メジカルビュー社,2014

14) 「COPM (Canadian Occupational Performance Measure) 5th Ed」(Law M, et al), CAOT Publications ACE, 2014

15) Tomori K, et al: Utilization of the iPad application: Aid for Decision-making in Occupation Choice. Occup Ther Int, 19:88-97, 2012

16) 日本作業療法士協会統計情報委員会:2016年度日本作業療法士協会会員統計資料.日本作業療法士協会誌,66:6-23,2017

17) 日本作業療法士協会調査部:2008年度日本作業療法士協会会員統計資料.作業療法,28:455-472,2009

18) 厚生労働省医政局医事課:理学療法士・作業療法士学校養成施設カリキュラム等改善検討会報告書 (https://www.mhlw.go.jp/file/05-Shingikai-10801000-Iseikyoku-Soumuka/0000193703.pdf)

19) 厚生労働省:第150回社会保障審議会介護給付費分科会資料 (https://www.mhlw.go.jp/stf/shingi2/0000184019.html)

20) 厚生労働省:介護給付費等実態調査月報(平成30年4月審査分)(https://www.mhlw.go.jp/toukei/saikin/hw/kaigo/kyufu/2018/04.html)

21) 三菱UFJリサーチ&コンサルティング:調査票調査結果通所介護事業所.「介護サービスにおける機能訓練の実態調査報告書」(三菱UFJリサーチ&コンサルティング),pp66-119,2017 (https://www.mhlw.go.jp/file/06-Seisakujouhou-12300000-Roukenkyoku/10_UFJ.pdf)

22) 日本作業療法士協会:予防給付における通所リハビリテーション・訪問リハビリテーションのあり方に関する調査研究事業報告書.日本作業療法士協会,2017.

23) 厚生労働省:第158回社会保障審議会介護給付費分科会資料 (https://www.mhlw.go.jp/stf/shingi2/0000192309.html)

24) 川又寛徳, 他:健康高齢者に対する予防的・健康増進作業療法プログラムの効果 ランダム化比較試験.日本公衛誌,59:73-81,2012

25) Teraoka M & Kyougoku M: Development of the Final Version of the Classification and Assessment of Occupational Dysfunction Scale. PLoS One, 10:e0134695, 2015 (https://doi.org/10.1371/journal.pone.0134695)

26) 「Minimum Standards for the Education of Occupational Therapists Revised 2016」(World Federation of Occupational Therapists), 2016 (https://www.mailmens.nl/files/21072349/copyrighted+world+federation+of+occupational+therapists+minimum+standards+for+the+education+of+occupational+therapists+2016a.pdf)

第2章 地域リハビリテーションの関連制度と関連法規

学習のポイント

- 国民皆保険制度の意義と特徴を学ぶ
- 医療保険制度のしくみを学ぶ
- 介護保険制度が創設された経緯について学ぶ
- 介護保険制度のしくみと介護サービスの種類について学ぶ
- わが国の障害者福祉制度の変遷について学ぶ
- 障害者総合支援法の概要とサービス体系について学ぶ
- バリアフリー新法制定の背景と趣旨について学ぶ
- バリアフリー化基準（移動等円滑化基準）について学ぶ
- 特別支援教育の概要と理学療法士・作業療法士のかかわりについて学ぶ
- 生活困窮者自立支援制度の概要について学ぶ
- 地域包括ケアシステムの構築が推進されている背景について理解する
- 地域包括ケアシステムの構成要素と4つの「助」について学ぶ
- 地域ケア会議の機能と助言者としての理学療法士・作業療法士の役割について学ぶ

1 医療保険制度

1）医療保険制度の概要（図1）

❶ 医療保険制度の目的

- 医療保険制度は，相互扶助の精神のもと，病気やけがで医療機関を受診した際に発生する医療費の一部を保険者が給付することで，長期入院や高額な医療費が被保険者の負担となることを避けるために設けられている．

❷ 医療保険制度の変遷

- かつての医療保険と生命保険は，民間企業では民間共済組合，公務員に対しては官業共済組合により提供されており，これらの組合への加入は任意であった．しかし，大正11年に健康保険法が制定され，従業員10人以上の企業は健康保険組合を通して健康保険を提供することが義務づけられ，政府によって給付金や掛け率に関する規定が設けられた．
- 昭和9年には健康保険の対象が従業員5人以上の企業に拡大され，その後，改正を重ねて現

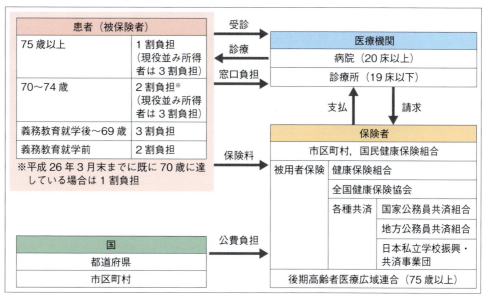

図1　医療保険制度の概要

文献1をもとに作成.

行の職域保険制度に移行した．

- 昭和13年に国民健康保険法が成立したが，国民健康保険の導入は第二次世界大戦時に困難をきわめ，各自治体により任意で設立，運営されていたために全国民に普及しなかった．
- 昭和33年に国民健康保険法が改正され，全市町村における地域保険制度の設立が義務化され，昭和36年に**国民皆保険**が達成された．
- 昭和47年，高齢者を対象とした新たな医療保険制度が構築され，70歳以上の高齢者ほぼ全員の医療費自己負担が無料化されたが，医療費支出の増大による財源の持続可能性への懸念から，昭和57年に老人保健法が制定され，高齢者に再度自己負担を課すこととなった．
- 医療ニーズの変化や医療と介護の一体的かつ継続的なケアの提供の必要性，長期療養が必要な入院などのケアニーズを医療保険で賄うことの財政負担上の困難さから，新たな制度の創設が検討され，平成9年に介護保険法が成立した．
- 今後増大すると見込まれる高齢者の医療費を安定的に支えるためのしくみとして，平成20年に長寿医療制度（**後期高齢者医療制度**）が施行された．
- これまで市区町村が運営していた国民健康保険が，平成30年から都道府県に移管され，医療計画や医療費適正化計画，地域医療構想などを策定するなど，財政運営と医療提供体制において都道府県が大きな権限と責任をもつようになった．

3 国民皆保険制度の意義

- わが国は，国民皆保険制度を通じて世界最高レベルの平均寿命と保健医療水準を維持している．
- 今後も現行の社会保険方式による国民皆保険を堅持し，国民の安全・安心な暮らしを保障していくことが必要である（表1）．

表1 わが国の国民皆保険制度の特徴

❶ 国民全員を公的医療保険で保障
❷ 医療機関を自由に選べる（フリーアクセス）
❸ 安い医療費で高度な医療
❹ 社会保険方式を基本としつつ，皆保険を維持するため公費を投入

文献2より引用．

2）医療保険制度のしくみ[3]

❶ 職域保険と地域保険

- 医療保険は，大きく**職域保険**と**地域保険**に分けられる．職域保険には，一般のサラリーマンとその扶養親族を対象とした**健康保険**と公務員や船員とその扶養親族を対象とした共済組合，船員保険がある．
- 地域保険としては，個々の市区町村の住民ごとに構成する国民健康保険がある．

❷ 医療費の一部負担（自己負担）割合

- 健康保険，共済組合，国民健康保険の被保険者や組合員，被扶養者の一部負担は3割である．
- 義務教育就学前の子どもは2割，70歳以上75歳未満の高齢者は2割，75歳以上は1割である．ただし，70歳以上の現役並み所得者は3割となっている（図1）．

❸ わが国の国民医療費の現状

- **国民医療費**とは，医療保険・労災・生活保護の医療扶助・公費負担医療などの医療費の合計で，近年，国民所得の約11％を占め，国民所得の伸びを上回るスピードで推移している．
- 国民医療費が増大する要因としては，1人当たり医療費が高い高齢者の増加，生活習慣病の増加，医療の高度化による診療内容の変化などがあげられる．
- 後期高齢者医療費（75歳以上および65歳〜74歳の障害者認定者にかかる医療費）は，国民医療費全体の約3割を占める．

❹ 診療報酬制度

- **診療報酬制度**とは，わが国の医療保険制度のもとで医師が医療保険制度に基づく診療行為を行った場合に，その診療行為に対する報酬（診療報酬）が支払われる制度である．
- 診療報酬は，医療保険が適用される診療行為を，「保険医」の登録を行った医師が，「保険医療機関」の指定を受けた医療機関において提供した場合に支払われ，提供された診療行為ごとに定められた点数を積み上げた合計点数で計算される．
- すべての診療行為について，1点10円の点数が決められており，2年ごとに中央社会保険医療協議会（中医協）で審議されて改定される．
- 診療報酬は，医療行為にかかわる物的経費や医療従事者の人件費に充当されるが，同時に医療保険で受けられる医療の範囲と内容を定めるものでもある．

2 介護保険制度

1）介護保険制度の概要

1 介護保険制度の創設

- 介護保険制度施行以前は，福祉的援助が必要な高齢者に対して「措置」により必要なサービスが提供されていたが，社会全体の高齢化傾向に加え，社会福祉費用や老人医療費の増大が自治体財源を圧迫し，財源不足が大きな課題となっていた．
- これらの問題を受け，増大する医療費から介護部分を切り離し，高齢者を家族などの個人ではなく社会全体で支えるという理念のもと，平成12年4月に**介護保険制度**が創設された．

2 介護保険制度の改正の経緯

- 介護保険制度が最初に改正されたのは，制度創設から5年後の平成17年で，以降，介護報酬の改定と合わせて3年ごとに見直しが図られている（図2）．

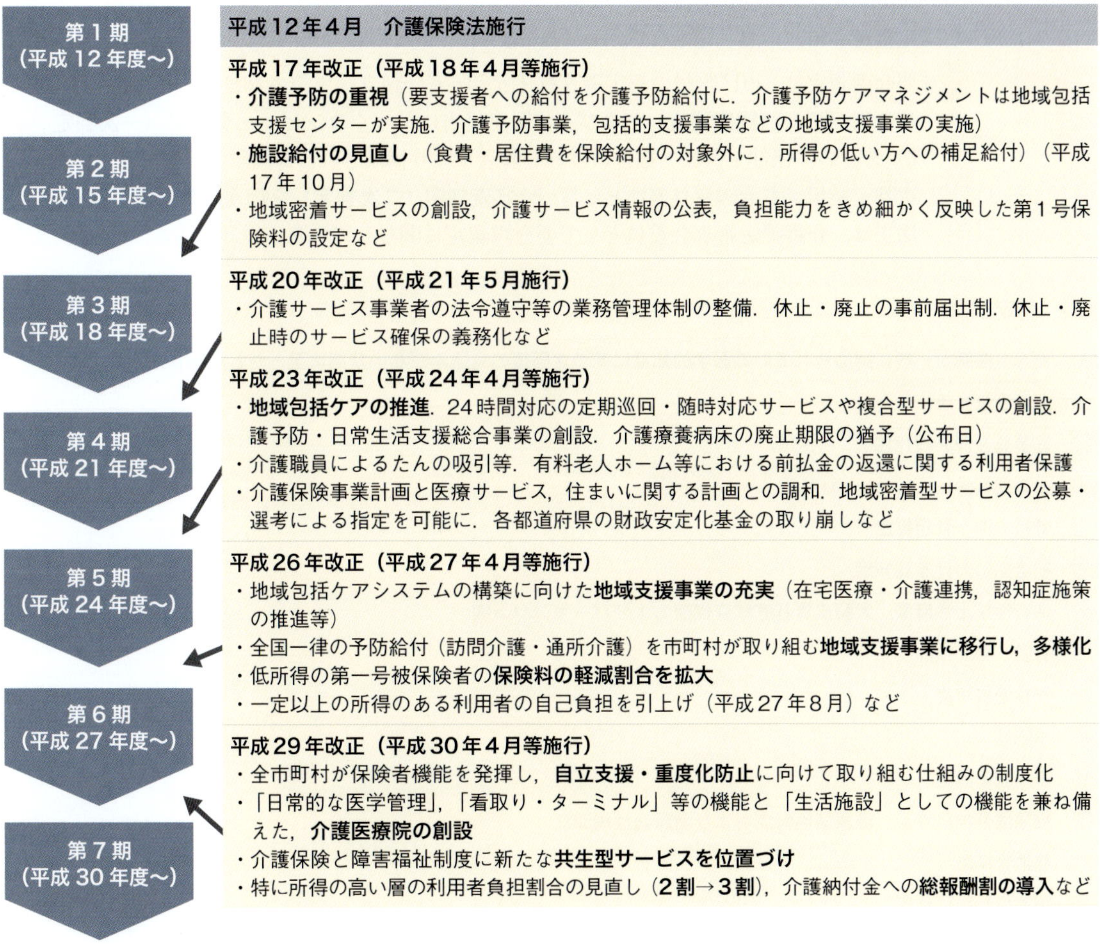

第1期（平成12年度～）	**平成12年4月　介護保険法施行**
第2期（平成15年度～）	**平成17年改正（平成18年4月等施行）** ・**介護予防の重視**（要支援者への給付を介護予防給付に．介護予防ケアマネジメントは地域包括支援センターが実施．介護予防事業，包括的支援事業などの地域支援事業の実施） ・**施設給付の見直し**（食費・居住費を保険給付の対象外に．所得の低い方への補足給付）（平成17年10月） ・地域密着サービスの創設，介護サービス情報の公表，負担能力をきめ細かく反映した第1号保険料の設定など
第3期（平成18年度～）	**平成20年改正（平成21年5月施行）** ・介護サービス事業者の法令遵守等の業務管理体制の整備．休止・廃止の事前届出制．休止・廃止時のサービス確保の義務化など
第4期（平成21年度～）	**平成23年改正（平成24年4月等施行）** ・**地域包括ケアの推進**．24時間対応の定期巡回・随時対応サービスや複合型サービスの創設．介護予防・日常生活支援総合事業の創設．介護療養病床の廃止期限の猶予（公布日） ・介護職員によるたんの吸引等．有料老人ホーム等における前払金の返還に関する利用者保護 ・介護保険事業計画と医療サービス，住まいに関する計画との調和．地域密着型サービスの公募・選考による指定を可能に．各都道府県の財政安定化基金の取り崩しなど
第5期（平成24年度～）	**平成26年改正（平成27年4月等施行）** ・地域包括ケアシステムの構築に向けた**地域支援事業の充実**（在宅医療・介護連携，認知症施策の推進等） ・全国一律の予防給付（訪問介護・通所介護）を市町村が取り組む**地域支援事業に移行し，多様化** ・低所得の第一号被保険者の**保険料の軽減割合を拡大** ・一定以上の所得のある利用者の自己負担を引上げ（平成27年8月）など
第6期（平成27年度～）	
第7期（平成30年度～）	**平成29年改正（平成30年4月等施行）** ・全市町村が保険者機能を発揮し，**自立支援・重度化防止**に向けて取り組む仕組みの制度化 ・「日常的な医学管理」，「看取り・ターミナル」等の機能と「生活施設」としての機能を兼ね備えた，**介護医療院の創設** ・介護保険と障害福祉制度に新たな**共生型サービスを位置づけ** ・特に所得の高い層の利用者負担割合の見直し（2割→3割），介護納付金への**総報酬割の導入**など

図2　介護保険制度の改正の経緯
文献4より引用．

2）介護保険制度のしくみ[5]

❶ 保険者と被保険者

- 介護保険を運営，実施する主体（保険者）は，市町村および特別区（東京23区）（以下，**市区町村**という）であり，国・都道府県・その他の関係機関は市区町村を支援する役割を担う．
- 被保険者は，**65歳以上**の**第1号被保険者**と，**40歳以上65歳未満の医療保険に加入している第2号被保険者**からなる．ただし，生活保護受給中で医療保険に加入していない65歳未満の人，適用除外施設に入所中の人などを除く．

❷ 要介護認定（図3）

- 介護保険制度では，寝たきりや認知症等で常時介護を必要とする状態（要介護状態）になった場合や，家事や身支度等の日常生活に支援が必要であり，特に介護予防サービスが効果的な状態（要支援状態）になった場合に，介護サービスを受けることができる．ただし，第2号被保険者は，特定疾病（表2）により要介護状態または要支援状態になった場合にのみ介護サービスを受けられる．
- この要介護状態や要支援状態にあるかどうか，そのなかでどの程度かの判定を行うのが**要介護認定**（要支援認定を含む，以下同じ）であり，保険者である市区町村に設置される介護認定審査会において判定される．
- 要介護認定は，市区町村の認定調査員（指定居宅介護支援事業者などに委託可能）による心身の状況調査（**認定調査**）および主治医意見書に基づく**コンピュータ判定（一次判定，**図4）を行い，保健・医療・福祉の学識経験者により構成される介護認定審査会において，一次判定結果，主治医意見書などに基づき審査判定（**二次判定**）を行う．理学療法士・作業療法士は，介護認定審査会委員として要介護認定に関与している．

表2 特定疾病

①	がん（医師が一般に認められている医学的知見に基づき回復の見込みがない状態に至ったと判断したものに限る）
②	関節リウマチ
③	筋萎縮性側索硬化症
④	後縦靱帯骨化症
⑤	骨折を伴う骨粗鬆症
⑥	初老期における認知症
⑦	進行性核上性麻痺，大脳皮質基底核変性症およびパーキンソン病
⑧	脊髄小脳変性症
⑨	脊柱管狭窄症
⑩	早老症
⑪	多系統萎縮症
⑫	糖尿病性神経障害，糖尿病性腎症および糖尿病性網膜症
⑬	脳血管疾患
⑭	閉塞性動脈硬化症
⑮	慢性閉塞性肺疾患
⑯	両側の膝関節または股関節に著しい変形を伴う変形性関節症

文献6をもとに作成．

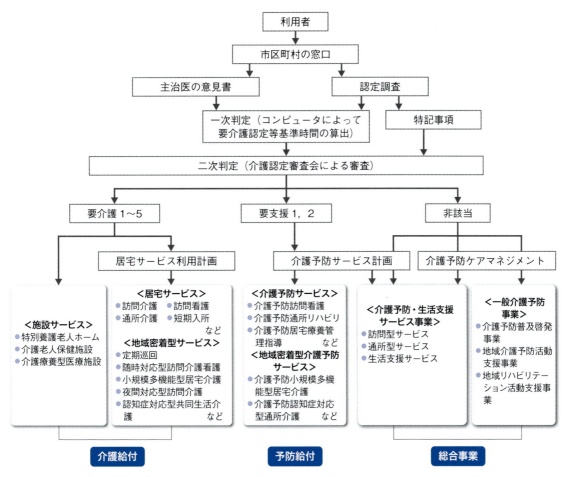

図3 介護サービス利用の流れ
文献7をもとに作成.

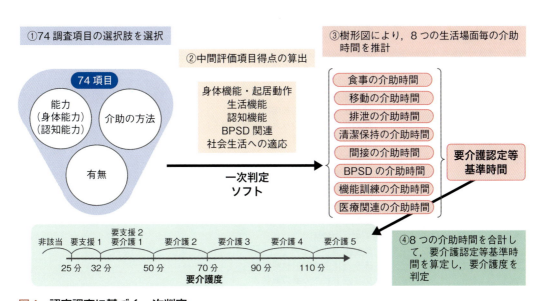

図4 認定調査に基づく一次判定
文献7をもとに作成.

3) 介護サービスの種類（表3, 4）[4]

❶ 介護給付
- 都道府県・政令市・中核市が指定・監督を行うサービスとして，ケアマネジメントを行う**居宅介護支援**，訪問・通所などにより居宅において生活する要介護者にサービスを提供する**居宅介護サービス**，施設への入所によりサービスを提供する**施設サービス**がある．
- 市区町村が指定・監督を行うサービスとして，定期巡回・随時対応型訪問介護看護などの**地域密着型介護サービス**がある．

❷ 予防給付
- 都道府県・政令市・中核市が指定・監督を行うサービスとして，訪問・通所などにより居宅において生活する要支援者にサービスを提供する**居宅介護**サービスがある．
- 市区町村が指定・監督を行うサービスとして，ケアマネジメントを行う介護予防支援，介護予防認知症対応型通所介護などの**地域密着型介護サービス**がある．

❸ 介護予防・日常生活支援総合事業[8]
- 「地域における医療及び介護の総合的な確保を推進するための関係法律の整備等に関する法律（医療介護総合確保推進法）」（平成26年6月25日交付）により，介護予防サービスのうち「介護予防訪問介護」および「介護予防通所介護」を介護予防・日常生活支援総合事業

表3　介護保険における福祉用具貸与・購入および住宅改修

	対象者	項目
福祉用具貸与	要支援1, 2 要介護1	・手すり ・スロープ ・歩行補助杖（松葉杖，カナディアン・クラッチ，ロフストランド・クラッチ，プラットホーム・クラッチおよび多点杖に限る）
	要介護2～5	・手すり ・スロープ ・歩行補助杖（松葉杖，カナディアン・クラッチ，ロフストランド・クラッチ，プラットホーム・クラッチおよび多点杖に限る） ・車いす（付属品含む） ・特殊寝台（付属品を含む） ・床ずれ防止用具 ・体位変換器 ・認知症老人徘徊感知機器 ・移動用リフト（つり具の部分を除く） ・自動排泄処理装置
福祉用具購入	要支援1, 2 要介護1～5	・腰掛便座 ・自動排泄処理装置の交換可能部品 ・入浴補助用具 ・簡易浴槽 ・移動用リフトのつり具部分
住宅改修	要支援1, 2 要介護1～5	・手すりの設置 ・段差解消 ・床または道路面の材料変更 ・引き戸などへの扉の取替え ・洋式便器などへの便器の取替え ・その他：上記の住宅改修に付帯して必要となる住宅改修

表4　介護サービスなどの種類

		予防給付におけるサービス		介護給付における給付	
都道府県政令市・中核市が指定・監督を行うサービス	介護予防サービス			居宅サービス	
		<訪問サービス> ●介護予防訪問介護 ●介護予防訪問入浴介護 ●介護予防訪問看護 ●介護予防訪問リハビリテーション ●介護予防訪問療養管理指導	<通所サービス> ●介護予防通所リハビリテーション	<訪問サービス> ●訪問介護（ホームヘルプサービス） ●訪問入浴介護 ●訪問看護 ●訪問リハビリテーション ●居宅療養管理指導	<通所サービス> ●通所介護（デイサービス） ●通所リハビリテーション
		●介護予防特定施設入居者生活介護 ●介護予防福祉用具貸与	<短期入所サービス> ●介護予防短期入所生活介護（ショートステイ） ●介護予防短期入所療法介護	●特定施設入居者生活介護 ●福祉用具貸与（表3）	<短期入所サービス> ●短期入所生活介護（ショートステイ） ●短期入所療養介護
				●居宅介護支援	
				施設サービス	
				●介護老人福祉施設 ●介護老人保健施設 ●介護療養型医療施設	●介護医療院
市町村が指定・監督を行うサービス	●介護予防支援			地域密着型サービス	
	地域密着型介護予防サービス			●定期巡回・随時対応型訪問介護看護 ●小規模多機能型居宅介護 ●夜間対応型訪問介護 ●認知症対応型通所介護 ●認知症対応型共同生活介護（グループホーム） ●地域密着型特定施設入居者生活介護 ●地域密着型介護老人福祉施設入居者生活介護 ●複合型サービス（看護小規模多機能型居宅介護） ●地域密着型通所介護 ●看護小規模多機能型居宅介護	
	●介護予防小規模多機能型居宅介護 ●介護予防認知症対応型通所介護 ●介護予防認知症対応型共同生活介護（グループホーム）				
その他	●住宅改修				

介護予防・日常生活支援総合事業（新しい総合事業）			
介護予防・生活支援サービス事業 （従来の要支援者） ・要支援認定を受けた者（要支援者） ・基本チェックリスト該当者（介護予防・生活支援サービス対象事業者）	訪問型サービス （第1号訪問事業）	・現行の訪問介護相当 ①訪問介護 ・多様なサービス ②訪問型サービスA（緩和した基準によるサービス） ③訪問型サービスB（住民主体による支援） ④訪問型サービスC（短期集中予防サービス） ⑤訪問型サービスD（移動支援）	
	通所型サービス （第1号通所事業）	・現行の通所介護相当 ①通所介護 ・多様なサービス ②通所型サービスA（緩和した基準によるサービス） ③通所型サービスB（住民主体による支援） ④通所型サービスC（短期集中予防サービス）	
	その他の生活支援サービス （第1号生活支援事業）	①栄養改善の目的とした配食 ②住民ボランティアなどが行う見守り ③訪問型サービス，通所型サービスに準ずる自立支援に資する生活支援（訪問型サービス・通所型サービスの一体的提供など）	
	介護予防ケアマネジメント （第1号介護予防支援事業）		
一般介護予防事業 ・第1号被保険者の全ての者 ・その支援のための活動に関わる者	①介護予防把握事業 ②介護予防普及啓発事業 ③地域介護予防活動支援事業 ④一般介護予防事業評価事業 ⑤地域リハビリテーション活動支援事業		

文献4，8をもとに作成．

表5　地域リハビリテーション活動支援事業におけるリハビリテーション専門職などの役割

通所，訪問へのかかわり
日常生活に支障のある生活行為を改善するための効果的な運動プログラムの提案，介護職などへの助言等を実施し，通所や訪問における自立支援に資する取り組みを促す．

地域包括ケア会議，サービス担当者会議へのかかわり
日常生活に支障のある生活行為の要因，疾患の特徴をふまえた生活行為の改善の見通し，要支援者などの有する能力を最大限に引き出すための方法等について検討しやすくして，自立支援のプロセスを参加者全員で共有し，個々人の介護予防ケアマネジメント力の向上につなげる．

住民運営の通いの場へのかかわり
身体障害や関節痛があっても継続的に参加することのできる運動法の指導，認知症の方への対応方法などを世話役に指導，定期的な体力測定などを実施し，要介護状態になっても参加し続けることのできる通いの場を地域に展開する．

（以下「総合事業」という）に移行し，すべての市区町村で実施することとなった．

- 総合事業は，**介護予防・生活支援サービス事業**と**一般介護予防事業**の2つに大別される．
- 介護予防・生活支援サービス事業は，要支援認定を受けた者（要支援者）と基本チェックリスト該当者（事業対象者）が対象であり，訪問型，通所型，生活支援サービスなどに分かれ，さらに基準や内容によって細かく分かれる．
- 一般介護予防事業は，第1号被保険者のすべての者とその支援のための活動にかかわる者が対象であり，このなかに地域リハビリテーション活動支援事業[8]としての訪問，通所，住民運営の通いの場，地域ケア会議などへのリハビリテーション専門職派遣が含まれる（表5）．
- 前述した事業は国が典型例として示しているものであり，実際は市区町村が中心となって，地域の特徴・特色に応じて，介護サービス事業所やNPO，ボランティア，市民などのさまざまな立場の方が参加し，多様なサービスを提供するものである．

3　障害者総合支援法

1）わが国の障害者福祉制度の変遷

■1 戦後の障害福祉施策

- 身体障害者福祉法，知的障害者福祉法，精神保健及び精神障害者福祉に関する法律（精神保健福祉法），児童福祉法などに基づき，措置制度により行政機関が福祉サービスの利用先や内容などを決めていた．

■2 支援費制度

- 平成15年4月，障害のある人の自己決定に基づいて福祉サービスの利用ができる「支援費制度」が導入された．
- しかし，サービス利用者数の増大や財源問題，障害種別（身体障害，知的障害，精神障害）間の格差，サービス水準の地域間格差など，新たな課題が生じた．

3 障害者自立支援法

- 支援費制度の課題を解消するため，平成17年11月に**障害者自立支援法**が公布され，平成18年4月から新しい制度に移行した．
- それまで障害種別により異なっていたサービス体系を一元化するとともに，障害の状態を示す全国共通の尺度として**障害程度区分**（現在は**障害支援区分**という）が導入され，支給決定のプロセスの明確化・透明化が図られた．
- 安定的な財源確保のために，国が費用の2分の1を義務的に負担するしくみや，サービス量に応じた定率の利用者負担（応益負担）が導入された．
- 平成22年の制度改正で，利用者負担が抜本的に見直され，それまでの利用量に応じた1割を上限とした定率負担（応益負担）から，負担能力に応じたもの（応能負担）になり，平成24年4月から実施された．

4 障害者総合支援法

- 平成24年6月に公布された「地域社会における共生の実現に向けて新たな障害保健福祉施策を講ずるための関係法律の整備に関する法律」により，平成25年4月に「障害者自立支援法」は「障害者の日常生活及び社会生活を総合的に支援するための法律（**障害者総合支援法**）」となり，障害者の範囲に難病などが追加されたほか，障害者に対する支援の拡充などの改正が行われた．

2）障害者総合支援法の概要

1 目的・基本理念

- 目的規定において，「自立」という表現に代わり「基本的人権を享有する個人としての尊厳」と明記され，障害者総合支援法の目的の実現のため，障害福祉サービスによる支援に加えて，地域生活支援事業その他の必要な支援を総合的に行うこととなった．
- 平成23年7月に成立した障害者基本法の改正をふまえ，新たな基本理念が法律に規定された．

2 対象者

- **身体障害者福祉法**に規定されている身体障害者．
- **知的障害者福祉法**にいう知的障害者のうち18歳以上の者．
- **精神保健及び精神障害者福祉に関する法律**に規定されている精神障害者のうち18歳以上の者で，発達障害者支援法第2条第2項に規定する発達障害者を含み，知的障害者福祉法にいう知的障害者を除く．また，高次脳機能障害は，医師の診断書をもとに市区町村が精神障害者と認めた場合に対象となる．
- **児童福祉法**に規定されている障害児および精神障害者のうち18歳未満の者．
- 治療方法が確立していない疾病，その他の特殊の疾病（難病）であって，政令で定めるものによる障害の程度が厚生労働大臣が定める程度である者，かつ18歳以上である者．
- 障害者自立支援法では，支援の対象が身体障害者，知的障害者，精神障害者（発達障害者を含む）に限定されていたが，一定の難病の患者が対象として加えられた．一定の難病とは，「難治性疾患克服研究事業」の対象である130疾患と関節リウマチである．
- 難病の患者への福祉サービスについては，それまでは補助金事業として一部の市区町村での実施にとどまっていたが，障害者総合支援法の対象となることにより，すべての市区町村での実施が可能になった．

3 障害支援区分

- **障害支援区分**とは，障害者などの障害の多様な特性と，その他の心身の状態に応じて必要とされる標準的な支援の度合いを総合的に示すものとして厚生労働省令で定める区分で，区分1～区分6までの6段階（区分6の人が支援の必要度が高い）である．
- 障害者自立支援法施行時に導入された「障害程度区分」が障害の状態を適切に反映していないとの指摘をふまえ，障害者総合支援法施行時に障害の多様な特性とその他の心身の状態に応じて必要とされる標準的な支援の度合いを総合的に示すものとして「障害支援区分」へと変更された．
- 障害者の特性をふまえた判定が行われるよう，介護保険の要介護認定調査項目に，調理や買い物ができるかどうかなどのIADLに関する項目，多動やこだわりなど行動障害に関する項目，話がまとまらないなど精神面に関する項目を加えた計80項目の調査を行い，市区町村審査会での総合的な判定をふまえて市区町村が認定する．
- 同行援護の利用申請の場合は，さらに同行援護アセスメント票によるアセスメントを行う．ただし，身体介護を伴わない場合は，障害程度区分認定の必要はない．

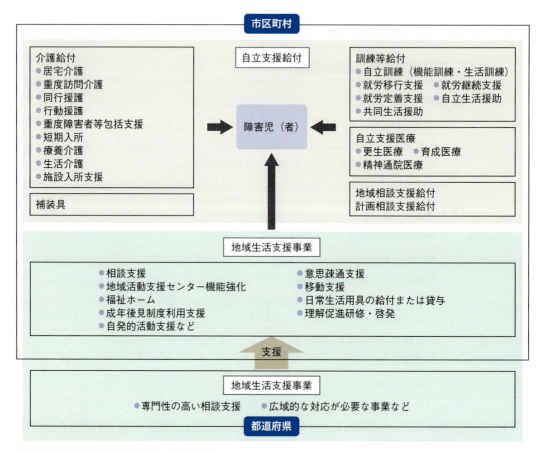

図5　障害者総合支援法のサービス体系
文献9をもとに作成．

4 サービス体系（図5）

- サービスは，障害児・者個々の障害程度や勘案すべき事項（社会活動や介護者，居住等の状況）をふまえ，個別に支給決定が行われる**自立支援給付**と，市区町村の創意工夫により，利用者の状況に応じて柔軟に実施できる**地域生活支援事業**に大別される．
- **障害福祉サービス**は，介護の支援を受ける場合には**介護給付**，訓練などの支援を受ける場合は**訓練等給付**に位置づけられ，それぞれ利用の際のプロセスが異なる．

3）自立支援給付

1 介護給付と訓練等給付

- **介護給付**によるサービスは，障害支援区分によってサービスの利用対象者が制限され，また報酬単価の設定が異なる．
- **訓練等給付**によるサービスは，障害支援区分による利用対象者の制限はないが，利用開始時年齢に制限のあるものがある．また，利用期間に期限のあるものがあり，必要に応じて支給決定の更新（延長）ができる．
- 入所施設のサービスは，**日中活動事業**と**居住支援事業**に分かれており，サービスの組合わせを選択できる．例えば，常時介護が必要な方は，日中活動の生活介護と，住まいの場として施設入所支援を組合わせて利用することができ，地域生活に移行した場合でも，日中は生活介護を利用し続けることが可能である（図6）．
- 障害福祉サービスに相当する介護保険サービスがある場合，基本的には介護保険サービスの利用が優先である．
  ただし，以下の場合は状況に応じて利用可能である．
  - 介護保険に相当するものがない障害福祉サービス固有のものと認められるもの〔同行援護，行動援護，自立訓練（生活訓練），就労移行支援，就労継続支援など〕
  - 要介護認定等を受けた結果，「非該当」と判定された場合など，介護保険サービスを利用できない場合
  - 利用可能な介護保険サービスの事業所・施設が身近にない，あっても利用定員に空きがないなど，介護保険サービスを利用することが困難と市区町村が認める場合

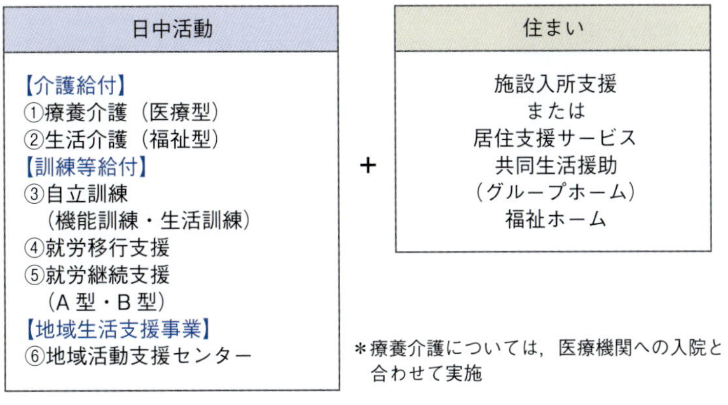

```
┌──────────────────────┐     ┌──────────────────────┐
│       日中活動        │     │        住まい        │
├──────────────────────┤     ├──────────────────────┤
│ 【介護給付】          │     │      施設入所支援     │
│ ①療養介護（医療型）    │     │         または        │
│ ②生活介護（福祉型）    │     │     居住支援サービス   │
│ 【訓練等給付】     ＋ │     │     共同生活援助      │
│ ③自立訓練            │     │     （グループホーム） │
│   （機能訓練・生活訓練）│     │       福祉ホーム      │
│ ④就労移行支援         │     └──────────────────────┘
│ ⑤就労継続支援         │
│   （A型・B型）        │     ＊療養介護については，医療機関への入院と
│ 【地域生活支援事業】    │       合わせて実施
│ ⑥地域活動支援センター  │
└──────────────────────┘
```

図6　日中活動と住まいの場の組み合わせ
文献10をもとに作成．

❷ 自立支援医療

- **自立支援医療**は，心身の障害を除去・軽減するための医療について，医療費の自己負担額を軽減する公費負担医療制度である[11]．
- 障害者自立支援法施行時に，精神保健福祉法に基づく精神通院医療，身体障害者福祉法に基づく更生医療，児童福祉法に基づく育成医療が一元化され，支給認定の手続きや利用者負担のしくみが共通となり，**指定医療機関制度**が導入された．
- 精神保健福祉法第5条に規定する統合失調症などの精神疾患を有する者で，通院による精神医療を継続的に要する者（**精神通院医療**），身体障害者福祉法に基づき身体障害者手帳の交付を受けた者で，その障害を除去・軽減する手術などの治療により確実に効果が期待できる18歳以上の者（**更生医療**），身体に障害を有する18歳未満の児童で，その障害を除去・軽減する手術等の治療により確実に効果が期待できる者（**育成医療**）が対象となる．
- 自己負担は，原則として**医療費の1割**であるが，世帯の所得水準等に応じて1カ月当たりの負担に上限額を設定するほか，経過的特例による軽減措置が設けられている．

❸ 補装具費の支給と日常生活用具の給付[12]

- 従来の補装具給付制度と日常生活用具給付等事業は，障害者自立支援法施行時に個別給付である「補装具費の支給」と，地域生活支援事業による「日常生活用具の給付」に再編された．
- 補装具費支給の利用者負担は定率負担（1割）であるが，所得に応じた一定の負担上限月額が設定されており，障害福祉サービスの利用者負担と合算し，高額障害福祉サービス費によ

表6 相談支援の種類と内容

基本相談支援		障害者・障害児などからの基本的な相談に応じ，適切な支援を行う．
地域相談支援	地域移行支援	障害者支援施設，精神科病院，児童福祉施設等を利用する18歳以上の者等を対象として，地域移行支援計画の作成，相談による不安解消，外出への同行支援，住居確保，関係機関との調整等を行う．
	地域定着支援	居宅において単身で生活している障害者等を対象に常時の連絡体制を確保し，緊急時には必要な支援を行う．
計画相談支援	サービス利用支援	障害福祉サービスなどの申請に係る支給決定前に，サービスなどの利用計画案を作成し，支給決定後に，サービス事業者などとの連絡調整等を行うとともに，サービス等利用計画の作成を行う．
	継続サービス利用支援	支給決定されたサービスなどの利用状況の検証（モニタリング）を行い，サービス事業者等との連絡調整等を行う．
障害児相談支援	障害児支援利用援助	障害児通所支援の申請に係る支給決定前に，障害児支援利用計画案を作成し，支給決定後に，サービス事業者などとの連絡調整等を行うとともに，障害児支援利用計画の作成を行う．
	継続障害児支援利用援助	支給決定されたサービスなどの利用状況の検証（モニタリング）を行い，サービス事業者等との連絡調整等を行う．

- る軽減措置の対象となる．
- 日常生活用具給付（貸与）の利用者負担は市区町村が決定する．
- 支給決定は，障害者または障害児の保護者からの申請に基づき，市区町村が行う．

4 相談支援（表6）

- 相談支援は，**特定相談支援**と**一般相談支援**に大別され，特定相談支援は基本相談支援と計画相談支援から，一般相談支援は基本相談支援と地域相談支援（地域移行支援，地域定着支援）からなる．
- 障害児が児童福祉法に基づく障害児通所支援を利用する場合は，障害児相談支援の対象となるが，障害者総合支援法に基づく訪問系サービスなどを利用する場合は，計画相談支援で対応する．

4）地域生活支援事業

1 地域生活支援事業とは

- 障害児・者が自立した日常生活または社会生活を営むことができるよう，地理的条件や社会資源の状況などの地域の特性や利用者の状況に応じ，柔軟な形態により事業を効果的・効率的に実施するものであり，地方分権の観点から地方が自主的に取り組むものである．
- 市町村（指定都市，中核市，特別区を含む）が行う**市町村地域生活支援事業**と，都道府県（指定都市，中核市に委託可能）が行う**都道府県地域生活支援事業**に分かれる．

2 市町村地域生活支援事業

- 必須事業，任意事業，障害支援区分認定等事務に分かれる[13]．

3 都道府県地域生活支援事業

- 必須事業，任意事業などに分かれる[14]．

5）障害児に対する福祉サービス[15]

1 障害児に対する福祉サービスの変遷

- 障害児を対象とした訪問・通所・短期入所サービスは，支援費制度の対象となり，その後，障害者自立支援法に基づくサービスに移行したが，入所サービスは措置制度のままであった．
- 平成22年に成立した「障がい者制度改革推進本部等における検討を踏まえて障害保健福祉施策を見直すまでの間において障害者等の地域生活を支援するための関係法律の整備に関する法律」により，障害児に対する通所・入所サービスについては，児童福祉法を基本とした新たな体系に改められた．

2 サービス体系

- 従来，障害種別ごとに分かれていた障害児の通所事業所や入所施設は，通所・入所の利用形態別に一元化され，**障害児通所支援**と**障害児入所支援**に大別された．
- 障害児通所支援は，**市区町村**が実施主体であり，児童発達支援，医療型児童発達支援，放課後等デイサービス，保育所等訪問支援が含まれる．
- 障害児入所支援は，**都道府県**が実施主体であり，福祉型障害児入所施設と医療型障害児入所施設に分かれる．
- 平成30年施行の改正法により，居宅訪問型児童発達支援が創設された．

6）自立支援協議会

❶ 自立支援協議会の役割
- **自立支援協議会**とは，関係機関が連携を図ることにより，地域における障害者などへの支援体制に関する情報を共有し，関係機関の連携の緊密化を図るとともに，地域の実情に応じた体制の整備について協議を行うものである．

❷ 自立支援協議会の構成
- 都道府県が設置する**都道府県自立支援協議会**と，市区町村が設置する**地域自立支援協議会**がある．
- 権利擁護，地域移行，退院促進，就労，子どもなどの課題別専門部会を設置している．

4 バリアフリー新法

1）「高齢者，障害者等の移動等の円滑化の促進に関する法律」の制定

❶ 背景
- 高齢者や障害者など，あらゆる人たちが社会活動に参加し，自己実現できるために，近年，建築物や交通機関などにおいて着実にバリアフリー化が進められてきたが，施設ごとにバリアフリー化が進められ，連続的なバリアフリー化が図られていない，ソフト面での対策が不十分といった課題があった．

❷ バリアフリー新法の制定
- 平成18年12月20日に「高齢者，障害者等の移動等の円滑化の促進に関する法律（**バリアフリー新法**）」が施行され，以前から対象となっていた建築物，公共交通機関，道路に加えて，路外駐車場，都市公園にもバリアフリー化基準（**移動等円滑化基準**）への適合が求められるようになった．
- バリアフリー新法は，駅や空港，バスといった公共交通機関を対象にした「高齢者，身体障害者等の公共交通機関を利用した移動の円滑化の促進に関する法律（**交通バリアフリー法**）」（平成12年 法律68号）と，大規模なビルやホテル，飲食店などを対象にした「高齢者，身体障害者等が円滑に利用できる特定建築物の建築の促進に関する法律（**ハートビル法**）」（平成6年 法律44号）を統合して内容を拡充したものである．

❸ バリアフリー新法の趣旨・目的
- 高齢者，障害者，妊婦，けが人などの移動や施設利用の利便性や安全性の向上を促進するために，公共交通機関，建築物，公共施設のバリアフリー化を推進するとともに，駅を中心とした地区や，高齢者，障害者などが利用する施設が集まった地区において，重点的かつ一体的バリアフリー化を推進する．
- バリアフリー化のためのソフト施策を充実させる．

❹ バリアフリー化の義務づけの内容
- 建築物，公共交通機関，道路，路外駐車場，都市公園を新設などする場合，それぞれバリアフリー化基準への適合が義務づけられ，既存施設においても基準適合への努力義務が課された．

●バリアフリー化の義務づけの対象と主な基準を表7に示す．

表7 建築物移動等円滑化基準・建築物移動等円滑化誘導基準

項目		建築物移動等 円滑化基準	建築物移動等 円滑化誘導基準
出入口	玄関出入口の幅	80 cm以上	120 cm以上
	居室などの出入口	80 cm以上	90 cm以上
廊下等	廊下幅	120 cm以上	180 cm以上
傾斜路	手すりの設置	片側	両側
	スロープ幅	120 cm以上	150 cm以上
	スロープ勾配	1/12以下	1/12以下 (屋外は1/15以下)
エレベーター	出入口の幅	80 cm以上	90 cm以上
	かごの奥行	135 cm以上	135 cm以上
	かごの幅（一定の建物の場合）	140 cm以上	160 cm以上
	乗降ロビー	150 cm角以上	180 cm角以上
トイレ	車いす使用者用便房の数	建物に1つ以上	各階ごとに原則2％以上
	オストメイト対応便房の数	建物に1つ以上	各階ごとに1つ以上
	低リップ小便器等の数	建物に1つ以上	各階ごとに1つ以上
ホテルや旅館の客室	車いす使用者用客室の数	1つ以上	原則2％以上
アプローチ	通路の幅	120 cm以上	180 cm以上
駐車場	車いす使用者用駐車施設の数	1つ以上	原則2％以上
	車いす使用者用駐車施設の幅	350 cm以上	350 cm以上
浴室等		共用の浴室やシャワー室を設ける場合には，1つ以上の浴室等を十分な広さとし，車いす使用者が使える仕様とする（建築物移動等円滑化誘導基準）．	
「案内表示」について		バリアフリー化されたエレベーターやトイレ，駐車場の付近には，見やすくわかりやすい表示が必要．これらの施設の配置がわかる案内板や案内所を設ける．	
案内設備に至る経路		道等から案内板や案内所に至る経路には，目の不自由な方が安全に通れるように視覚障害者誘導用ブロックを設置するか，音声による誘導装置を設ける．	
増改築の場合		増改築の部分とその部分に至る経路が基準の適用範囲となる．なお，増改築の範囲にかかわらず多数の者が利用する便所，駐車場等を設ける場合には，1つ以上を車いす使用者などが利用できるようにする．	
修繕等の場合		修繕等の部分とその部分に至る経路が基準の適用範囲となる．なお，修繕等の範囲にかかわらず多数の者が利用する便所，駐車場，浴室等を設ける場合には，1つ以上を車いす使用者などが利用できるようにする（建築物移動等円滑化誘導基準）．	

2) バリアフリーコンフリクト

❶ バリアフリーコンフリクトとは
- バリアフリー化が進む一方で，特定の障害のためのバリアフリー化が他の障害のある人や障害のない人にとっての新しいバリアとなることがある．例えば，点字ブロックにより，車いす利用者が移動しにくくなり，それに高齢者がつまずくこともある．また，段差の解消が白杖使用者の手がかりを奪うといったケースもある．

❷ バリアフリーコンフリクトが生じる背景
- これまで，高齢者や障害者，またさまざまな障害種別のそれぞれにおいてバリアフリー化の議論が進められてきた経緯があり，互いの議論の間で擦り合わせの機会は少なく，とりわけ障害のない人がそこにかかわることは難しく，さまざまな関係者の合意形成が不十分なままバリアフリー化が進んでいる．

❸ バリアフリー新法によるバリアフリーコンフリクトの解消
- 高齢者，障害者，妊婦，けが人などを対象としたバリアフリー化が一体的に推進されることで，個々に進められてきたバリアフリー化によるバリアフリーコンフリクトが解消されることが期待される．

5 地域における社会資源

1) 特別支援教育

❶ 特別支援教育とは
- 平成18年6月，「学校教育法等の一部を改正する法律」が成立し，平成19年4月から，特別支援教育が学校教育法に位置づけられ，すべての学校において，障害のある幼児・児童・生徒の支援をさらに充実していくこととなった[16]．
- これにより，従来の「特殊教育」が「特別支援教育」となり，幼児・児童・生徒の障害の重複化に対応した適切な教育を行うため，従来の「盲学校」「聾学校」「養護学校」から複数の障害種別を対象とすることができる「特別支援学校」に転換され，小・中学校における従来の「特殊学級」は「特別支援学級」に改称された．
- 市区町村には，教育委員会が適切な就学指導を行うため，障害別，障害の程度などに応じて教育学，医学，心理学などの観点から総合的な判断を行うための調査・審議機関である就学委員会が設置されている．
- 「障害者の権利に関する条約」に規定されたインクルーシブ教育（inclusive education system：包容する教育制度）の実現に向けて，教育のあり方が改めて問い直されている．

❷ 特別支援教育の概要
- **特別支援教育**とは，障害のある幼児・児童・生徒の自立や社会参加に向けた主体的な取組を支援するという視点に立ち，幼児・児童・生徒一人ひとりの教育的ニーズを把握し，そのもてる力を高め，生活や学習上の困難を改善または克服するため，適切な指導や必要な支援を行うものである．

- 障害の程度によって，特別支援学校，特別支援学級，通常の学級（通級による指導を受ける場合を含む）に分けられる．
- 通級による指導とは，小・中学校の通常の学級に在籍する，障害のある児童生徒に対して，ほとんどの授業を通常の学級で行いながら，週に1〜8時間，障害に基づく種々の困難の改善・克服に必要な特別の指導を特別の場で行う教育形態であり，対象とする障害は，**言語障害，自閉症，情緒障害，弱視，難聴，限局性学習障害，注意欠如多動性障害**などである．
- 子どもたち一人ひとりの実態に応じたきめ細かな指導を行うため，公立特別支援学校（小・中学部）の1学級あたりの人数は上限6人，特別支援学級（公立小・中学校）の1学級あたりの人数は上限8人と，少人数で学級が編成されている．

3 特別支援教育における理学療法士・作業療法士のかかわり

- 切れ目ない支援体制整備充実事業（平成30年度）において，特別支援学校のセンター的機能を充実させ，特別支援学校全体としての専門性を確保するとともに，特別支援学校以外の多様な学びの場における特別支援教育の体制を整備するため，外部専門家（理学療法士・作業療法士・言語聴覚士など）を配置・活用することとされている．

2）生活困窮者自立支援制度[17]

1 制度の理念

- 本制度は，生活保護に至っていない生活困窮者に対する**第2のセーフティネット**を全国的に拡充し，包括的な支援体系を創設するものである．
- 生活困窮者の自立と尊厳の確保を目標とし，生活困窮者支援を通じた地域づくりを行う．

2 制度の概要

- 全国の福祉事務所設置自治体が実施主体となって，官民協働による地域の支援体制を構築し，自立相談支援事業，住居確保給付金の支給，就労準備支援事業，一時生活支援事業，家計相談支援事業，学習支援事業その他生活困窮者の自立の促進に関し包括的な事業を実施する．
- 自立相談支援事業，住居確保給付金の支給は，必須事業として位置づけられているが，その他の事業は，地域の実情に応じて実施する任意事業とされている．

3 支援の対象者

- 主な対象者は，現在，生活保護を受給していないが，生活保護に至る可能性のある者で，自立が見込まれる者である．

4 支援の内容

自立相談支援事業

- 生活困窮者からの相談に早期かつ包括的に応じる相談窓口であり，生活困窮者の抱えている課題を適切に評価・分析（アセスメント）し，その課題をふまえた「自立支援計画」を作成する．また，関係機関との連絡調整や支援の実施状況の確認なども行う．

住居確保給付金の支給

- 離職などにより住居を失った者，または失うおそれの高い者に対し，就職活動をすることなどを条件に，一定期間，家賃相当額を支給する．生活の土台となる住居を整えたうえで，就職に向けた支援を行う（一定の資産収入に関する要件あり）．

就労準備支援事業
- 直ちに就労が困難な者に対し，6カ月から1年の間，プログラムに沿って，一般就労に向けた基礎能力を養いながら就労に向けた支援や就労機会の提供を行う（一定の資産収入に関する要件あり）．

家計相談支援事業
- 家計状況の「見える化」と根本的な課題を把握し，相談者が自ら家計を管理できるように，状況に応じた支援計画の作成，相談支援，関係機関へのつなぎ，必要に応じて貸付のあっせんなどを行い，早期の生活再生を支援する．

就労訓練事業
- 直ちに一般就労することが難しい者に対し，その人に合った作業機会を提供しながら，個別の就労支援プログラムに基づき，一般就労に向けた支援を中・長期的に実施する．

生活困窮世帯の子どもの学習支援
- 子どもの学習支援をはじめ，日常的な生活習慣，仲間と出会い活動ができる居場所づくり，進学に関する支援，高校進学者の中退防止に関する支援など，子どもと保護者の双方に必要な支援を行う．

一時生活支援事業
- 住居のない者，または住居形態が不安定な者に対し，一定期間，宿泊場所や衣食を提供する．退所後の生活に向けて，就労支援などの自立支援も行う（一定の資産収入に関する要件あり）．

6 地域包括ケアシステム

1）地域包括ケアシステムとは何か

1 地域包括ケアシステムとは

- 重度な要介護状態となっても，可能な限り住み慣れた地域で自分らしい暮らしを人生の最期まで続けることができるよう，住まい・医療・介護・予防・生活支援が一体的に提供される地域の包括的な支援・サービス提供体制である．
- 厚生労働省は，団塊の世代（約800万人）が後期高齢者となる2025年を目途に，高齢者の尊厳の保持と自立生活の支援の目的のもと，地域包括ケアシステムの構築を推進している．
- 総人口が横ばいで75歳以上の人口が急増する都市部，75歳以上の人口の増加は緩やかだが総人口は減少する町村部など，少子高齢化の進展状況には大きな地域差がある．地域包括ケアシステムは，保険者である市区町村や都道府県が，地域の自主性や主体性に基づき，地域の特性に応じてつくり上げていくことが必要である（表8）．

2 背景と経過

- わが国の65歳以上の人口は，3,000万人を超えており（国民の約4人に1人），2042年の約3,900万人でピークを迎え，その後も75歳以上の人口割合は増加し続けることが予想されている．
- 介護保険制度創設以降，サービス利用者は年々増加しており，団塊の世代（1947～1949年

表8 地域包括ケアシステムを満たすべき条件

- 医療が必要な高齢者や重度の要介護高齢者についても,可能な限り在宅で生活できるよう支えるしくみ
- 一人暮らし高齢者や,虚弱な長寿高齢者を在宅で支えるしくみ
- 長寿化に伴い,増加が見込まれる「認知症高齢者」を在宅で支えるしくみ
- 入院しても,円滑に退院が可能となるしくみ
- 在宅での看取りができるしくみ
- 利用者や家族のQOLの確保ができるしくみ

生まれ)の約800万人が75歳以上になる2025年以降は,高齢者の医療や介護の需要がさらに増加することは必至である.

- 平成17年の介護保険法改正で「地域包括ケアシステム」という用語がはじめて使われ,少子高齢化の進行が引き起こすと予想される問題を緩和するために,地域住民の介護や医療に関する相談窓口「地域包括支援センター」の創設が打ち出された.
- 平成23年の同法改正で,条文に「自治体が地域包括ケアシステム推進の義務を担う」と明記され,システム構築が義務化された(平成24年4月施行).
- 平成27年の同法改正で,地域包括ケアシステムの構築に向けた在宅医療と介護の連携推進,地域ケア会議の推進,新しい「介護予防・日常生活支援総合事業」の創設などがとり入れられた.

2) 地域包括ケアシステムの構成要素(図7)

1 住まいと住まい方

- 生活の基盤として必要な住まいが整備され,本人の希望と経済力に適った住まい方が確保されていることが地域包括ケアシステムの前提である.高齢者のプライバシーと尊厳が十分に守られた住環境が必要である.

2 生活支援・福祉サービス

- 心身の能力の低下,経済的理由,家族関係の変化があるなかでも尊厳ある生活が継続できるよう生活支援を行う.
- 生活支援には,食事の準備などサービス化できる支援から,近隣住民の声かけや見守りなどのインフォーマルな支援まで幅広く,担い手も多様である.

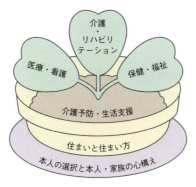

図7 地域包括ケアシステムの構成要素
文献18をもとに作成.

❸ 医療・介護・予防
- 個々人の抱える課題に合わせて「介護・リハビリテーション」「医療・看護」「保健・福祉」が専門職によって提供される（有機的に連携し，一体的に提供）．
- ケアマネジメントに基づき，必要に応じて生活支援と一体的に提供される．

❹ 本人の選択と本人・家族の心構え
- 単身・高齢者のみの世帯が主流になるなかで，在宅生活を選択することの意味を本人が理解し，本人および家族がそのための心構えをもつことが重要である．

3）4つの「助（自助・互助・共助・公助）」（図8）

❶ 自助（個人）
- 自分で自分を助けること．自分の力で住み慣れた地域で暮らすために，市場サービスを自ら購入したり，自らの健康に注意を払い介護予防活動に取り組んだり，健康維持のために検診を受けたり，病気のおそれがある際には受診を行うといった，自発的に自身の生活課題を解決する力．

❷ 互助（近隣）
- 家族・友人・クラブ活動仲間など，個人的な関係性をもつ人間同士が助け合い，それぞれが抱える生活課題をお互いが解決し合う力．
- 相互に支え合うという意味では「共助」と共通するが，費用負担が制度的に裏づけられていない自発的な支え合いであり，親しいお茶飲み仲間づくりや住民同士のちょっとした助け合い，自治会など地縁組織の活動，ボランティアグループによる生活支援，NPOなどによる有償ボランティアなど幅広いさまざまな形態が想定される．

❸ 共助（保険）
- 制度化された相互扶助のこと．医療，年金，介護保険，社会保険制度など被保険者による相互の負担で成り立つ．

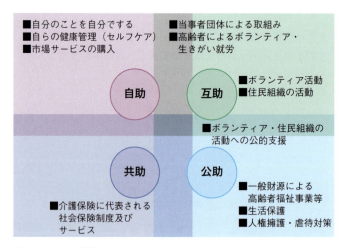

図8　4つの「助」
文献18をもとに作成．

4 公助（行政）

- 自助・互助・共助では対応できないこと（困窮など）に対して，最終的に必要な生活保障を行う社会福祉制度のこと．公による負担（税による負担）で成り立ち，自治体が実施する高齢者福祉事業のほか，生活困窮に対する生活保護，人権擁護，虐待対策などが該当する．

4）地域ケア会議

1 地域ケア会議とは

- 高齢者等個人に対する支援の充実と，それを支える社会基盤の整備とを同時に進めていく，地域包括ケアシステムの実現に向けた手法である．
- 地域包括ケアセンターなどが主催し，医療・介護分野の多職種が協働して高齢者等の個別課題の解決を図るとともに，介護支援専門員の自立支援に資するケアマネジメントの実践力を高める．
- 個別ケースの課題分析などを積み重ねることにより，地域に共通した課題を明確化し，共有された地域課題の解決に必要な資源開発や地域づくり，さらには介護保険事業計画などへの反映といった政策形成につなげる．

2 地域ケア会議の分類と機能

- 地域ケア会議は開催の目的・方法によって，主に個別事例の課題検討を行う地域ケア個別会議と，地域に必要な取り組みを明らかにして施策を立案・提言する地域ケア推進会議に大きく分かれる．
- 地域ケア会議には，①個別課題の解決，②地域包括支援ネットワークの構築，③地域課題の発見，④地域づくり・資源開発，⑤政策の形成という5つの機能がある[19]．

3 助言者としての理学療法士・作業療法士の役割

- 理学療法士は，主に基本的動作能力（立ち上がり，立位保持，歩行など）の回復や維持，悪化の防止の観点から助言を行う．
- 作業療法士は，主に応用的動作能力（食事，排泄など），社会的適応能力（地域活動への参加，就労など）の回復や維持，悪化の防止の観点から助言を行う．

5）地域共生社会の実現に向けて

1 地域共生社会とは

- 制度・分野ごとの『縦割り』や「支え手」「受け手」という関係を超えて，地域住民や地域の多様な主体が『わが事』として参画し，人と人，人と資源が世代や分野を超えて『丸ごと』つながることで，住民一人ひとりの暮らしと生きがい，地域をともに創っていく社会である．

2 背景

- 少子高齢化や核家族化の進行，人口減少，地域のつながりの希薄化など，地域社会を取り巻く環境の変化により，国民の抱える福祉ニーズが多様化・複雑化しているため，「新たな時代に対応した福祉の提供ビジョン」（平成27年6月）[20]により，高齢者施策による地域包括ケアシステムの構築，生活困窮者自立支援制度の創設などに加え，多様なニーズをすくい取る「全世代・全対象型地域包括支援体制」の構築をめざすことが示された．
- 「一億総活躍プラン・地域共生社会の実現」（平成28年6月）により，前述のビジョンを政

府として実行するため，育児，介護，障害，貧困，さらには育児と介護に同時に直面する家庭など，世帯全体の複合化・複雑化した課題を受け止めるための，市区町村における総合的な相談支援体制づくりを進めることとし，平成32年度から平成37年度を目処に全国展開を図ることとされた．

- 生活困窮者自立支援法の施行（平成27年4月）により，児童福祉，障害者福祉，介護保険等各種制度との連携による施策の実施を求める14通知が発出された．
- 児童福祉法の一部改正法施行（平成28年6月）により，医療的ケアを要する障害児に対する支援のため，保健，医療，福祉などの連絡調整を行うための体制整備について必要な措置を講ずるよう努めることとされた．
- 発達障害者支援法の一部改正法施行（平成28年8月）により，発達障害者の支援のため，総合的な相談に応じられるよう，関係機関等との有機的な連携のもとに必要な体制を整備するよう努めることとされた．

3 共生型サービス[21]

- 平成29年の障害者総合支援法等改正（地域包括ケア強化法）では，障害者が65歳になっても使い慣れた事業所においてサービスを利用しやすくする，地域の実情に合わせて（特に中山間地域など）限られた福祉人材を有効活用するという観点から，デイサービス，ホームヘルプサービス，ショートステイについて，高齢者や障害児・者がともに利用できる**共生型サービス**を介護保険，障害福祉それぞれに位置づけた．
- 法律上は，介護保険または障害福祉のいずれかの居宅サービスの指定を受けている事業所が，もう一方の制度の居宅・日中活動系サービスの指定を受けやすくする「（共生型）居宅・日中活動系サービスの指定の特例」を設けたものである．

文献

1) WAM NET：医療保険制度解説(http://www.wam.go.jp/content/wamnet/pcpub/iryo/handbook/system/)
2) 厚生労働省：我が国の医療保険の概要（https://www.mhlw.go.jp/file/06-Seisakujouhou-12400000-Hokenkyoku/0000172084.pdf）
3) WAM NET：利用までの流れ（http://www.wam.go.jp/content/wamnet/pcpub/iryo/handbook/flow/）
4) 厚生労働省：公的介護保険制度の現状と今後の役割 平成30年度（https://www.mhlw.go.jp/file/06-Seisakujouhou-12300000-Roukenkyoku/0000213177.pdf）
5) WAM NET：介護保険制度解説（http://www.wam.go.jp/content/wamnet/pcpub/kaigo/handbook/system/）
6) 厚生労働省：特定疾病の選定基準の考え方（https://www.mhlw.go.jp/topics/kaigo/nintei/gaiyo3.html）
7) 厚生労働省：要介護認定の仕組みと手順（https://www.mhlw.go.jp/file/05-Shingikai-11901000-Koyoukintoujidoukateikyoku-Soumuka/0000126240.pdf）
8) 厚生労働省：介護予防・日常生活支援総合事業ガイドライン（概要）(https://www.mhlw.go.jp/file/06-Seisakujouhou-12300000-Roukenkyoku/0000088276.pdf), P32
9) WAM NET：障害者福祉制度解説（http://www.wam.go.jp/content/wamnet/pcpub/syogai/handbook/system/）
10) 厚生労働省：サービスの体系（https://www.mhlw.go.jp/bunya/shougaihoken/service/taikei.html）
11) 厚生労働省：自立支援医療における利用者負担の基本的な枠組み（https://www.mhlw.go.jp/bunya/shougaihoken/jiritsu/dl/01.pdf）
12) 厚生労働省：補装具費支給の仕組み（https://www.mhlw.go.jp/stf/shingi/2r9852000002t9fj-att/2r9852000002t9ll_1.pdf）
13) 厚生労働省：平成30年度地域生活支援事業一覧（https://www.mhlw.go.jp/content/000330856.pdf）
14) 厚生労働省：平成30年度地域生活支援事業一覧（https://www.mhlw.go.jp/content/000330855.pdf）
15) WAM NET：利用までの流れ（http://www.wam.go.jp/content/wamnet/pcpub/syogai/handbook/flow/）
16) 文部科学省：教育関係職員の定員の状況について(http://www.soumu.go.jp/main_content/000497035.pdf), P14
17) 厚生労働省：新たな生活困窮者自立支援制度について（https://www.mhlw.go.jp/seisakunitsuite/bunya/hukushi_kaigo/seikatsuhogo/topics/dl/tp131218-01.pdf), P7

18) 地域包括ケア研究会,三菱UFJリサーチ＆コンサルティング：地域包括ケアシステムと地域マネジメント（http://www.murc.jp/uploads/2016/05/koukai_160509_c1.pdf）
19) 厚生労働省：地域ケア会議の概要（https://www.mhlw.go.jp/seisakunitsuite/bunya/hukushi_kaigo/kaigo_koureisha/chiiki-houkatsu/dl/link3-1.pdf），P2
20) 厚生労働省：新たな時代に対応した福祉の提供ビジョン（https://www.mhlw.go.jp/file/05-Shingikai-12201000-Shakaiengokyokushougaihokenfukushibu-Kikakuka/siryou1_11.pdf），3
21) 厚生労働省：平成30年度障害福祉サービス等報酬改定における主な改定内容（https://www.mhlw.go.jp/file/05-Shingikai-12201000-Shakaiengokyokushougaihokenfukushibu-Kikakuka/0000193396.pdf），P5

第3章 住環境と福祉用具

学習のポイント
- 高齢者や障害者にとって，住環境整備が必要な理由を学ぶ
- 住環境と福祉用具の関係を知り，総合的な適応について学ぶ
- 医療専門職として，住環境の評価や整備手法を学ぶ
- 生活や生きがいにつながる，住環境整備について考えることができる

1 住環境評価

1）優しく安全な環境づくり（バリアフリー）

- 障害者にやさしいだけではなく，ベビーカーに乗った小さな子どもを連れた親子連れや妊婦など，子どもから高齢者まであらゆる世代・場面にやさしい社会は，皆の理想である．
- 段差のような物理的なバリアと，心ない偏見や差別などの心のバリアは，いずれもわれわれ人間がつくり出してきたものである．それらのバリアをゼロにする「バリアフリー」の考え方・感じ方は，教育やつながりを通じて多くの人に広く浸透してきている．
- しかし今まで当たり前に思っていたものを失ってみてはじめて理解できることもあり，不便さや生き辛さは，当事者とすべて共有できているとは限らない．毎日くり返し行われる「たわいもない生活」や行動は，いつもそこにある**住環境**を基盤として成り立っている．
- 安全で快適な生活を支えるための住環境をつくるためにも住環境や福祉用具を知り，評価・記録し，整備手法を学習する必要がある．

2）安全を守るための分析（動作分析・事故分析・リスクマネジメント）

- 平成29年版高齢社会白書によると，60歳以上の高齢者において現在の住宅に「満足」「ある程度満足」している人は総数で76.3％（持ち家で78.1％，賃貸で56.6％）となっている．さらに，現在の住宅の不満なところは，「住宅が古くなったりいたんだりしている」が63.8％と最も多く，「住宅の構造や設備が使いにくい」（32.2％），「家賃，税金，住宅維持費等の経済的負担が重い」（24.8％）と続いている．
- 医療機関ネットワーク事業の参画医療機関から国民生活センターに提供された事故情報によると，65歳以上の高齢者が20歳以上65歳未満の人より住宅内での事故発生の割合が高い．事故の発生場所は，「居室」が45％と最も多く，「階段」18.7％，「台所・食堂」17.0％と続

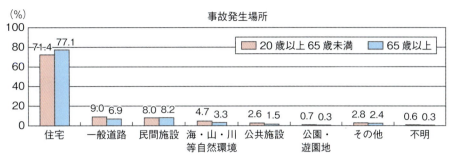

図1 高齢者の家庭内事故
文献1より引用.

いている（図1）[1]．

- 家庭内における主な不慮の事故の種類としては，不慮の窒息が31.3％と最も多く，転倒・転落20.1％，不慮の溺死および溺水19.1％，煙・火および火災10.6％と続く．事故原因別でみると，転倒による事故が46.6％と最も多く約半数を占めていた．加齢に伴う心身機能の低下により，環境面への配慮が重要であることがわかる．

3）ヒヤリハット事例

- テクノエイド協会ヒヤリハット事例情報から，住環境と福祉用具の活用のヒヤリハット事例が報告事例を少し修正した形で情報共有のため公開されている[2]．
- 歩行器で開き戸を開けようとしてバランスを崩したり（図2A），床材の種類が違うと歩行器のキャスターへの抵抗が変わりバランスを崩したり（図2B）と，実事例の報告から学ぶことが多くある．住環境と福祉用具の連携が重要である．

2 住環境整備

1）在宅における介護保険制度の利用

- 地域在宅における住環境整備には，**介護保険制度**を利用，または**障害者総合支援法**を利用することができる．制度を利用するには必要な手続きがある（図3）．

2）介護保険法における住宅改修

- 介護保険法における住宅改修適応内容として，①手すりの取り付け，②段差の解消，③滑り

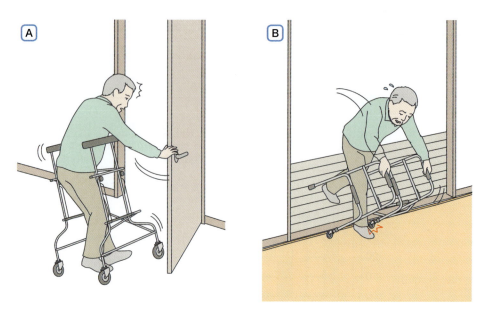

図2 ヒヤリハット事例
A）歩行器で開き戸を開けようとしてバランスを崩した事例.
B）床材の種類の違いによりバランスを崩した事例.

の防止および移動の円滑化のための床または通路などの材質の変更（例：畳→板製床材やビニル系への変更，滑るタイル→滑りにくい素材への変更など），④開き戸から引き戸などへの扉のとり換え（撤去含む），⑤和式便器から洋式便器などへの便器のとり換え（2015年4月の改正で，洋式便器の向きを変える改修も対象），⑥その他①〜⑤の住宅改修に付帯して必要となる住宅改修である．
- 20万円が限度で，1割負担となり，事前申請が必要である．

3）介護保険法における福祉用具の貸与・購入

- 介護保険法で提供される**福祉用具**は，利用者の状態の変化に対応できるよう**貸与（レンタル）**が基本である（図4）．介護度により利用制限はあるが，要支援・要介護1でも，医師などが必要と認めた場合は利用可能である．給付限度額の範囲で利用でき，指定事業者からのレンタルでないと対象とならない．ただし，複数回利用がふさわしくないもの（トイレなど）や，使うことによって形が変わるもの（消耗品）などは，購入対象になっている（図5）．
- 1年間（4月〜翌3月）で10万円が限度である．指定事業者からの購入でないと対象にならない．

4）在宅における住宅改修事例

- 介護保険における住宅改修例として，高頻度なものを図面に落とし込んでみた（図6）．
- 住宅改修と福祉用具貸与（レンタル）を組合わせて住環境を整備すると，安全を確保するだけではなく，当事者の自立度を高め，介護者の介護負担を軽減することができる．

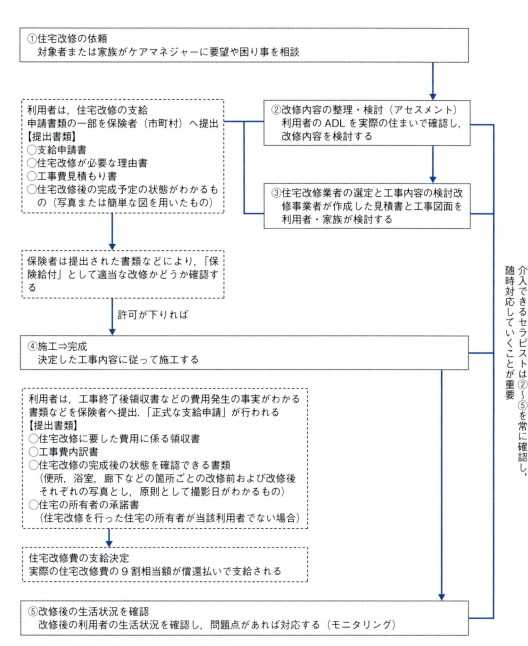

図3 介護保険法における住宅改修の流れ

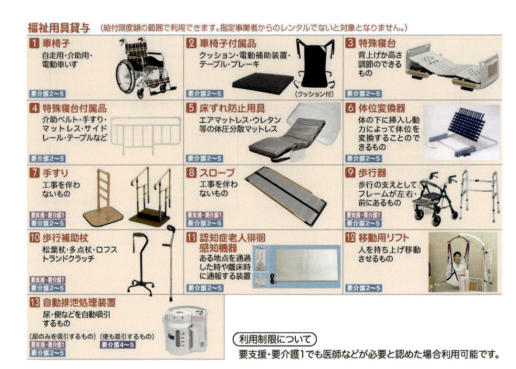

図4 福祉用具貸与の例
文献3より引用.

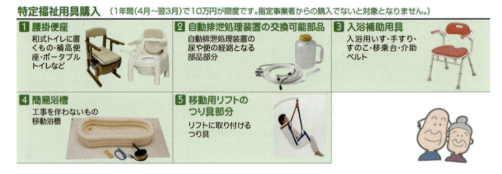

図5 特定福祉用具購入の例
文献3より引用.

3 住環境整備の手法

1）略式平面図

- 住環境評価として，利用者の身体機能やニーズなどを把握した後，住環境の現場にて計測などを実際に行う．現場ではフリーハンド（図7A）もしくは評価表に，簡易に必要事項を記入する．その後，略式平面図（図7B）に落とし込み，整備案（図7C）を検討する．
- 家屋評価として，①出入口（玄関など），②廊下・階段など通路，③トイレ，④風呂場・脱

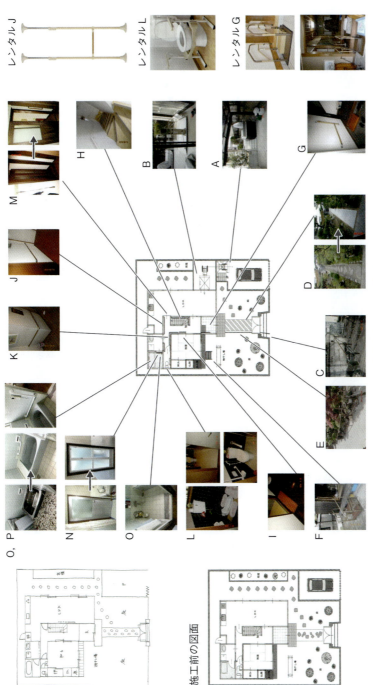

図6 在宅における住宅改修例

A：駐車場出入り口に段差解消機（昇降機）設置。B：家屋出入り口としてリビング掃き出し窓口に段差解消機（昇降機）設置。C：屋外門扉階段に屋外用手すり設置。D：門扉から玄関までの屋外通路段差解消（平坦化）。E：屋外通路に屋外用手すり設置。F：縁側掃き出し窓口に手すり付き階段ステップ設置。G：上がり框用ステップと手すり。H：階段用手すり。I：段差解消（ミニスロープ）。J、K：廊下用手すり。L：トイレ改修（和式から洋式、床材変更、扉変更、手すり設置）。M、N：扉の変更（開き戸から引き戸、折れ戸）。O、P：風呂場改修（段差解消、床材変更、グレーチング設置、手すり設置）。レンタルJ：突っ張る手すり。レンタルL：据え置き手すり。レンタルG：手すり付きステップ台

提供：ケアショップハル。

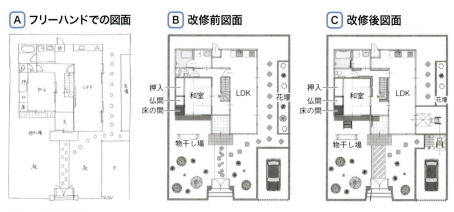

図7　略式平面図

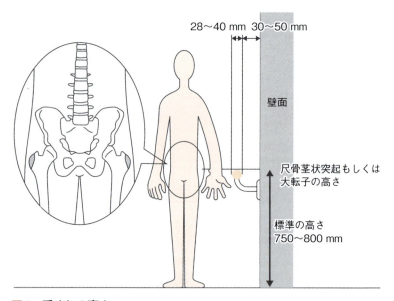

図8　手すりの高さ

衣所，洗面所，⑤居室・寝室周辺，⑥リビング・ダイニング，⑦屋外・庭などの項目に着目して，平面図に示す．畳1畳分を1モジュールとして設定し，1 cmマスの方眼用紙などに基準を明確にして記入するとよい．

- 扉幅・廊下幅・段差の寸法など平面図に記入する．福祉用具の活用などを考慮すると，建築的視点である柱から柱の中心幅を計測記入するのではなく，実用的な有効幅を計測する必要がある．
- 改修を実施する業者などと密に連携をとり，改修前後の図面を入手しておくとよい．

2）手すり・扉などの種類を知る

- 手すりは，杖の計測と同じく，**大腿骨大転子**もしくは**尺骨茎状突起**の高さを目安とする（図8）．ただし身体機能や疾患などにより個別性がある．太さや形状にも種類がある．
- 扉は，片開き扉・両開き扉・親子扉・片引き戸・引き違い戸・引き分け戸・折れ戸などの種

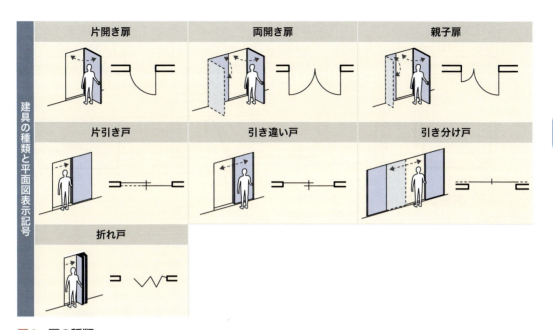

図9　扉の種類

文献4をもとに作成.

出入口一般		片引き戸		上げ下げ窓	
両開き扉		引き込み戸		両開き窓	
片開き扉		雨戸		片開き窓	
回転扉		網戸		引き違い窓	
自由扉		シャッター		格子付き窓	
折り畳み戸		両開き防火戸および防火壁		網窓	
伸縮間仕切り		窓一般		吹抜	
引き違い戸		はめ殺し窓，回転窓，滑り出し窓，突き出し窓（開閉方法を記入）		階段	

図10　図面用の記号

類がある（図9）.

- 扉など図面に記入する際は，記号を基本に記入するとよい（図10）.

3）入浴関連設備を知る

- 浴槽には，**和式**，**和洋折衷**，**洋式**がある．埋め込み形式には，**据え置き**，**半埋め込み**，**全埋め込み**などの種類がある（図11）．浴室には水切りを目的とした段差がつくられており，段差解消とともに，水切り目的のグレーチング設置などの配慮が必要である．浴槽移乗の際には，多様な形状の手すりがニーズに応じて選択される．また，埋め込み形態や浴槽の形状も

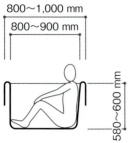
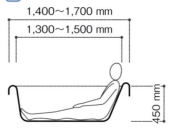
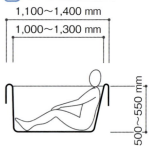

図11　浴槽の種類

文献5より引用.

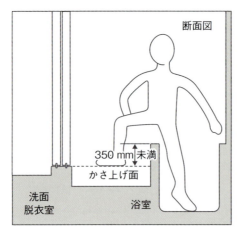

図12　浴槽の埋め込み状態と動作

文献5をもとに作成.

種類があり，段差調整によって浴槽移乗やまたぐ動作に弊害が生じる場合もあるので注意が必要である（図12）．

4）排泄関連設備を知る

- 便器には，**和式・鉄道型（両用式）・洋式**がある．排水には**ハイタンク・ロータンク・フラッシュバルブ式・くみとり式**などがある．便座のサイズや種類も多様にある．
- 手すりの種類も豊富であり，移乗動作時のみならず，排泄時の姿勢保持が行いやすいよう検討された手すりもある．介護保険対象の改修項目を利用するとよい（図13）．

5）段差解消関連設備を知る

- 日本は高温多湿であり，日本家屋は湿度対策として床を高くするため，玄関では靴を脱いで上がる和式の生活文化としての上がり框が設置されている（図14）．畳を敷くために通路との段差が生じるため，玄関や勝手口などの出入り口の段差解消とともに，和式生活にて生じる段差の解消が必要となる．屋内の通路から各部屋に至る床材の種類の差も重要であり，滑りや転倒に深く関係してくる．

6）コミュニケーションと環境制御関連設備を知る

- 重度身体機能障害者においては，介護者の介助量軽減は重要な視点である．自立から自律に

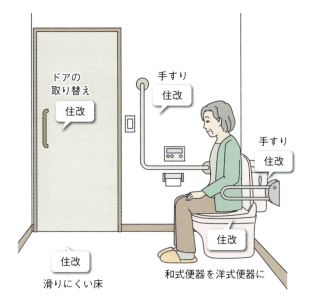

図13 トイレの改修
ウェルファン「住宅改修関連商品」冊子をもとに作成.

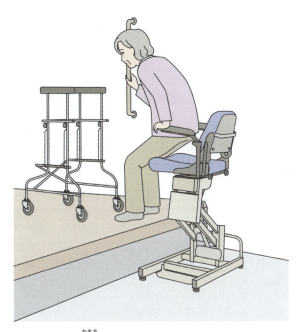

図14 上がり框(かまち)と段差昇降機

向けた環境制御が求められる．最近では，重度障害においても最先端技術の導入により，赤外線リモコンを利用した環境制御装置（図15）での生活必需品（電化製品）の操作をはじめ，重度障害者意思伝達装置などの操作が自身で行えるようになっており，住環境を自身で操作できる準備が整っている．環境制御装置を使用するうえでは，赤外線・ブルートゥース・無線などでの環境整備の知識が必要である．

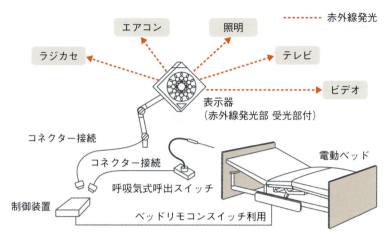

図15　環境制御装置

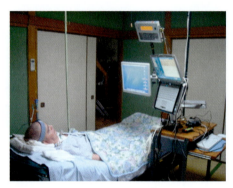

図16　コミュニケーション機器を駆使し，環境の制御を行っている筋萎縮性側索硬化症（ALS）事例

- 人工呼吸器を装着している重度身体機能障害の状態であっても，機器を介してさまざまな活動を行っている事例を紹介する（図16）．

7）QOL（趣味活動など）関連設備を知る

- 屋外・庭でのガーデニングなどの趣味活動では，通路の整備や器具・道具などの準備・工夫が大切である．就労・就学・趣味・生きがいなど，その人がしたい作業・その人にしてほしいと期待されている作業が遂行できるような環境整備が，生きる力をはぐくむことにつながるといえる．

4　福祉用具と住環境

1）車いす利用者の手の届く範囲

- 車いす利用者の手の届く範囲を知ることにより，生活用具の高さ・奥行などを検討することができる（図17）．矢状面・前額面におけるリーチから作業台の高さやコンセントスイッチの高さなどを検討する．

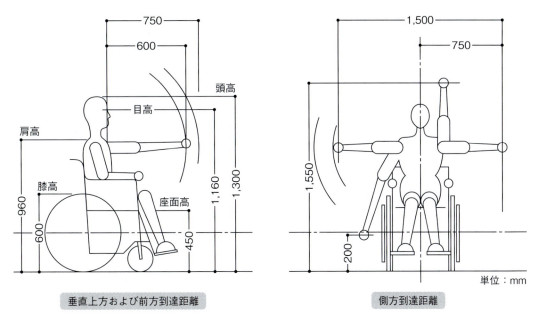

図17 車いす利用者の手の届く範囲
文献6をもとに作成.

	普通型車いす	リクライニング式車いす	普通型電動車いす	スクーター型電動車いす	リクライニング機能付電動車いす
全長 (cm)	75	115	100	120	110
全幅 (cm)	60	60	60	65	60
全高 (cm)	90	140	100	95	120
重量 (kg)	10〜14	20〜24	80	100	100〜150

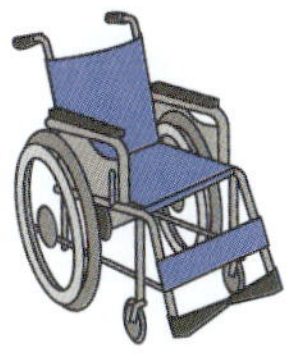

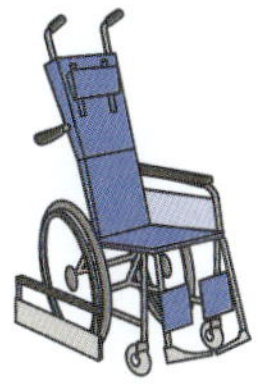

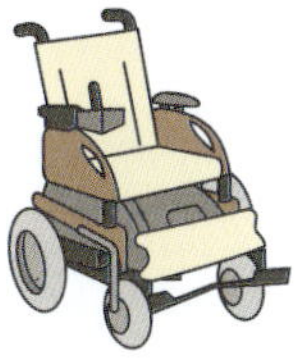

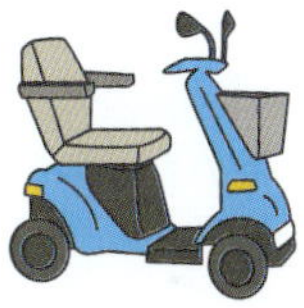

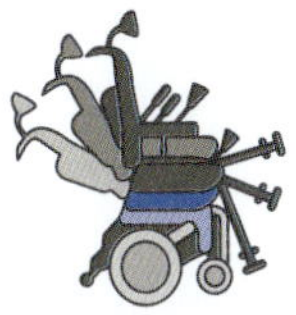

図18 車いすの種類とサイズの違い
文献7をもとに作成.

2) 車いすのサイズ

- 導入される車いすの種類やサイズを知ることにより,通路幅やコーナー角度,扉幅などを検討できる.個別に処方された高機能型車いすの場合など,特に大切である(図18).

3) 車いすに必要な住環境のポイント

- 車いすを自操して通過するのか,介助者に介助してもらい通過するのかは,通路や扉幅に大きく影響する(図19).

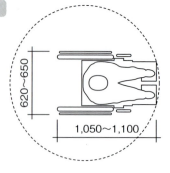
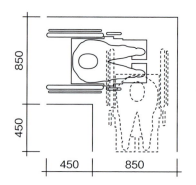

車いすの回転直径Φ＝1,500 mm　　　90°方向転換に必要な最小限寸法

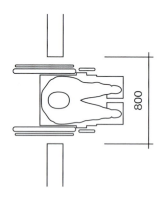
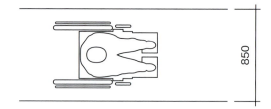

図19　車いす移動時に必要な幅員

- 段差の有無や，畳・フローリング・カーペットなどの床材質も，操作性に大きな影響を与える．

4) 杖・歩行器のサイズと住環境への配慮

- 杖の種類には，1本杖，多点杖があり，形状に特徴がある．1本杖のなかには**T字杖・松葉杖・アンダーアームクラッチ・ロフストランド杖**などがある．多点杖は3点・4点のほかサイズの違いがみられる．動作によっては杖を置く場所が必要である．多点杖では階段などの踏面につくことができるかといったスペースの確認も必要である．
- 歩行器は，固定式と交互型があり，キャスターがついている歩行車もある．
- 通過幅や回転幅などは用具のサイズを確認する必要がある．小さなキャスターの場合は段差を乗り越えることが困難な場合がある．
- また，通路はすれ違う余裕も必要な場合がある（図20）．

5) 福祉用具の貸与（レンタル）との組合わせ

- 住環境に影響を与える福祉用具として，段差解消機・リフト等も重要である．
- 固定式・据え置き式・床走行式などのリフトは，工事を伴うものから福祉用具レンタル対応まで多種多様にある（図21）．

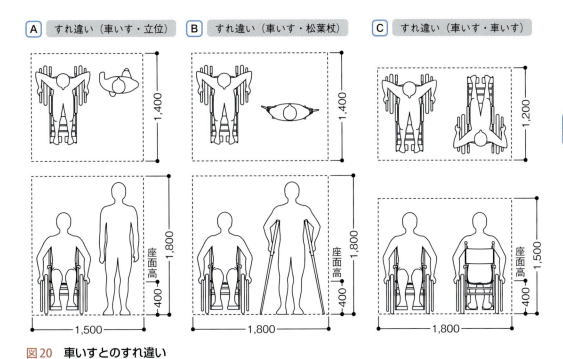

図20　車いすとのすれ違い

図21　リフト

5 ユニバーサルデザインと住環境

- ユニバーサルデザインとは，年齢・性別・国籍・身体などの個々の特性や能力に関係なく，すべての人が利用しやすいように，街や建物，製品や環境，サービスなど，社会全体を見直して改善していこうという考え方である．バリアフリーは，特定の対象者にすでにあるバリアを取り除こうとすることであるが，ユニバーサルデザインとは，はじめからすべての人にとって，利用しやすいように考えることである（第4章 3 も参照）．

1）ユニバーサル商品

- 誰にとっても利用しやすいように工夫がなされたものは，障害者に限らず便利に使用できる製品である（図22）．

A レバー式水道栓

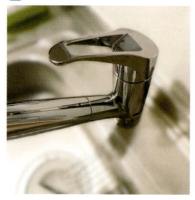

B 紙パック開け口の誘導

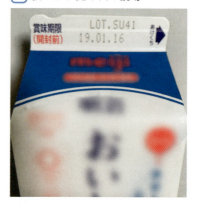

C アルコール飲料の印

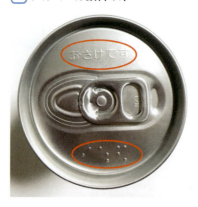

D ペットボトル中央のくぼみ

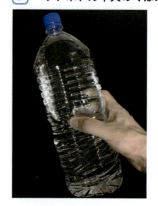

図22 ユニバーサルデザインの例

2）自助具

- 自助具には市販品と，作業療法士などが作成する手づくりの自助具などがある．
- 方法の変更や工夫などで，できる動作を可能にすることは，生活動線を増やし，有効に住環境を活用する機会を増やす（図23）．

3）町づくりのデザイン

- 個人のみならず，町づくりのデザインも重要である．

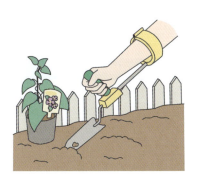
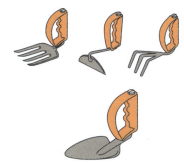

図23　ガーデニングのための自助具

文献

1）内閣府：平成29年版 高齢社会白書（http://www8.cao.go.jp/kourei/whitepaper/w-2017/zenbun/29pdf_index.html）
2）公益財団法人テクノエイド協会：福祉用具ヒヤリ・ハット情報（http://www.techno-aids.or.jp/hiyari/）
3）ウェルファン：福祉用具便利帖　Vol.35
4）「福祉住環境コーディネーター検定試験 2級公式テキスト 改訂3版」（東京商工会議所/編），東京商工会議所，2015
5）「OT・PTのための住環境整備論 第2版」（野村 歓，橋本美芽/著），三輪書店，2012
6）東陶機器：身体障碍者のための設備環境について，1977
7）国際福祉機器展：福祉機器選び方・使い方セミナー③自立支援編（https://www.hcr.or.jp/cms/wp-content/uploads/howto_2018_3.pdf）
8）「生活環境論 第6版」（木村哲彦/監，黒川幸雄，他/著），医歯薬出版，2010

実習課題：自宅を評価する

1）目的
- 身近な環境にどのような問題があるかを検討し，住宅改修の評価の流れを実践する．

2）方法
- 記号を使って自宅の略式平面図を書いてみよう（図10参照）．
- 住環境評価シートを用いて，自宅1階の図面を書いてみよう（1 cm×1 cmを90 cm×90 cmとし，畳1畳（2コマ）を1モジュールとして書いてみよう）．

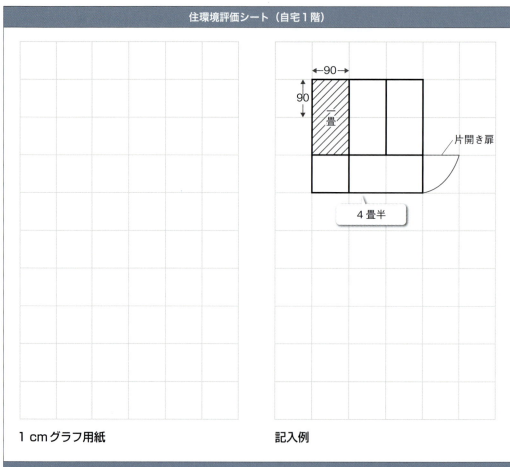

記入方法
- 出入り口，扉，窓などを記入する．
- 幅や奥行などの寸法を記入する．
- 段差を記入する．

第4章 地域におけるリスクマネジメント

学習のポイント

- 地域リハビリテーションにおけるリスクの種類について学ぶ
- 対象者の身体状況に関するリスクマネジメントについて学ぶ
- 対象者の生活環境に関するリスクマネジメントについて学ぶ
- リスクマネジメントにおけるバリアフリーとユニバーサルの相違点を学ぶ

本章では，地域におけるリスク（risk）とそのマネジメント（management）について解説する．なお，関連図書の翻訳表記などを参考に，「危険＝risk＝リスク」，および「管理＝management＝マネジメント」として論述する．また，理学療法士や作業療法士および言語聴覚士を「セラピスト」と総称する．

1 地域におけるリスクマネジメント

1）リスクマネジメントの概要

- 労働災害の分野で，「ハインリッヒ（Heinrich）の法則」という有名な法則がある．これは，1929年，アメリカの損害保険会社のハインリッヒが，労働災害の発生確率分析結果として発表したものである．
- 「1件の重大事故が発生した場合，その背後には29件の軽傷事故が発生しており，さらにその背後には300件の無傷事故（ニアミス，ヒヤッとしたこと，ハッとしたこと）が存在する」という法則である（図1）．
- **リスクマネジメント**とは，組織，会社，事業，個人をとりまくさまざまなリスクを予見し，そのリスクがもたらす損害を予防するための対策や，損害が発生した場合の事後処理や対応などを効果的，効率的に図り，事業の継続と発展を確保していく経営上の手法であると定義されている．
- 医療におけるリスクマネジメントの考え方は，1970年代のアメリカに誕生した．この頃のアメリカは，医療過誤訴訟の頻度が急激に上昇しはじめたことにより，同時に賠償金額自体も高額となった．そのため，保険会社は医療過誤損害賠償保険から撤退したり，大幅に掛金を上昇させたりした．
- 大幅な掛金の上昇により，医療機関は損害賠償保険に入ることが困難になり，医療を継続し

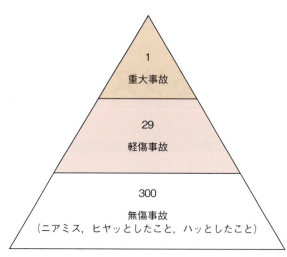

図1　ハインリッヒの法則

て提供することすら危うくなった．そこで，医療機関側は独自に行動を起こし，医療機関としての生き残り戦略を立てることが必要となった．この戦略が，リスクマネジメントである．

- 周到なリスクマネジメントの戦略をもっている医療機関は，**医療過誤損害賠償保険**の掛金が高額にならずに済む．すなわち，提供する医療安全レベルを向上させることで，医療に起因する種々の被害を防ぐことができるという理論である．
- 一方で，航空をはじめとする交通・運輸業界，クレーンなどの重機を取扱う土木業界，高所での作業を行う建築業界などもリスクマネジメントが有名である．こちらの方が，医療や福祉におけるものよりも先行して整備されている．
- これらの業界は，些細なミスや勘違いで，運転や作業に従事する労働者本人が命を落としたり，怪我をしたりする．このことから，必然的に「安全第一」の標語のもと，リスクマネジメントが発達した．
- 医療業界の労働者である医療従事者（医師・看護師・理学療法士・作業療法士・言語聴覚士など）は，些細なミスや勘違いによる支障や障害が生じても，労働者（医療従事者）本人が生命の危険や重傷を被るわけではない．被害者は，対象者（患者や利用者）である．このことが，前述した業界のリスクと医療におけるリスクの最大の相違点である（表1）．
- すなわち，医療業界のリスクマネジメントにおいては，「可能な限りミスや勘違いを発生させない」，「生命の危機や傷害の重大さを理解する」，「生じたトラブルや事故の原因究明，迅速丁寧な事後対応をする」などが，特徴としてあげられる．

表1　業界別のリスクマネジメントの相違点

		医療・福祉業界	土木・建築業界	交通・運輸業界
ミス・勘違いによる生命・身体的被害	労働者本人	×（医師，セラピストなど）	○（瓦職人，大工など）	○（操縦士，運転士など）
	対象者・依頼者	○（患者・利用者）	×（施主）	○（乗客）

○は，被害あり．×は，被害なし．

2）医療や福祉における「質保証」とリスクマネジメントの関係

- 医療や福祉における**質保証**（Quality Assurance）の考え方は，医療や福祉の行為において，その質を高め，保持するための技術であると表現できる．
- わが国の質保証は，産業界を中心に広がった概念である．一般的に「品質が向上すれば，リスクは低減する」と考えることができ，医療の質用語事典では，「消費者の要求する質が十分に満たされていることを保証するために，生産者が行う体系的活動」と定義している[1]．
- 近年になり，医療や福祉におけるリスクマネジメントと質保証は，めざす部分が一致していたり，内容が重複していたりすることから，両者は統合して考えられるようになっている．
- 医療や福祉における質保証は，高いレベルの医療を確保すること自体が直接の目的である．歴史的背景と語義に基づけば，損害賠償責任と全く関係のない医療や福祉レベルの向上活動である．対して，リスクマネジメントは，**損害賠償責任**を可能な限り回避し，紛争に関連した費用を軽減させる手段として医療レベルの維持を行うところにある．
- しかしながら，リスクマネジメントは，決して"法的責任を負わないぎりぎりのレベルでの医療や福祉を行っていればよい"という消極的な意味での戦略ではない．したがって，リスクマネジメントの中で損害賠償責任を回避するための積極的な取り組みの1つとして，質保証（医療レベルを向上させる）という活動が提案される．このような質保証の取り組みをとり入れたリスクマネジメントが，医療や福祉の現場では有効である．
- セラピストがかかわる質保証は，リハビリテーションの効果はもとより，対象者（患者）や家族に対する日ごろの態度までもが含まれる．対象者を危険にさらす各種の療法は存在してはならないし，対象者や家族が満足しない理学療法や作業療法は淘汰されるべきである．

3）リハビリテーションにおけるリスクマネジメントの概要

- 急速な医療の進歩により，理学療法や作業療法においても業務範囲は拡大している．それに伴い，多様なリスクに直面している．わが国のセラピストの多くは，医療機関に勤務しており，多種多様な疾患や障害をもつ対象者に対して，医学的リハビリテーションの業務を行っている．
- なかでも，運動療法を主体とした理学療法士が施行する業務は，虚弱な対象者に対して主として運動負荷というストレスを与える治療法であり，その治療効果はリスクと表裏一体をなすものである．
- 一方，工具や文具を使用する場面が多い作業療法は，各種工具などの取り扱いや収納場所に気を配り，使用時は常に注意する必要がある．通所施設であれば，施設の事情を考慮した収納場所のルールを考案し，在宅では家族を含めて包丁やはさみなどの収納場所のルールづくりも必要となる．
- セラピストは対象者の反応を最大限に引き出すため，リスクマネジメントを十分に行ったうえで治療にあたる必要がある．
- セラピストが対象者の能力を最大限に引き出そうとする行為は，治療行為のなかでも**インシデント**[※1]の境界線ぎりぎりの場面の連続である．つまり，日常の理学療法や作業療法における負荷は対象者の身体症状の変化を引き起こす可能性が高く，厳重な注意を必要とすることを指している．
- すなわち，治療にあたって大切なことは，確実なリスクマネジメントを含めた高いレベルの理学療法や作業療法を提供することによって，事故を予防（回避）するという戦略である．

表2 地域リハビリテーションにおけるリスク

分類	具体的なリスク
内部障害系	高血圧，狭心症，糖尿病，慢性呼吸不全，人工肛門，人工膀胱，胃瘻など
運動器障害系	屋内外での転倒，階段からの転落，ベッドからの転落など
精神心理系	認知症による記憶障害，見当識障害，理解・判断力の障害，不快感の表出，各種療法の介入の拒否（精神心理的ストレス）など
介護系	家族理解，家族の介護負担（人的問題，経済的問題），ケアマネジャーとの関係など
環境系	住環境（トイレ，浴室，玄関，階段），公共交通機関のバリアなど
その他	衣服，履物

これにより，結果的に生命の安全，傷害の回避，治療効果を期待できる．

- 表2は，地域において理学療法や作業療法を展開する際に，発生が予測されるリスクについて整理したものである．
- 日本リハビリテーション医学会に設置されているリハビリテーション医療における安全管理・推進のためのガイドライン策定委員会は，「リスクマネジメントとは，事象の発生防止だけでなく，発生時や発生後の一連の取り組みであり，医療の質の確保を通して組織を損失から守ることを目的とする取り組みである」と定義している[2]．
- 医療におけるリスクマネジメントは，「患者の安全と安心を確保することを目的として，医療現場における事故防止および安全管理を行うための事故防止，拡大防止することにより医療の質を確保できるという取り組みをいう」とされる[3]．
- 理学療法においては，「理学療法におけるリスク管理とは，危険管理と危機管理に分けられる」という解説もみられる[4]．作業療法においても同様と考えてよい．**危険管理**とは予測される危険を避けて，各種療法のプログラムを対象者に行うために必要な技術であり，**危機管理**とはすでに起きてしまった事故に対し，迅速に対処することであると理解して行動する．

>
> ※1 インシデント
> 実際の事故には至らなかったが，医療事故の可能性が高かった出来事のこと．例えば，歩行練習施行中の転倒や作業療法中の椅子からの転落が危惧された場面や全身状態の悪化の場面などが含まれる．

4）地域リハビリテーションにおけるリスクマネジメントの考え方

- 地域でのセラピストができるリスクマネジメントの一例としては，理学療法や作業療法施行前後の血圧や脈拍の測定，対象者の顔色を見るなどのバイタルサイン※2の把握があげられる．必要に応じて治療中もバイタルサインのチェックを行うことを励行すれば，対象者の変化を早く見つけることが可能であり，このような確認作業のくり返しが有効なリスクマネジメントになる．
- 地域での理学療法や作業療法におけるリスクマネジメントは，各医療機関や介護保険機関において行われる医療や介護にかかわる行為の安全のための全組織的活動と位置づけられる．セラピストが提供する各種療法の質を保証し，セラピストの行為（理学療法・作業療法・言

- 語聴覚療法）がもっている危険を減少させることが，結果として対象者への安全保障と組織が提供する各種療法の安全性を高めることとなる．
- 一般的に医療事故を防止するにあたっては，「人はミスを犯すものである」を前提とする．そのため，セラピストの個人レベルの対策とともに，所属全体の組織的な予防策を推進することによって事故を未然に防ぐことができる．対象者に対して安全な理学療法や作業療法を提供できる環境を整備することを目標とする．
- 安全な地域リハビリテーションを提供することの基盤には，現場で行われる理学療法や作業療法の行為の一つひとつに質の保証がなされていることが前提である．その質保証の積み重ねをもって，リスクマネジメントを構築する．
- 以上より，地域リハビリテーションにおけるリスクマネジメントとは，医療や介護を問わず，高い品質の理学療法や作業療法の提供によって，対象者を守ることを直接の目的とする取り組みであると定義できる．高い品質のリハビリテーションを提供することとは，「各種療法の効果が一定しており，事故やミスがない」ことを指す．その結果，セラピストの過誤が回避でき，医療機関や介護保険機関を損失から守ることにも通じるものである．

> **memo** ※2 バイタルサイン（生命徴候）
> 人間が生きている状態を示す1つの徴候，あるいは所見のこと．通常は，脈拍，呼吸数，体温，血圧を指す．

2 リスクマネジメントに必要な知識と技術

1）対象者（身体状況）に関するリスクマネジメント

❶ 対象者（身体状況）のリスクマネジメントの概要

- 地域リハビリテーションにおける対象者は，乳幼児〜高齢者といわれるように年齢幅が広い．まさに，「ゼロ歳から百歳まで」であり，求められるニーズも多様である．
- 地域におけるセラピストの仕事は，排痰や呼吸介助のように対象者の生命に直結することから，家屋改修や介護方法の相談のように対象者や家族の生活の質に及ぶものまでであり，求められる内容は多種多様である．
- 身体状況の改善に焦点をおいた場合のリスクは，対象者の苦痛や生命予後へ影響を及ぼすことも多いことから厳重な注意が必要である．表3に地域におけるセラピストが必要とする情報をまとめた．
- 「医療の基本はリスクマネジメントである」といわれるように，理学療法士や作業療法士の業務の多くは，リスクと表裏一体であり，そのマネジメントが以下の3つの点で求められるのである．

❷ バイタルサインの管理

- 第一に，対象者のバイタルサインの管理と運動負荷によるリスクマネジメントは，通院や通所（施設内）の業務であっても，訪問業務であっても，平素より徹底することが必須となる．この場合の運動負荷の解釈は，**通所リハビリテーション**の施設で，自転車エルゴメータを駆動させる場面から，**在宅での寝たきりの対象者**に介助座位を試行する場面までとされる．もちろん，椅座位での机上作業は，この範囲に含まれる．

表3　地域におけるセラピストが必要とする情報

必要とする情報
1）原疾患の発症機転，治療状況，重症度，予後
2）急性期病院，および回復期病院退院時の心身機能と運動負荷量
3）投薬の状況
4）対象者に関する特筆すべき点，家族状況などの付加情報
5）前ステージの担当セラピストの考えていたこと
6）その他

- 運動負荷は，対象者個人の回復段階によって，好適な時期に，適切な負荷量で使用すると効果が得られ，身体的改善を産出する．一方で，時期や量を誤ると，対象者に過分な負荷を強いることとなり，効果が期待できないばかりか，生命の安全を脅かす場合さえ生じることがある．
- したがって，対象者の身体機能の評価とその説明を行うことは，科学的根拠をもった医学的リハビリテーション（特に運動負荷）の提供に含まれている．

3 不測の事態への対処

- 第二に，丁寧，かつ厳重な注意を払っていても，理学療法や作業療法施行中における不測の事態は避けられないことがある．施設内で不測の事態が発生した際の対処には，しっかりとした連絡方法の確立が重要である．
- 回復期リハビリテーションを提供する医療機関では，セラピストの勤務人数も比較的多く，共通言語の存在や人員的な対応もあることから職種としての意思統一も得られやすい．具体的には，リハビリテーション室内に緊急事態が発生した際の手順を職員が目視できる場所へ貼付することや緊急コールの確認をすることが近年一般化してきた．
- 介護保険機関は，セラピストの勤務人数が少なく，**他職種（看護師，介護福祉士，ヘルパーなど）との協働**の職場が多いため，各施設の規模や機能に合わせて，具体的方法を考案することが望ましい．特に，介護保険施設では，医師の所在確認と連絡方法の明確化は必須である．
- 訪問業務では，セラピストが個別に業務を行っていることから，不測の事態発生の現場では，担当セラピスト自身が第一発見者となり，その後の陣頭指揮をとる立場にもなる．
- 特に，対象者の生命の危機に遭遇した場合の連絡体制は，必須かつ重要であるので，訪問セラピストと勤務先（訪問業務の提供機関）の責任者との申し合わせを綿密にしておき，主治医との連絡方法，手順書の確認（例：救急車要請の有無，家族の連絡順ほか）などを行っておく．
- 近年は，本人や家族が在宅での看取りを希望している（医療機関へ搬送しない）場合も散見される．その場合は救急車を要請しないことを意味するので，利用者本人と家族とともに訪問業務の提供機関の管理者を含めて，入念な事前確認を必要とする．

4 一次救命処置

- 第三に，不測の事態で対象者の生命予後を左右することは，**一次救命処置（Basic Life Support：BLS）**が迅速に，かつ正確に実施できるか否かにかかっている．特に，介護保険施設や訪問リハビリテーションが主なフィールドとなる地域の現場では，不測の事態に対応する

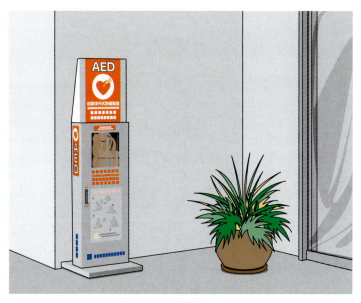

図2　マンションの玄関ロビーに設置されたAED

医師数が少ないため，一次救命処置の技術と知識を携えたセラピストが必要となる．

- ここでいう一次救命処置[5]は，あらゆる年代の傷病者に対する心肺蘇生（Cardiopulmonary Resuscitation：CPR）の方法，**自動体外式除細動器（Automated External Defibrillator：AED）**の使用法，窒息（異物による気道閉塞）の解除法を指している．
- 今後は，効果的な筋力増強や関節可動域拡大といったセラピストが習得すべき基本的な技術や知識の1つに，一次救命処置の知識と技術を含める必要がある．日本でも各地で，アメリカ心臓協会（American Heart Association：AHA）のコースに準拠したものが開催[6]されているので，受講することを推奨する．
- 近年では，マンションの共同スペースにAEDを設置しているところも散見される（図2）．リスクマネジメント環境因子にも列挙されるべき事項で，高齢社会を見据えた好適な取り組みといえる．

5 医療器具のリスクマネジメント

- **中心静脈栄養，胃瘻（いろう），膀胱留置カテーテル，気管カニューレ**などの医療器具を留置した状況での理学療法や作業療法の依頼も最近では多くみられるようになっている．
- 特に，訪問におけるセラピストの介入の多くは，身体運動（寝返り，起き上がり，端座位，立ち上がり，歩行など）を促す手技を一人で実施する．前述の器具に誤って触れて感染を起こしたり，ベッド柵や車いすに管類が引っかかり抜管事故を起こしたりといったアクシデントを発生させやすいため，注意が必要である．
- 図3は，膀胱留置カテーテルに関する注意事項を示したものである．同カテーテルを留置している対象者に体動を伴う理学療法や作業療法を実施する際には，引き抜き事故を起こさないために十分な確認や配慮が必要である．
- 気管切開は，①長期人工呼吸器管理中で，人工呼吸器からの離脱が困難な場合，②気管内分泌物が多く，気管内吸引を必要とする場合などに適応される気道確保の方法である．多くの場合は，気管カニューレを挿入することで保持される．

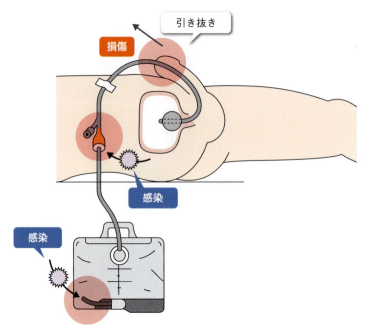

図3　膀胱留置カテーテルの管理
文献7をもとに作成.

- 気管カニューレの機能は「換気の維持」であり，管理は「挿入部の清潔」を念頭に使用されるべきである．長時間（期間）の使用により，分泌物がカニューレ内に付着し，感染の原因になるため定期的な交換が必要である．
- 理学療法士や作業療法士は，利用者に密着して対応する職種であるため，他職種よりも呼吸苦やカニューレの汚れを早期に発見できる．平素から感性を磨き，視野を広くしておく必要がある．
- 連続して長期間使用する人工呼吸器，在宅酸素療法で使用する酸素供給装置（酸素濃縮装置や液体酸素ボンベ）などの医療機器は，点検や保守を正しく実施し，機器の性能や機能を保持しなければならない．
- 特に，在宅で発生する機器トラブルなどの対応については，利用者本人・家族・医師・訪問するメディカルスタッフ・医療機器供給会社との間で，事前に取り決めを行っておくことが必須である．

2）環境のリスクマネジメント

■ 環境のリスクマネジメントの概要

- 地域においてセラピストが対応する疾患や障害には，完治しづらく，後遺症を抱えてその後の生活を送り，人生を全うすることとなるものも多く含まれている．
- 加齢に伴って身体機能や精神機能に低下をきたすことは，家庭生活における種々の障害や問題に発展する．これらを解決するリハビリテーションの手段は，対象疾患とその病期によって，個人因子に対するものから環境因子に対するものまで多岐に分類される．特に，家庭復帰の段階に到達した際には，**住環境整備**が有用な一手段となる．
- 対応すべき問題の多くには，対象者本人の問題，家族の問題，住居の問題，経済的な事情な

表4　住環境整備における重要度の順位

住環境整備の項目
1) トイレ（排泄関連機器）の環境
2) 居室環境
3) 廊下・玄関・階段などの生活動線環境
4) 浴室・洗面所の環境
5) その他

表5　認知症の代表的な症状と住環境整備でのリスクマネジメント

症状	対策
失禁	・防水性のある床材にして清潔を確保
夜間せん妄，不穏	・居室（寝室）は家族の気配が感じられる場所に配置 ・椅子や家具の配置にも配慮
徘徊	・転倒防止のための設備（手すり，照明の配慮） ・高所への鍵の取りつけ ・認知症老人徘徊感知器（福祉用具）の利用
不潔行為	・トイレ内の介助スペースの確保 ・汚物流し，ハンドシャワーの設置
火の不始末	・安全装置つき調理器具，煙感知器の設置 ・自動消火装置（ホームスプリンクラー）の設置

どのさまざまな要因が絡み合っている．どのケースの問題解決を試みる場合でも，その糸口は，高齢者や障害者の心身機能（障害像）の把握から開始する．この糸口を起点として，各ケースの住環境整備や**生活環境**の改善の戦略を具体的に立案する作業を行う（第3章参照）．

- 住環境整備の具体化は，障害の重症度や人的な介護環境に左右されることが多い．重要度の順位は表4を参考にするとよい．浴室環境の重要度が低いことは，介護保険の諸サービスを利用して自宅内外での入浴（訪問入浴や通所でのサービス）で代用できることを意味している．

- **認知症**の対応は，リスクマネジメントにおいても避けては通れない今日の社会的課題である．認知症の代表的な症状とそれに適応する住環境整備をリスクマネジメントの視点よりまとめた（表5）．問題解決の優先順位が，住環境整備に偏ったり，人的環境整備に偏ったりしないように，対象者や家族とともに，包括的に取り組む必要がある．

- 住環境整備の手段として，教科書的な数値[8]や公衆衛生学的な視点を活用することは必要なことであるが，最も重要なことは患者や利用者個人の生活を理解し，必要としていることの本質を見極めることである．そのためには，セラピスト自身が日ごろからヒト（老若男女）の暮らしのさまざまな場面に興味や関心をもって生活していることが重要である．

- また，対象者を中心にかかわっているチーム（組織）が，**住宅改修**や**福祉用具導入**の必要性を認識し，目標設定と諸情報を共有していることが大切である．

2 情報環境のリスクマネジメント

- 近年は，医療の高度化と複雑化に伴い，診療情報が多様化，ならびに増大化している．そのため，情報の管理には十分な配慮が必要である．

- セラピストは，個人情報の保護には留意し，業務を遂行しなければならない．特に，地域でのリハビリテーション業務に従事するセラピストは，医療機関に比較して，いっそう，対象者と家族に近く，リアルタイムで情報を入手できることから，その取り扱いには十分な注意が必要である．
- 対象者ごとの病状や進行状況によっても個別性が高く，運動負荷量やその他のリスクファクターを個人情報として管理する必要がある．
- 一方で，理学療法や作業療法の質的向上が求められる現代社会においては，リアルタイムでの情報の発信や診療情報の共有化は必須の条件である．そのため，地域リハビリテーションの現場では，情報管理業務に苦労している現状もある．
- 訪問リハビリテーション業務では，不測の事態や病態変化の主治医への報告義務や病状検証の際には，経時的な訪問記録やX線画像，MRI画像が必要となる．しかし，従来の紙媒体の訪問記録では重量や体積のため携行は不可能であることも浮上してきた．
- 潜在的にリスクファクターをもっているような対象者の状態変化は，直接の理学療法や作業療法の実施中以外（例えば，運動療法終了後の居室のベッド上）でも起こることが想定される．そのような事故を避けるためには，**チーム内での連絡体制整備**による**情報共有が重要な方法**となる．
- 近年では，それらを解決するために，モバイル端末を利用した携帯可能な電子カルテの導入例もみられている．
- 特に，運動負荷というストレスを与えることが多い，実際のリハビリテーションの現場では，施行時に把握した情報や状態変化を有益な情報として医療や介護の関係者で共有したい．

3 屋内における転倒予防のリスクマネジメントの概要

- 屋内では，転倒に対する配慮が重要である．
- **高齢者**や**下肢運動機能障害**の主なものに，股関節や膝関節の関節可動域の狭小化があげられる．加えて，中枢神経系の機能低下により立位バランスの不全が顕著となるため，前かがみ姿勢での屋内移動を行う傾向がみられる．
- つまずいたり，階段を踏み外したりといったエピソードで，転倒や転落が発生する．打撲程度で済めばよいが，骨折することもしばしばみられ，手術適応となる重症例も発生することから注意が必要である．
- 高齢者や下肢運動機能障害者は，歩行能力の獲得レベル，特に重心の上下移動を伴うADLの可否が重要となる．歩行能力の獲得レベルは，ADLにおいて可能なことと不可能なことの分別に大きく影響を及ぼす．具体的には，屋外歩行レベル，屋内歩行レベル，車いす移動レベル，寝たきりレベルに大別して検討し，多くは残存機能を生かした住環境整備を実施することとなる．
- 一方，**重心の上下移動を伴うADL**とは，段差のある玄関で靴を脱いで「屋内に上がる」，浴室で「浴槽に浸かる」，トイレで「便座に座る（便座から立つ）」といったものである．歩行能力の獲得に執着してしまうことに注意を払いながら，個別のADLの評価をしっかりと行って，対象者とその家族の同意を得た住環境整備が望まれる．
- 高齢者や下肢運動機能障害者の住環境整備の場所は，**玄関，浴室，トイレ**などの**室内段差の解消**を中心に，**住宅改修と福祉用具の有機的な組み合わせ**で進められるべきである．それにより屋内移動・起居・入浴・排泄の各活動が容易に，かつ安全に遂行できるようにする．
- 居室を中心として，廊下，浴室，トイレ，玄関などに手すり設置や滑りにくい床材などを配

し，具体的な環境整備を実施する．

- 通常，**廊下**に**手すり**を設置する場合，床面から750〜800 mm程度に設置される（第3章図8参照）．セラピストは，対象者の歩行能力や生活パターンなどを入念に分析し，画一的な手すりの設置とならないように注意する．
- 特に，在宅で展開する理学療法や作業療法には，対象者本人の療養におけるリスクマネジメントに加えて，家族の生活への支障や経済的負担などを含めた包括的な対応が必要である．このことこそが，地域リハビリテーションにおけるリスクマネジメントである．

4 階段設備のリスクマネジメント

- 上下の重心移動となる階段昇降は，転倒事故に大きくつながる基本的動作であるため，**階段**には**手すりの設置**が重要である．
- 階段に手すりを設置する場合の高さの決め方は，廊下の手すりの高さの決め方に準じる．利用者は，上り動作と下り動作の両方を利き手で把持することが望ましい．
- 図4Aは，戸建て住宅の階段の手すり，図4Bは，マンションの廊下の手すりである．住宅によっては手すりの設置に伴って階段幅の狭小化が起こり，家族の使用に支障が生じることもあるので，事前の調査が必要である．
- 住宅内での事故の上位を占める階段からの転倒・転落事故を防止するには，踏面の狭い勾配のきつい階段，回り階段，**踊り場**のない一直線の階段は避け，可能な限り緩やかな勾配にすることが大切である．
- 踏面の段鼻には，滑り止め（ノンスリップ）が突出しないように平坦に取りつける．カーペットを敷く場合には，踏面のカーペットがずれないように強固に固定（接着）する細やかな配慮が必要である．
- 居住者（高齢者や障害者）側の対策として，階段の昇降にはスリッパを履かないように心掛けたり，ロングスカートの裾を踏まないように気をつけたりするなどの丁寧な配慮や注意喚

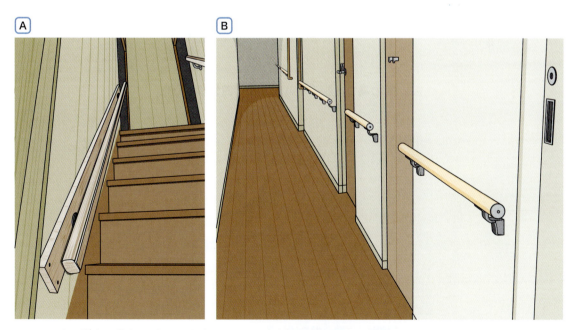

図4 戸建て住宅の階段の手すり（A）とマンションの廊下の手すり（B）

起が必要である．

回り階段の場合のリスクと対策

- 高齢者や障害者が利用する階段は，**踊り場のある，勾配が緩やかな形状**が好ましい（図5A）．踊り場があれば，平坦な踊り場での休憩，身体の方向転換もできる．また，転落事故となった場合も，踊り場により一気に階下まで落下しないため，大けがの危険性を減少できる．
- 従来の回り階段（図5B）では，回り部分が180°均等6ツ割となる階段である．回り部分の中途半端な広さが生じてしまう．その部分で身体の方向転換と昇降動作を同時に行うこととなるため危険である．

直線階段のリスクと対策

- 直線階段は，昇降のリズムは同じであり，方向転換も必要ないため，昇降しやすい．ただし，万一にも転落した場合は，一気に階下まで落下してしまうこととなるため，重傷となることが多い．
- **直線階段**では，**途中に踊り場を設けて**，転倒したときの転落落差をできるだけ少なくする設計とすることが望ましい（図6）．

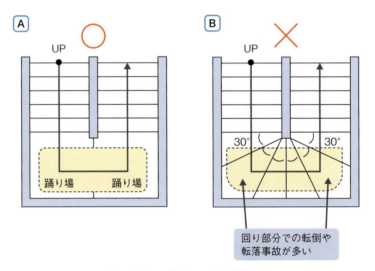

図5 踊り場つき階段（A）と従来の回り階段（B）

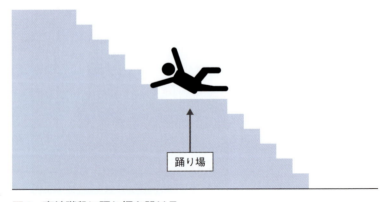

図6 直線階段に踊り場を設ける

照明のリスクと対策

- 階段や廊下の照明は，高齢者の視力低下に対応するため，明るくする．階段の照明のスイッチは，階上と階下のいずれでも点灯と消灯ができる「三路スイッチ」を採用することが望ましい．
- 足をかける踏面に陰影がつかないように足元灯などを設置することは有益である．**足元灯**の点灯には，**熱感式人感センサーつき自動スイッチ**の採用が有効である．

5 上下階移動に伴う住環境整備のリスクマネジメント

- 下肢運動機能の低下や耐久性の低下などにより，上下階の昇降が困難な場合には，生活空間を１つの階にまとめることが理想的である．しかし，主に都市部にみられる住宅店舗併用型住宅や狭小住宅地による３階建て住宅のように１階部分に居住空間をまとめることができない場合には，上下階を行き来する方法を確保することが必要となる．このような場合，階段昇降機や住宅用エレベーターの設置が対象者に適した方法であり，屋内での転倒や転落に対するリスクマネジメントとなる．
- **階段昇降機**は，階段幅75 cm以上の直線階段から曲線階段，傾斜角度０〜51°，階段の内回りや外回りなどに対応し，上層階で90°回転できるので安楽に乗降できるようになっている．
- しかし，使用しない家族にとっては不要の物品になるため，近年では，要介護者が階段昇降機を使用しなくなった場合のことも考えられはじめている．施工費用も低価格でないことから，各家庭にレンタルにて階段昇降機を設置できる方法も提案されている．
- **住宅用エレベーター**は，上下階移動の利便性を高め，使用者の生活空間を広げることができ，その用途を個人の住宅に限定したものである．
- **定員は２〜３人乗りの小型**であること，使用者が限定されていること，公共用エレベーターと比較して使用頻度が低いことなどから，仕様や設置基準が緩和されている．
- 停電時にはバッテリーでカゴを最寄り階，もしくは最下階に移動させるようなリスクマネジメントも付帯している．
- 階段昇降に関していえば，住宅用エレベーターは安全であるとはいえ，設置費用が他の手段に比較して高額であるため，家族や工事業者との十分な検討が必要である．

6 屋外で施行する理学療法や作業療法でのリスクマネジメント

- 通所リハビリテーション施設での勤務や訪問リハビリテーション業務に携わる場合，施設の屋外や自宅周辺での屋外歩行，車いす散歩も経験する．その際の不測の事態に対してのリスクマネジメントは，簡便なことから開始する．
- セラピストは，屋外への出発前にバイタルサインのチェックを行い，屋外での歩行練習や車いす座位に耐性があるか否かを確認する．
- セラピストは，対象者が使用する**杖の高さ調整**，**歩行器（シルバーカー）**，**車いすのブレーキ**や**制動装置のチェック**を行う．
- 屋外（医療機関や介護保険施設等の敷地内を含む）へ出る際には，必ず**携帯電話**を携行する．歩行練習途中での転倒や気分不良の際に施設（この場合は，リハビリテーション部門の受付や部門長など）への連絡や救急車の要請に使用するためである．
- 屋外歩行練習を含め，セラピストが部門（室）から離室する際は，場所と目的を明確にするという一手間が重要である．１人のスタッフとしての所在を明らかにしておくことも組織でのリスクマネジメントであり，役職者であればなおさらである．スタッフが多い場合は，専用の掲示板をつくっておくとよい．

3 リスクマネジメントからみたバリアフリーとユニバーサルデザイン

- バリアフリーとユニバーサルデザインは，発案されたきっかけや背景は大きく違うが，事業や整備がよく似ているためしばしば混同されて用いられる．バリアフリーとユニバーサルデザインの違いについて解説する（表6）．
- バリアフリーは，障害者・高齢者などの生活弱者のために，「生活に障害となる物理的な障壁の削除を行う」という過去の反省に立った考え方で進化したものである．
- ユニバーサルデザインは，1980年代のアメリカで，自身も車いす使用者であったメイス（Mace）が，バリアフリー対応設備の「障害者だけの特別扱い」に嫌悪感を抱いたことを発端に発明された．その後，最初からすべての人に使用しやすいものをつくる設計手法として進化したものである．
- 建物玄関前の階段を例にあげて考えてみよう（図7）．玄関前にある階段（図7A）に後から補完的にスロープ（図7B）を取りつけるのはバリアフリーの考え方である．一方，ユニバーサルデザインの考え方では，建築の立案時点から階段（図7A）とスロープ（図7B）の両方の設置を考え，障害の有無や程度に応じて，設計施工し，どちらでも自由に使用できるようにする．

表6 バリアフリーとユニバーサルデザインの比較

種類	思想・発想	普及スタイル	対象者
バリアフリー	高齢者や障害者の住みやすい街へ変化させる	公共施設などの計画に規制することによって普及【行政指導型】	高齢者，障害者など
ユニバーサルデザイン	多くの人に使いやすいデザインである	社会にとって良いものとして褒めて推奨【民間主導型】	すべての人

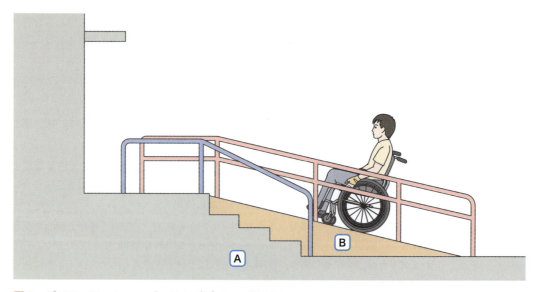

図7 バリアフリーとユニバーサルデザインの概念図

- しかし，驚くことに完成したものは過程こそ違っているが，同じデザインとなることもしばしばである．これが両者を混同しやすい理由となっているのかもしれない．
- バリアフリーは，障害者・高齢者などに配慮されて策定しているが，ユニバーサルデザインは，個人差や国籍の違いなどにも配慮しており，すべての人が対象とされている．
- 普及の方法は，バリアフリーは法律などで規制することで普及させる「行政指導型」であるのに対し，ユニバーサルデザインは，良いものを褒めて推奨する「民間主導型」というように異なっている．
- ここで重要なことは，まずは両者がいずれの方法でも対象者のために役立っているかということである．
- 対象者のために役立っているのであれば，その方法が対象者の精神心理面に負担をかけていないか，かつ社会的環境において円滑な考え方であるかという吟味をする．例えば，ある方法が，障害者・高齢者などの生活弱者にとって，精神心理面の負担になっているならば，方法を考え直すべきである．この思考と対応が，リスクマネジメントといえる．
- **バリアフリーの理論**と方法は，結論に直結的で明快な解答を得やすいが，物理的な障壁の削除という理論から脱することができず，対象者が心理的に負担を強いられることがある．
- 一方，**ユニバーサルデザインの理論**の使用は，社会的環境には好適な結果が期待でき，自然環境にも配慮する結果が期待できる．しかし，試行錯誤は否めず，時間（期間）がかかることから，得られる結果はバリアフリーよりも長期的展望に立たざるを得ないという欠点がある．
- 図8に示すように，ある対象者が健常な時期や少々の障害があっても，階段を使用できるならば使用する．重症化や加齢によって階段を使用できなくなれば，スロープを利用する．環境を整備するセラピストは，どのタイミングでスロープの利用に転向するのかを対象者の身心機能から生活環境へと視点をシフトさせていく．その際，病歴，住環境，家族環境，介護状況などの諸条件によって検討する．
- そのためには，セラピスト自身が，日ごろから多様な事柄に興味や関心をもって，多くの情報を集めて日々を過ごしておくことが重要である．このことこそが，地域において各種業務を行うセラピストが備えておくべきリスクマネジメントであろう．

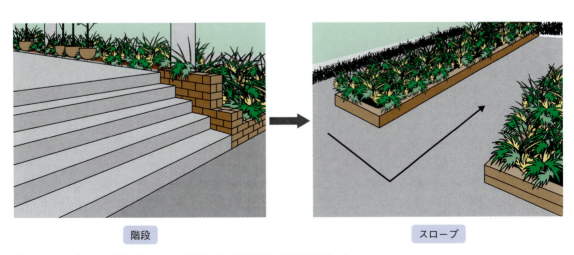

図8　セラピストの視点をシフトする（心身機能から生活環境へ）

■ 文献

1）「医療の質用語事典」（飯田修平，他/監，医療の質用語事典編集委員会/編著），日本規格協会，2005
2）「リハビリテーション医療における安全管理・推進のためのガイドライン 第2版」（公益社団法人日本リハビリテーション医学会 リハビリテーション医療における安全管理・推進のためのガイドライン策定委員会/編），診断と治療社，2018
3）「南山堂医学大辞典 第19版」，南山堂，2006
4）「理学療法学事典」（奈良勲/監，内山靖/編），医学書院，2006
5）「BLSヘルスケアプロバイダー受講者マニュアル AHAガイドライン2010準拠」(American Heart Association/著)，シナジー，2011
6）日本ACLS協会ホームページ（https://www.acls.jp/public/dispatcher.php?c=Top）
7）田中純子：よくわかる 排泄障害に強くなる！コンチネンスケア12の疑問（6）排尿のコンチネンスケア 尿道カテーテル管理の指導．月刊ナーシング，26：86-91，2006
8）「福祉住環境コーディネーター検定試験2級公式テキスト」（東京商工会議所/編），東京商工会議所，2015

実習課題：地域マップづくり

1）目的

- 地域リハビリテーション学を学習するにあたって，**地域事情を把握**することは基本事項であり，かつ重要なことである．地域理学療法学や地域作業療法学は，地域住民の日常生活と切り離して考えることはできない．地域の地形，交通網，人口動態，文化圏，経済状況などを把握することは，地域住民の日常生活を知るうえで有利となることが多い．

2）方法

- 学生が取り組む具体的な課題は，国土地理院発行の地形図を用いた「地域マップ」の作成が好適である（図）．
- 公的機関（都道府県や市町村の担当部局が公開している冊子やホームページなど）からデータ（例えば，医療機関，介護保険の各種施設，災害避難所などの所在地の一覧表）を入手し，その位置を地形図に落としていく．その際，どこで何を探索すれば自分たちがほしいデータを入手できるのかが，すでに課題に含められていたほうが興味深い作業となる．
- 主要駅から市役所まで，主要駅から市民病院までといった道のりに存在するバリア（歩道と車道の危険な段差，車いす自力走行の可否にかかわる勾配など）を調査し，それを**地域マップ**にプロットしていく方法も興味深く，より地域の状況を知ることができる．
- 地域マップは，施設種類（例えば，医療機関，介護保険の施設，災害避難所など）に応じて色を変えたり，マークのデザインを変化させたりしながらプロットしていくと楽しい作業となる．自分の住む地域の地域マップをつくってみよう．

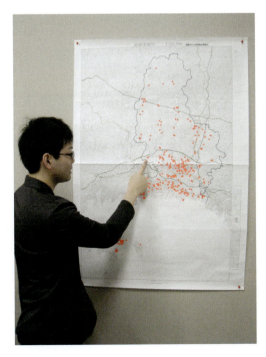

図　地域マップの作成

地域マップづくり

- 市役所（町役場）やその他の公的機関（保健センター，福祉センターなど）は，政策の中心であり，施策の拠点となることが多いため，わかりやすいマークを用いて目立たせる．
- 市町村の境界線に色づけする．
- 地域を縦横に走る主要道路や鉄道路線もわかりやすい色にする．

という作業を通して，地域の状況が一目でわかるように作成しよう．

ここに地図を貼付する

第5章 地域リハビリテーションプロセス

学習のポイント

- 地域リハビリテーション実践のプロセス（過程・手順）を学ぶ
- 地域リハビリテーションにおける評価を学ぶ
- 地域リハビリテーションにおける目標設定を学ぶ
- 地域リハビリテーション計画の立案と実施を学ぶ

1 地域リハビリテーションのプロセス

1）プロセスとは何か

- プロセスとは何らかの目的を達するための過程・手順であり，時間的な幅（期間）をもって構成される．
- 例えば家屋は，基礎・土台工事，躯体（柱と梁・床）工事，外壁・屋根工事の過程・手順を経て完成する．完成までの各過程には時間が必要であり，その順序も重要である．

2）地域リハビリテーションの定義・推進課題・活動指針から考えるプロセス

- 一般的に，地域リハビリテーションとプロセスという言葉から療法士が思い浮かべるのは，対象者に対する評価や介入の過程・手順であろう．もちろん，この過程・手順は，専門職として欠くことのできないものである．しかし，地域リハビリテーションのプロセスは，さらに幅広く包括的であることを理解する必要がある．
- ここでは，2016年版日本リハビリテーション病院・施設協会の定義・推進課題・活動指針[1]（第1章-1 表2参照）をもとに地域リハビリテーションのプロセスを考える．
- この定義からすれば，地域リハビリテーションの対象は障害のある子どもや成人・高齢者とその家族であり，目的は，（彼らが）住み慣れたところで，一生安全に，その人らしくいきいきとした生活ができることである．この目的を達成するための方法は，保健・医療・福祉・介護および地域住民を含め生活にかかわるあらゆる人々や機関・組織がリハビリテーションの立場から協力し合って活動することである．
- 地域リハビリテーションの課題は，リハビリテーションサービスの整備と充実，連携活動の強化とネットワークの構築，リハビリテーションの啓発と地域づくりの支援である．これらは，時代や制度が変わろうとも常に取り組み続けるべき長期的課題といえる．

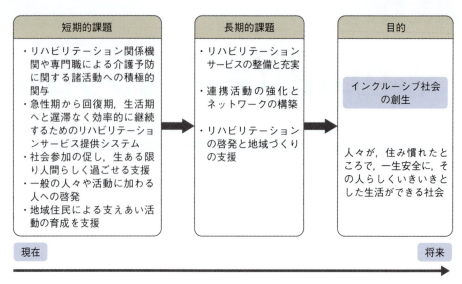

図1 地域リハビリテーションの目的，長期的課題，短期的課題

- さらに，現時点で行うべき5つの活動指針，①リハビリテーション関係機関や専門職が介護予防に関する諸活動に積極的に関与する，②急性期から回復期，生活期へと遅滞なく効率的に継続するリハビリテーションサービス提供システムを地域につくる，③できうる限り社会参加を促し，また生ある限り人間らしく過ごせるよう支援する，④一般の人々や活動に加わる人への啓発，⑤専門的サービスのみでなく地域住民による支えあい活動の育成を支援する，が示されている．これらは，短期的課題である（図1）．

3）地域リハビリテーションには2種のプロセスがある

- 第1のプロセスは，疾病や傷害の急性期，回復期，生活期（維持期），さらには障害を予防する時期において専門職などが適切なリハビリテーションサービスを提供し，対象者がそれを活用する過程である．これは，**現在**の保健・医療・福祉などの制度下で，各対象者に適切なリハビリテーションサービスを届けるために行う横断的介入プロセスである．
- 第2のプロセスは，**将来**に向かって各地域に地域リハビリテーションの理念に基づくシステムをつくってゆく過程である．これは，現在から将来に向かう時間軸を想定して行う縦断的介入プロセスであり，地域リハビリテーション自体の発展プロセスである．
- 療法士は，この2つのプロセスに関与する（図2）．すなわち個人へのリハビリテーションサービスの提供だけでなく，支えあいづくりや地域ぐるみの支援体制づくりなどにも取り組む役割がある．

■ 地域リハビリテーションの第1のプロセス

- 個人へリハビリテーションサービスを提供するプロセスは，対象者の現状を把握するために①評価[※1]（Assessment/Survey）を行い，②目標を定めて実行計画（Plan）を立案し，③計画を実行（Do）する，というサイクルである．④再評価（Assessment/Check）は実行結果と目標を比較照合するために行い，⑤目標と実行計画を見直し，実行（Do/Action）する．

    ※1 評価は，情報収集，観察，面接，検査測定を用いて行う．

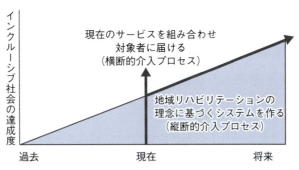

図2　地域リハビリテーションの2つの介入プロセス

2 地域リハビリテーションの第2のプロセス

- 地域リハビリテーションの理念に基づくシステムと地域をつくってゆくプロセスも，現状把握のための評価（Assessment/Survey）を行い，目標を定め実行計画を立案する（Plan），計画を実行する（Do），再評価（Assessment/Check），見直し実行（Do/Action）というサイクルは同じである．
- システムづくりと地域づくりを担うのは，保健・医療・福祉・介護にかかわる専門職だけでなく，地域住民を含め生活にかかわるあらゆる人々や機関・組織である．
- 第2のプロセスは，専門家が中心となって計画し実行する段階から，地域社会の人々と専門家が協力して評価と問題の分析，サービス決定，再評価を行う段階，最終的には地域社会の人々が主体となって行う段階へと発展しなければならない[2]※2．

>
> ※2　第2のプロセスの考え方
> これは，CBR（community-based rehabilitation），地域包括ケアシステムの考えとも共通の考えであり，人々の自立をめざすリハビリテーション専門職が忘れてはならない重要ポイントである．
> 専門家と地域の人々との関係を，知識・技術をもつ大人と，それをもたない子どもとの関係で考えてみよう．最初，専門家は地域の人々にサービスを提供し，地域の人々は専門家に判断を委ね依存する．この時，専門家と地域の人々の関係は大人と子どもの関係である．やがて，地域の人々は専門家に相談し，専門家は人々が自立して動けるよう助言し，援助する．これは，大人と青年の関係である．最終的に，地域の人々は自分たちが担える役割を理解し，必要に応じて専門家の支援を求めつつ自立して活動する．この段階は，大人と大人の関係である．

2 地域リハビリテーションにおける評価

1）何のために評価するのか

- 評価（Assessment）は地域に暮らす各対象者の願い，状態・状況を理解するために，そして，支援・介入すべき課題を明確にするために行う．さらに，将来に向かって地域ぐるみの支えあい・支援体制など地域リハビリテーションの理念に基づくシステムをつくるため，地域の現状を把握するために評価を行う．

- つまり評価は，①対象者[※3]を理解するため，そして②対象者が暮らす地域自体を知るために行う．

  ※3 対象者は，地域に暮らす障害のある子どもや成人・高齢者とその家族，そしてすべての人々である．

2）何を，どのような観点から評価するのか

1 対象者を知るために（表1）

- 各対象者の思い，健康状態や機能，生活状況，そして対象者を取り巻く物理的・人的環境，制度的環境などを包括的に評価しなければならない．このとき，国際生活機能分類（ICF）は有用な観点であり，概念枠組みである（図3）．
- ICFの概念枠組みを用いてさまざまな評価情報を整理すれば，対象者個人の心身機能や活動・参加の状況だけでなく，環境や個人の考えなどを含む広範な情報収集が可能となる（**探索的評価段階**[※4]）．しかも，対象者のマイナス面（弱み）だけでなく，プラス面（強み）を知ることができる．そして，個人の心身機能や活動・参加，環境因子，個人因子などの構成要素間に存在する関係性を総合的に理解・推定することに役立つ（**分析的評価段階**[※4]）．
- この2つの段階を用いた評価を，対象者の健康状態や心身機能，環境因子などの変化に応じてくり返すことが必要である（図4）．

表1 対象者と地域自体を知る評価

	対象者を知るために	対象者が暮らす地域自体を知るために
有用な観点	◆国際生活機能分類（ICF） 　①広範な情報を収集する探索的段階 　②関係性を理解，推定する分析的段階 ◆過去・現在・将来という時間軸 　・現在（24時間，1週間，1カ月）	◆地域看護アセスメント ◆地域アセスメント
評価する項目	◆健康状態 ◆心身機能・構造 ◆活動と参加 　・日常生活行為 　　＝ADL，IADL，仕事，趣味，余暇活動 ◆環境因子 　・物理的環境（建物・道路・交通機関・自然環境など） 　・人的環境（家族，友人，仕事上の仲間など） 　・社会的環境（生活機能の低下した人に対する社会の態度や意識） 　・制度的環境（医療，保健，福祉，介護，教育などのサービス・制度・政策） ◆個人因子 　・生活歴（職業歴，学歴，家族歴など），価値観，ライフスタイルなど	◆地域の人々の特性 　・人口，年齢構成，分布，家族形態，所得水準，歴史，風習，住民の価値意識 ◆地域の環境特性 　・地理的条件，気候 　・主要産業，事業所数 　・市街地，商店街，工場地帯，農耕地など 　・行政組織，政策，財政力 　・学校・教育機関，生涯教育機関（図書館など） 　・治安機関の数と配置，ライフラインの整備 　・文化・スポーツ・娯楽施設，公園 　・医療機関と診療科目 　・保健機関・福祉施設と提供サービス 　・購買圏（食品，日用品，薬，衣類など） 　・交通網（道路網，公共交通機関） 　・地区の公的または民間組織，ボランティア組織 　・地区の通信・連絡手段（インターネットなど） 　・近隣の人間関係

> **※4 探索的評価段階と分析的評価段階**
> 探索的評価段階は，さまざまな情報を収集し，ICFの概念に基づいて（記録紙に）整理・記入する段階である．この段階で不足している情報に気づくことも容易になる．
> 分析的評価段階は，ICFの各構成要素間の双方向矢印の関係を理解し，因果関係を推定する段階である．トイレで排泄ができないという活動レベルの問題を，バランス能力や認知機能（心身機能）だけでなく，トイレの構造（物理的環境），家族の協力（人的環境），本人の意思などとの複合的関係で理解し要因を推定する．これが，問題解決方法の選択・組み合わせにつながる．

- 対象者個人を知るためにもう1つ重要な観点がある．それは，各対象者を過去から現在，そして将来へとつながる時間軸上で評価し，理解することである（図5）．
- 評価の多くは，対象者の現在の状態，機能，能力を知るために行う．しかし，以前（過去）の健康状態，機能，能力はどうであったか，どのような生活を営み，家庭や地域社会で何の役割を担ってきたのか，これらを知ることが対象者に適した支援につながる．
- ただし，単に対象者の既往歴，職歴，生活歴，カルテに記載された嗜好や趣味などの**客観的**

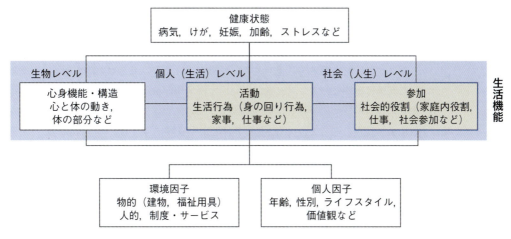

図3 国際生活機能分類（ICF）
文献3より引用．

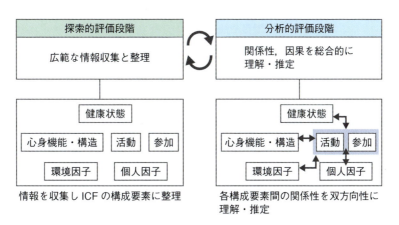

図4 ICFの概念に基づく探索的評価段階と分析的評価段階

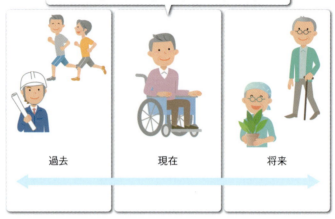

図5　対象者の過去から現在，将来へとつながる時間軸

事実を知るだけでは不十分である．対象者の情報を，生きた情報とするには，（以前と今の）自分の能力，生活，役割に対する対象者自身の**主観的**な思い，生きがいや好みなどの価値観を知る必要がある．

- さらに，少し先の将来（生活・人生）に関する対象者の考えや期待を知ることも対象者に応じた支援に重要である．対象者が思い描く将来像が希望的で現実的とは限らず，悲観的，非現実的な将来像を思い描いている場合も多い．
- 対象者の現在を知るときにも，1日24時間，1週間，1カ月という時間的幅で生活を把握することが必要である．活動だけでなく睡眠や休憩の状況，昼と夜の介護者，デイサービスを利用しない土日の生活状況，月に数回の外出時の移動手段などは時間的幅をもった観点でこそ気づくことができる．

2 対象者が暮らす地域自体を知るために（表1）

- 対象者が暮らす地域自体を知るために行う評価は，ICFにおける環境因子をクローズアップした評価といえる．
- 療法士は，環境を対象者が暮らす建物や福祉用具などと狭く捉えがちだが，地域自体を広い観点から知ることで，環境因子と心身機能や活動・参加との間の関係性の理解がより深まる．このために，地域看護や社会福祉の分野で用いられるアセスメントの観点が有用である[4)～6)]．
- それは，人は環境と相互に作用していると考え，対象者ごとに異なる生活環境をより広く理解しようとする観点であり，具体的に評価するのは，対象者が生活する地域の人口構成や家族形態の割合，歴史や風習などの地域の人々の特性，そして地理的特徴，主要産業，保健・医療・福祉に関する施設や機関，交通機関などの地域の環境特性である．
- このように広い観点から地域の現状を知ることは，将来に向けて地域に必要なシステムをつくるためにも不可欠である．

3 地域リハビリテーションにおける評価の方法，その特性

- 地域リハビリテーションにおける評価は療法士だけで行えるものではなく，多職種がチームとして協力し，行うものである．チームメンバーは，対象者をより広く，深く理解するために評価を行うという共通認識をもって情報を寄せ合い，協力する必要がある[※5]．それが，対

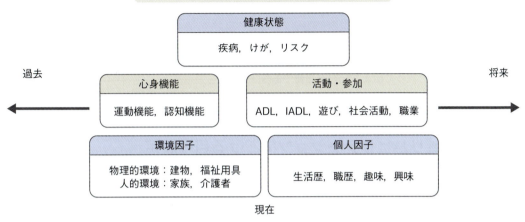

図6 療法士の担うべき評価

象者にとって適切な目標設定と介入につながる．

※5 専門職が共通認識をもって協力するためには，個々の専門的知識・技術だけでなく，互いを理解し尊重する態度，高いコミュニケーション能力が不可欠である．

- 病院などで行う評価と異なるのは，チームを構成するメンバー（職種）が同一機関にいるわけでなく，物理的，制度的に異なる機関に所属することである．このため，スムーズに必要な情報が交換できるしくみ，関係性の構築が必要である．

4 理学療法士，作業療法士に求められる評価と視点（図6）

- 療法士が，対象者と地域を知るために行う評価方法は，対象者の観察，面接，検査測定，そして家族や他の専門職からの情報収集である．
- 療法士が担うべきは，対象者の疾患を考慮した運動機能，認知機能など心身機能に関する評価，そして生活行為（ADL，IADL，遊び，社会活動，職業）など活動・参加に関する評価である．さらに家屋構造や福祉用具，介護者などの物理的・人的環境に関する評価と個人因子である職歴や生活歴，趣味，期待などの評価[※6]である．これらの評価情報を過去，現在，将来の時間軸に沿って探索的に収集し，他の専門職から収集した情報[※7]を合わせ，その後，分析的に関係性を理解・推定する．

※6 興味・関心チェックリストなどはこれらを評価するツールである．
※7 生化学的リスクや栄養状態や口腔機能に関する情報は医師，管理栄養士，歯科医師などから，家族関係の情報はケースワーカーや保健師，ケアマネジャーなどから収集する．

- 療法士が行うADL・IADL評価は，定量化できる評価表だけでなく，面接，観察などを組合わせ，詳細に行うべきである．地域リハビリテーションにおいても療法士はADLやIADL評価にFIMやFAI（Frenchay Activities Index）などの定量的評価表を用いることが多い．定量的評価表は対象者の能力を点数で表現するため変化を把握しやすく，他職種にもわかりやすい．しかし，対象者個人の日常生活を深く知るには不十分である．それは，定量的評価表は万人に共通の項目に絞って構成されており，対象者に固有の行為を含んでいるわけではないからである．つまり，「定量的評価が満点≠その人の日常生活行為すべてに問題がない」であることを忘れてはならない．

- さらに，地域リハビリテーションにおいて療法士に求められるのは，ADLやIADLなどの状態（できること，できないこと）と，運動機能，認知機能，環境因子，個人因子などとの関

係性・因果を分析的に理解・推定する力，そして疾患の特性をふまえ，少し先の将来を推測する力である[※8]．

※8 療法士は分析的な評価の段階に重要な役割を担っており，運動機能と認知機能をふまえた行為（工程）分析，動作分析や運動分析の能力が重要である．

- また，療法士には，得た情報と理解・推定した因子の関係性を，他職種にわかりやすく要点を絞って伝える能力が必要である．

3 地域リハビリテーションにおける目標設定

1）第1のプロセスにおける目標設定

- 目標設定は，対象者と家族が住み慣れた地域・在宅で主体的な生活を実現するために行う．このため，本来目標は対象者本人・家族が主体的に設定できることが望ましい．しかし，高齢や障害のある方々にとってそれが困難なことも多い．
- そこで，対象者にかかわるチームが，収集した評価情報をもとに対象者（本人や家族）の思い描く将来像（希望・期待）を重視しつつ，疾病の特性や心身機能，環境因子を勘案して現実的な長期目標（大目標）と，そこに至る短期目標（中間目標）を設定する[※9]（）．
- 目標は具体的な活動・参加レベルの目標を設定する．筋力，関節可動域，認知機能などの心身機能・構造レベルの改善は目標ではなく，活動や参加レベルの目標を達成するための手段であることを認識しなければならない．

> **memo** ※9 目標を設定する役割
> 現状では，目標を設定する役割を誰が担うのかについて複数の考え・方法がある．現行の介護保険制度においては介護支援専門員（ケアマネジャー）がその役割を担うことが多い．一方，対象者にかかわるチーム全体で評価情報を共有し，協議して目標を設定する方法も用いられる．この場合，とりまとめ役を医師が担う場合もあれば，保健師や療法士が担う場合もある．

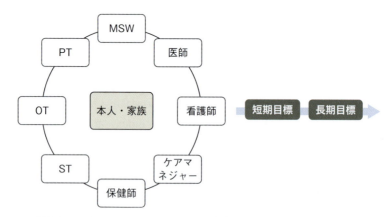

図7　地域リハビリテーションにおける目標設定
PT：理学療法士，OT：作業療法士，ST：言語聴覚士，MSW：医療ソーシャルワーカー

- 対象者と家族の確認・同意を得て長期目標と短期目標を決定し，チームで共有する．
- その後，チームを構成する各専門職は，目標達成に向けた実施計画を立て，介入をスタートする．

2) 目標設定における療法士の役割

- 対象者である本人や家族の希望・期待を重視することは当然重要だが，非現実的な目標は具体的な介入につながらない．療法士は，疾病や機能障害をふまえて少し先の将来を推測し（予後予測），設定する目標が活動・参加レベルであり，しかも現実的で具体的介入につながる目標となるよう提案しなければならない．
- 療法士は現在と過去の情報を集め，対象者や家族の期待と疾患の特性をふまえた予後予測のもとに，少し先の将来に向かって，妥当で段階づけた目標を設定する役割を担う．
- このために必要なのは，対象者に関する情報（事実）を科学的，客観的に把握する能力，対象者や家族の思いを共感的に理解する能力，そして対象者の少し先の活動・参加の姿を肯定的に[※10]しかも段階づけて想像（イメージ）する能力である（図8）．

  ※10　ここでの肯定的とは，改善だけを意味してはいない．進行する病であっても，残された期間の生活が本人にとって，家族にとって意味のある状態を意味している．

- 生活行為向上マネジメントは，療法士が対象者の生活行為とその障害を評価し，改善プランを立案し，介入，再評価するための一連の手法である．詳細は，第10章-3 **2** を参照いただきたい．

3) 第2のプロセスにおける目標設定

- 1) の個人へリハビリテーションサービスを提供するプロセスにおける目標設定に示したのは，**現在の保健・医療・福祉などの制度下において，個々の対象者に適切なリハビリテーションサービスを届けるために行う手続きである．**
- 先に述べたとおり，療法士は，**将来**に向かって各地域に地域リハビリテーションの理念に基づくシステムをつくってゆくプロセスにも関与する．このプロセスにおける一般的な長期目標と短期目標は，地域リハビリテーションの定義と推進課題（長期的課題），活動指針（短

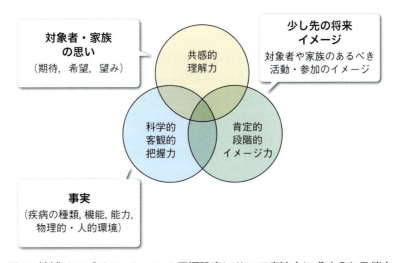

図8　地域リハビリテーションの目標設定において療法士に求められる能力

期的課題）と考えてよい（第1章-1表2参照）．

- これらの一般的長期目標，短期目標を達成するには，各地域の特色，実情に応じた目標の具体化が必要である．この具体化には地域自体を知るために行う評価に加え，その地域に暮らす対象者や家族，彼らにかかわる療法士などからの意見・提案が重要である．

- 対象者が暮らす地域自体を知るために行う評価[※11]によって，人々が暮らす地域の物理的環境，人的環境，社会資源などの**現状を知る**ことができる．しかし，それだけでは何がその地域の強み，弱み（課題）なのか，将来に向けて何を変えるべきかはわからない．そこに暮らす人々に生じる困りごとや不便が表面化し，言語化されることによって，はじめて物理的環境や人的環境，社会資源の不足や不都合が明らかとなり地域に共有されるのである．

    ※11 その評価情報の多くは，保健師やソーシャルワーカー，介護支援専門員などが有している場合が多い．

- 療法士は一人ひとりの対象者にかかわる過程で，地域環境や社会資源の実情を具体的に知り，地域環境の強みや弱み（課題）に気づくことができる．対象者個人へのかかわりを重ねるほどに，多くの対象者に共通に立ちはだかる地域の問題[※12]に気づくことができる．この現状を，しかたのない問題と考えるのではなく，自分が意見・提案すべき問題と認識する必要がある．

    ※12 その地域の公共交通機関の整備不足のため，多くの対象者が通院に困難を生じ，健康管理が十分にできていない，などは一例である．

- もちろん，地域全体にかかわる課題は時間と費用を要し，目標設定も療法士や医療関係者だけで行えないものも多い．しかし，行政機関や地域の団体など多くの機関，関係者によって問題が共有され，解決に向け協働することが必要である．療法士や医療関係者は，対象者に直接かかわる立場から，地域リハビリテーションの理念・目的からして何が課題であり，どうあるべきかという意見・提案を，さまざまな機会に多くの関係者にわかりやすく伝える必要がある．

4 地域リハビリテーション計画の立案と実施

1）個人へリハビリテーションサービスを提供するプロセス

- チームを構成する各専門職は，対象者の長期目標，短期目標の達成に向けた実施計画を立て，介入を実施する（図9）．

- 現実的目標の達成に向けた計画立案には，いつ（いつの時期，あるいはいつまで），だれが（専門職だけでなく本人，家族など），どこで（どの機関が），何を（関係者の専門性や関係性に基づく役割）行うかを具体的にすることが必要である．

- 本人と家族が，地域で生き生きと暮らし続けられることをめざす地域リハビリテーションにおいて，家族を，本人を支援するための資源とばかりみなしてはいけない．多くの場合，家族も介入・支援を受けるべき当事者なのである．

- 各専門職が立案した具体的な計画をチーム内で情報共有して介入をスタートする．その後，各専門職は介入を実施する過程で，短期目標に向けた実施状況や変化を定期的に情報共有する．この情報共有によって，対象者の変化に即した新たな短期目標の設定・変更，介入方法の見直しなどが可能になる（図10）．

- 情報共有のための連携は地域リハビリテーションにおけるすべてのプロセス〔評価，目標設

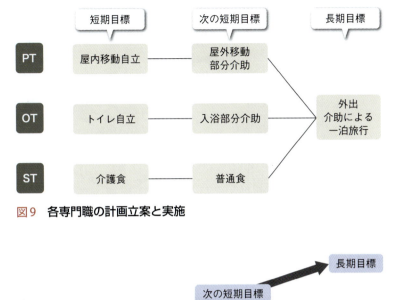

図9 各専門職の計画立案と実施

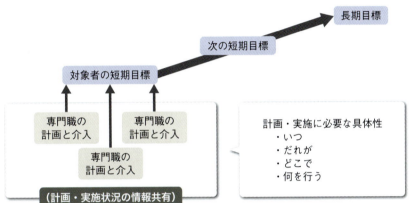

図10 計画立案に必要な具体性，計画，実施状況の情報共有

定，実行（介入）計画立案，計画実行，再評価〕において必要である．
- そして連携方法は**左右の連携**と**前後の連携**の2種である[7]．左右の連携とは対象者の現在にかかわる専門職などが構成するチーム内での連携である．一方，前後の連携とは，以前（現在からみて前）に対象者にかかわっていたサービス提供機関や各専門職などとの連携，今後，対象者にかかわる予定のサービス提供機関や各専門職などとの連携である（図11）．

2）療法士の役割

- 評価の段階でも述べたとおり，療法士は分析的な評価の段階に重要な役割を担っている．それは，運動機能や認知機能などをふまえて行為（工程），動作，運動を分析的に評価することで対象者の活動・参加レベルの能力とそれを妨げる要因を詳しく把握できるからである．
- 図9に示した，「トイレ自立」という短期目標達成を例に考えてみよう．
- トイレは，自室からトイレに行き，排泄し，再び自室に戻る工程からなり，各工程はいくつかの動作・運動によって構成されている．これらの動作・運動を手際よく安全に行うには，十分な心身機能（運動機能，認知機能など）が保たれていること，動作を安全・適切に行える環境が確保できていること，そして本人の意欲や思いが大切であるため，これらを分析的に評価することが療法士の大事な役割である（図12）．

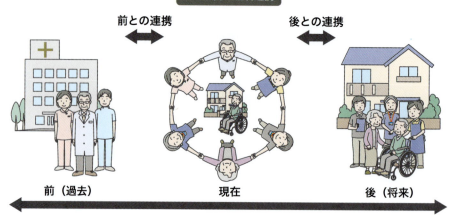

図11 前後連携と左右連携

行為工程	動作・運動	実際の動作・運動
自室ベッドからトイレへの移動	ベッドから起き上がり	上半身を左に回旋し,左手を支えに起坐
	立ち上がり	下肢の伸展力弱く,ベッド手すりを支えに立ち上がる
	トイレまで移動	昼間はトイレの場所を認識,夜間は認識不確実.廊下の壁を支えに歩行するため,トイレまで時間を要す
トイレ内での排泄動作	下衣を下ろす	壁に左手をつき,右手で行うため時間を要す
	洋式便座に座る	両手を壁につき,ゆっくりと座る
	排泄	排尿は問題ないが,便秘気味で排便に時間を要す
	トイレットペーパーで後始末	ペーパーを操作し,十分ふき取ることができる
	下衣を上げ,整える	壁に左手をつき,右手で行うため時間を要す
	立ち上がり,水を流す	トイレ内での方向転換に時間を要す
	手洗い	動作は可能だが,トイレ内での手洗いは不十分

↕ 個人因子（排泄に対する意欲や考えなど）環境因子（物理的環境・人的環境など）心身機能（運動機能,認知機能など）

図12 行為の工程,動作・運動の分析

- 療法士が行う評価は,チーム全体が共有する対象者の具体的・現実的な目標設定に役立つ.そして,療法士は対象者の活動・参加レベルの能力とそれを妨げる要因を把握する評価の段階で,すでに複数の問題（介入すべき事柄）と介入方法に気づくことが多い.
- 対象者の短期目標,長期目標の達成に向けて,複数の問題に優先順位をつけ,いくつかの方法を組合わせて介入する.つまり,療法士は,活動・参加レベルの目標達成に向け,それを実現する細かな戦略を立案しうる職種である[※13].

- 療法士が行う介入は，治療的介入，代償的介入，環境改善的介入の組合わせである．特に対象者の地域生活を長期に支えるには，代償的介入，環境改善的介入を重視し，その知識と技術を磨き続けることが必要である．

※13 専門職とは
専門職はそれぞれの専門知識と技術に基づいて介入することが必須である．専門職，特に療法士は経験を積むほどに自分でなんでもできると言いたくなるが，そうではない．各専門職の役割・特徴を認識し，互いに足りない部分を補うことを意識して協力することが専門職連携における基本的態度である．

文献

1）日本リハビリテーション病院・施設協会：地域リハビリテーション 定義・推進課題・活動指針（2016年版）(http://www.rehakyoh.jp/teigi.html)
2）河野 眞：地域包括ケアの時代のリハビリテーションとは．「ライフステージから学ぶ 地域包括リハビリテーション 実践マニュアル」（河野 眞/編），pp14-18，羊土社，2018
3）厚生労働省社会保障審議会統計分科会生活機能分類専門委員会：第1回 社会保障審議会統計分科会生活機能分類専門委員会資料（大川委員提出資料）(https://www.mhlw.go.jp/stf/shingi/2r852000002ksqi-att/2r9852000002ksws.pdf)
4）「地域保健福祉活動のための地域看護アセスメントガイド 第2版」（佐伯和子/編著），医歯薬出版，2018
5）「地域アセスメント 地域ニーズ把握の技法と実際」（川上富雄/編著），pp2-36，学文社，2017
6）「コミュニティソーシャルワークの理論と実践」（日本地域福祉研究所/監，中島 修，菱沼幹夫/共編），pp59-105，中央法規出版，2017
7）「作業療法学全書 改訂第3版 第13巻」（日本作業療法士協会/監，太田睦美/編），地域作業療法学，pp154-162，協同医書出版社，2009

第6章 地域リハビリテーションの実際

I 地域理学療法の実際

1 訪問系理学療法

> **学習のポイント**
> - 訪問理学療法の概要と地域リハビリテーションのなかでの位置づけを学ぶ
> - 訪問系の理学療法士が求められる役割を学ぶ
> - 訪問系の理学療法での評価と治療について学ぶ
> - 実習課題を通じて,生活をみる視点を学ぶ

1 地域リハビリテーションのなかでの訪問系理学療法の位置づけ

- 訪問系理学療法の目的は,在宅生活を継続して送れるように,日常生活の自立と,社会への参加の促進を支援することである.
- 訪問系理学療法は病院や診療所,介護老人保健施設に併設されている訪問リハビリテーションの事業所から提供する方法と,訪問看護ステーションから訪問看護として提供する方法がある.
- どちらの方法も,リハビリテーションを行うために訪問するが,訪問看護として提供される場合は,あくまでも看護業務の一部としてのリハビリテーションであるとされている[1].また,訪問看護ステーションは独立開設が可能という特徴がある.
- 訪問リハビリテーションや訪問看護の対象は,在宅で生活を送っていることが前提の条件であり,そのなかで要介護認定を受けた方(介護保険による提供)と医師から訪問リハビリテーションが必要と認められた方(医療保険による提供)である.本稿では,介護保険下での訪問系理学療法について述べていく.
- 訪問系理学療法は,高齢者が人生の最後まで自分の住まいで過ごすために,重要な役割を担うサービスである.また,訪問リハビリテーションや訪問看護の利用者は増えてきており,高齢者人口がますます増加することを考慮に入れると,今後この分野で働く理学療法士が増えていくことが予想される.
- 訪問系理学療法は,高齢者が病気を発症して退院したが日常生活に介助が必要な状態である※,もしくは徐々に機能が低下して日常生活に介助が必要になった場合に利用される(図1).
  ※最近では,退院後早期に集中的に訪問リハビリテーションを行うと,日常生活動作(activities of daily living:ADL)能力が向上することが明らかとなり,早期に介入する重要性が示されている[2].
- 介護保険で受けられる在宅サービスとして,**訪問系**と**通所系**(デイケアとデイサービス)がある.

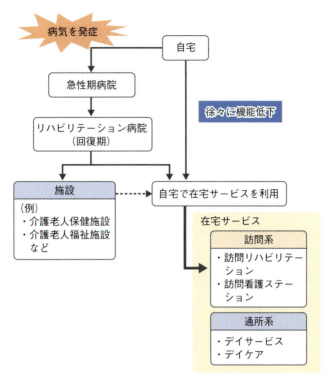

図1 訪問系理学療法を利用するまでの一般的な流れ

表1 訪問系と通所系の利点と欠点

		訪問系	通所系
利用者・家族（介護者）	利点	・自宅という慣れた環境で，理学療法を受けられる ・介護者が相談しやすい	・機器が充実した場所で理学療法を受けられる ・他の利用者と交流できる ・介護者が休息する時間をつくれる
	欠点	・他人である理学療法士が自宅にあがる ・他者との交流や外出する機会がない	・慣れない環境でサービスを受ける
理学療法士	利点	・生活状況を把握したうえで，直接アプローチできる ・家族に対してアプローチできる	・理学療法時に使用できる機器が豊富である ・緊急時には，スタッフ全員で対応できる
	欠点	・理学療法実施時に使用できる機器が限られる ・1人で対応する	・生活上で困っていることを直接評価しづらい

- 利用者において，訪問系と通所系の大きな違いは，サービスを受ける場所である．訪問系は自宅でサービスを受けることができ，生活で困っていることに対して直接，理学療法を受けることができる．一方，通所系は施設でサービスを受けられるため，機器が充実した環境で理学療法を受けることができ，また他の利用者との交流もできる（表1）．
- 家族に対しては，訪問系では，困っていることを理学療法士に相談できることが利点であり，通所系は施設を利用している間に，休む時間などがつくれるといった利点がある（表1）．
- 訪問系と通所系には，それぞれの利点と欠点があるため，訪問系の理学療法士は特徴を理解して対応していく必要がある．

2　訪問系の理学療法士に求められる役割

1）訪問系理学療法で対象となる傷病およびリハビリテーション計画

- 訪問リハビリテーションが必要となった原因の主な傷病は，脳卒中（39.1％），骨折（22.6％），廃用症候群（20.4％）であり，廃用症候群の割合が多いことが特徴である（図2)[3]．
- 訪問看護ステーションでは，脳卒中（31.1％），廃用症候群（17.8％），骨折（15.6％）が主な原因傷病であるが，進行性の神経筋疾患（7.2％）とパーキンソン病（10.4％）の割合が多いことが特徴である（図2)[3]．
- 訪問リハビリテーションは，理学療法士が単独でかかわることが多いが，訪問看護ステーションでは，理学療法士に加えて，看護師もかかわるため，病態管理の必要な神経難病などが訪問看護ステーションの対象者に多いと考えられる．
- 訪問リハビリテーションと訪問看護ステーションのリハビリテーション計画において，優先順位が最も高いものに「歩行・移動」があげられており[3]，移動手段を獲得もしくは向上させることが自立した生活を送るうえで最も重要であることがうかがえる（図3）．また，特徴

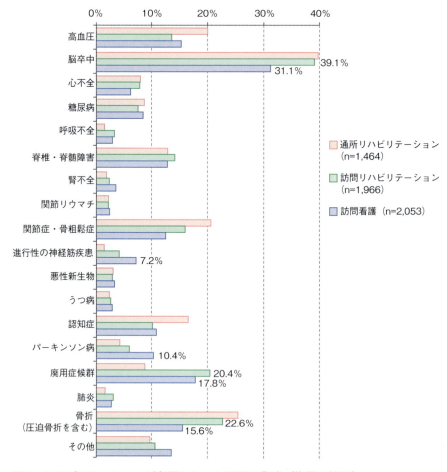

図2　リハビリテーションが必要となった原因の傷病（複数回答可）
文献3をもとに作成．

的なところは，姿勢保持・変換といった基本動作を目標としている点であり（図3）[3]，通所リハビリテーションよりも介助量の多い高齢者を対象としていると考えられる．

- 上記の報告は，理学療法士に求められている役割の大きさを示していると考えられる．訪問系の理学療法士は，利用者に直接アプローチするだけでなく，自宅に訪問するという特性を活かし，歩行・移動や姿勢保持・変換が自立できるための住宅改修のアドバイスや，自宅で使用する福祉用具の選定など，環境面にも目を向けてかかわっていく必要がある．

2）ゴール設定や思考過程

- ゴールを検討する際には，対象者と家族の要望の優先順位をつけ，その動作を具体的にイメージすることが重要となる．優先順位をつけることで，対象者の理学療法に対する意欲を引き出し，効果も実感しやすくなると考えられる．
- 動作の具体的なイメージとは，実際に動作を行う環境と現在の機能面をすり合わせることである．「自分の部屋からトイレまで歩けるようになりたい」といった要望の場合，環境面では，部屋や廊下に手すりがあるのか，部屋や廊下のスペースはどのくらいなのかといった内

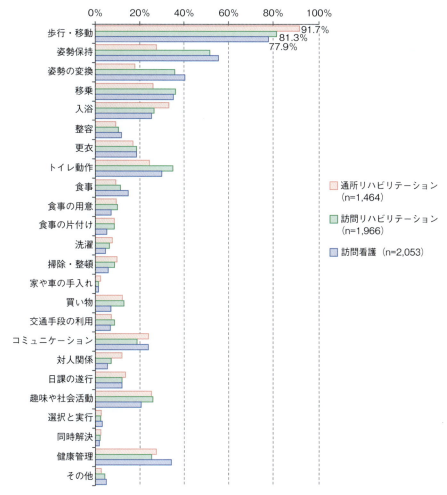

図3　訪問リハビリテーション計画における最も優先順位が高い日常生活上の課題領域
文献3をもとに作成．

容，機能面は現在の歩行能力がどの程度なのかという内容をすり合わせることになる．このように，環境面と機能面の両方から改善すべき点を考えることで，ゴールを達成しやすいプログラム立案が可能となる．
- 機能面のプログラムの注意点としては，改善すべき機能に対して介入して向上させていくことはもちろんであるが，高齢者は疾患や加齢による影響で徐々に機能が低下する可能性が高いため，予防するという点も考慮して立案する．
- また，訪問系理学療法の対象者は，家や地域で生活をされているため，役割をもつことで，活動的な日常生活を送ることにつながると考えられる．そのため，ICF（International Classification of Functioning, disability and health）の機能や活動にアプローチして改善がみられた動作に関しては，参加のレベルまでつなげていく必要がある（図4）．

3）専門職連携

- 訪問系の理学療法士は，実際に行うときは1人であるが，他職種も他の日に訪問し，それぞれの専門性を活かしてかかわっているため，常に他職種と連携することが重要である．
- 例えば，看護師は利用者の健康状態や家族を含めた生活状況をアセスメントし，包括的に健康管理や生活継続の支援を行っている[1]．これらの情報は，リスク管理，プログラム立案やゴール設定につながる重要な情報であり，理学療法の効果を相乗的に高めてくれると考えら

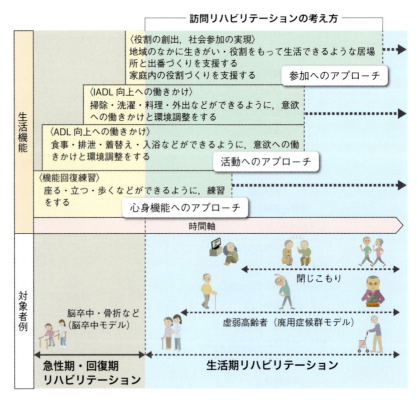

図4　病期別のアプローチの考え方

緑色の部分が訪問リハビリテーションの考え方である．時期や対象者の疾患によって，アプローチすべき内容を徐々に変更し，最終的に参加面にアプローチを落とし込むことが重要である．文献4をもとに作成．

れる．

- 全国訪問看護事業協会が行った看護職員と理学療法士等との連携に関する調査によると，看護師との連携は，利用者に対してADLやQOL（Quality of life）の維持改善，生活習慣の維持といった効果がみられたと報告されている[1]．さらに，共通認識のもと統一したサービスの提供ができる，利用者や家族のニーズに沿った目標設定ができるといったサービスの質への効果も認められており[1]，連携の重要性を示唆している．
- 連携する際には，事前にそれぞれの職種の専門性を調べるなど，他職種に対する理解を深めておくことで，より有意義になる．
- 連携の具体的な方法としては，利用開始前の訪問を複数の職種で一緒に行う，計画書を1枚にする，定期的なカンファレンスを開くなどがあり，情報交換できるしくみをつくっていくことが必要である．

3 訪問系理学療法での評価・治療

- 訪問理学療法のポイントは，生活評価を中心に考えることである．在宅で暮らしている要介護者は，病気や障害があっても日々の生活を安全に行えるかが重要であり，残された機能，動作の工夫から理学療法の最大限の効果を引き出し，ADLの維持，獲得をめざす必要がある．

1）訪問系理学療法での評価

- ICFのなかでも参加，活動の評価を詳細に行う．環境因子や個人因子などは他職種からの情報も参考にする．
- 訪問系の理学療法士に求められる役割（**2**参照）でも述べたが，ゴールを明確に定める必要がある．例えば，利用者から歩けるようになりたいと希望があったとする．その際，どのレベルの歩行が利用者の希望なのかを具体的に聴取する．例として，一人で外を杖を使わず歩けるようになりたいのか，家の中をT字杖と装具を使って歩けるようになりたいのか，家の中を介助者に介助されながら歩けるようになりたいのかなどである．加えて，歩けるようになって何がしたいのかという活動，参加レベルのゴールまで具体的に落とし込む必要がある．
- 介護者の希望・要望，住宅環境も十分把握する．例えば，脳卒中の利用者で自宅内では靴と装具を着用して生活してほしいと理学療法士が希望していても，介護者は利用者が自宅内で靴を履くことを希望しないかもしれない．本人だけでなく，人的・物的環境を考慮して評価する必要がある．
- リスク管理はしっかりと行う．訪問と病院での理学療法において異なる点は，対象者の状態が観察されているか否かである．病院であれば，理学療法が可能な患者は事前に，看護師による状態の観察（バイタルチェックなど）がされている．また，問題がある場合には医師の判断により理学療法の可否が判断されている．しかし，訪問では多くの場合，事前に状態観察が行われていないことに注意する．
- 身体機能だけでなく，さまざまな領域の評価を包括的に行う必要がある．訪問リハビリテーションは資源が限られているため，理学療法のみや作業療法のみという場合も少なくない．その場合，理学療法士が理学療法評価に限らず，作業療法の評価，言語療法の評価もする場面が多くみられるため，他領域における評価の最低限の知識を身につけておく必要がある．

- 評価できるスペースが限られているため，病院や通所では実施可能な評価ができない場合がある．例えば，10 m歩行速度を測定したいが，自宅では10 mを確保できないことが多い．その場合，4 m歩行などに変更して測定するなど工夫が必要である．歩行速度の測定の際は，かかった秒数ではなく，歩いた距離（m）にかかった秒数（s）を割り，歩行速度（m/s）として記録することで，評価の統一性が図ることができる．
- 測定機器が限られているため，自宅でも測定可能な評価方法を用いる必要がある．表2に自宅でも測定可能な評価項目を載せる．
- ADL評価をより詳細に行う必要があり，BI（Barthel Index）やFIM（Functional Independance Measure）では評価しきれない細かな評価まで必要である．一見，細かすぎるように見えるかもしれないが，「その人らしさ」を追求するためには必要になることも多い．
- 介護者の評価も行う．主介護者の年齢，対象者との対人関係，健康状態，理解力，意欲，介護以外の仕事，介護時間などを評価する．

2）訪問系理学療法での治療介入

- 基本的には病院や施設で提供されるリハビリテーションと大きな違いはなく，訪問だから特別に何か新しいことをやらなくてはいけないわけではない．
- 病院・施設・通所のリハビリテーションでは十分に提供できないであろうアプローチの視点をもって理学療法を実施する．訪問の最大のメリットは動作練習を実際の生活環境でできることである．病院ではできていた動作が，自宅に帰ったらできなくなっていることも多い．

表2　自宅でも測定可能な評価項目の例

身体機能	SPPB，BBS，歩行速度，CS-30
認知機能	MMSE，HDS-R，FAB，TMT
栄養状態	MNA-SF，SGA，BMI，下腿周径
精神機能	GDS，CES-D
ADL・IADL	BI，FIM，Katz Index，Lawtonの尺度，老研式活動能力指標，JST版新活動能力指標

【各指標の説明】
Short Physical Performance Battery（SPPB）：バランス，歩行，下肢筋力を包括的に評価する指標である[5]．
Berg Balance Scale（BBS）：複合的なバランス機能を評価する指標である[6]．
CS-30：30秒椅子立ち上がりテスト
Mini Mental State Examination（MMSE），HDS-R（改訂 長谷川式簡易知能評価スケール）：認知機能を評価する指標である．
前頭葉機能検査（FAB）：前頭前野の機能をみる検査である[7]．
Trail Making Test（TMT）：注意・遂行機能を評価する指標である．
Mini Nutritional Assessment-Short Form（MNA-SF）：高齢者の栄養状態を評価する指標である[8]．
主観的包括的アセスメント（SGA）：複雑な検査を必要とせずに問診と簡単な身体計測で栄養状態を評価することができる．
Geriatric Depression Scale（GDS）：高齢者のうつを評価する指標である[9]．
The Center for Epidemiological Studies-Depression（CES-D）：うつを評価する指標である．
Lawtonの尺度：電話をする能力，買い物，食事の準備，家事，洗濯，移動の形式，服薬管理，金銭管理の項目からなる[10]．
老研式活動能力指標：手段的ADL（交通機関を使っての外出，買い物，食事の準備，請求書の支払いなど），知的能動性（書類を書く，新聞を読む，本・雑誌を読むなど），社会的役割（友人への訪問，家族や友人からの相談，病人のお見舞いなど）の13項目からなる[11]．
JST版新活動能力指標：急速な高齢化や生活環境の変化，高齢者の健康状態，ライフスタイルの変容に応じて，より高いレベルの生活機能の測定が可能な尺度である．高齢者の健康状態の低下や社会的不活発さを「老研式」よりも早く発見することに利用できる[12]．

- 病院や施設，通所と異なり，近くに医師や看護師がいないため，合併症やリスク管理を十分把握したうえで介入する．
- 医学モデル的な視点ではなく，生活モデルの視点でとらえる．例えば，脳卒中の理学療法という視点よりも脳卒中になった○○さんの理学療法という視点が大事である．特に○○さんという人に焦点を当てる必要がある．その人らしさを追求する．
- ICFすべての項目に対するアプローチを行わなければならない．訪問リハビリテーションといえば，ICFの活動・参加レベルにアプローチをするイメージが強いかもしれない．実際に臨床の多くの場面で，活動・参加に対するアプローチが行われているが，疾患や心身機能，身体構造にアプローチしなくてもよいというわけではない．
- 「しているADL」と「できるADL」のギャップを埋めるようアプローチする．
- 積極的に福祉用具や住宅改修を導入する．福祉用具や住宅改修の導入により，生活の課題が解決することや，日中の活動量が増加することで，身体機能のみならず，QOLも向上することがある．
- 在宅の要介護高齢者はしだいにADLが低下することは避けられないことを理解しておく必要がある．身体機能やADL能力を改善させることだけが理学療法の効果ではなく，維持させることも理学療法の重要な効果であることを認識する必要がある．
- 介助方法を介護者に教えることも理学療法士のアプローチ方法の1つである．対象者の残された能力を最大限発揮し，よりよい生活を送るためには介護者への指導がとても重要である．加えて，介助方法を指導することは介助者の介護負担感の軽減にもつながる．

4 訪問系理学療法の実際

■ 脳卒中片麻痺の訪問理学療法

【Hope】ベッドからトイレまで一人で歩き，トイレを一人で行うことを維持できる．

- 年齢：70歳代，性別：女性，退院時MMSE：29点，Brunnstrom Stage（上肢：Ⅳ，下肢：Ⅳ，手指：Ⅳ）．家族構成：本人，夫，息子，息子の妻，孫2人（共に高校生）．
- 介護者の有無：夫は介護にあまり協力的でなく，主に息子の妻が介護を行っている．しかし，息子の妻もパートで日中家にいないことも多い．
- 本症例は病院を退院後，訪問理学療法を開始した．病院での指導では，自宅内は短下肢装具と靴を着用して，トイレに行くよう指導されていた．しかし，実際に訪問理学療法で自宅にうかがうと，短下肢装具の着用はしているが，靴は履いていなかった．
- これは，本人が家の中では靴を履かないことを強く希望したためである．そのため，現在の身体機能，家屋状況（図5）などを考慮し，靴を着用しなくても，歩行が可能かどうかを慎重に判断した．評価した結果，転倒リスクは高くなるが，今後の訪問理学療法を通して，短下肢装具のみでの歩行が可能になると判断した．短下肢装具のみで歩行が可能と判断した基準，ポイントとしては①認知機能が正常であったこと，②自宅の廊下の幅が狭く，トイレまでの距離が短かったこと，③本人から強い希望があったこと，④短下肢装具のみの歩行において，ふらつきの増大といったバランス能力の低下を認めなかったことなどがあげられる．
- そのため，訪問理学療法では主に短下肢装具のみで自宅内を歩く練習を行った（図6）．短下肢装具のみでは歩行の際に滑ってしまうことも多いため，短下肢装具の足裏に滑り止めをつ

け，少しでも転倒リスクを減らすようにした．
- ベッドからトイレに行く生活動線上において，畳から廊下（フローリング）に移る際，わずかな段差と床質が変わる場所がある．畳では短下肢装具は滑りにくいが，フローリングは滑りやすくなる．このように，転倒リスクが高くなるような状況では歩行練習を重点的にくり返し行った（図7）．
- 訪問理学療法でくり返し練習することで，歩行が徐々に安定し，ベッドからトイレまで，短下肢装具のみで歩行が可能となった．
- 本症例は訪問理学療法を実施することで，トイレまでの移動が軽介助レベルから見守り～自立レベルまで改善した（表3）．しかし，訪問理学療法を通して，本症例の麻痺の改善が起きたわけではないと考えられる．麻痺の改善は認められないが，問題となる動作をくり返し練習することで，運動学習が進み，より安全，効率的に自宅内での歩行が可能となったと考えられる．また，実際の動作をくり返し練習することで，バランスを崩しやすい動作や場所を対象者自身が学習することができたことも改善の一因だろう．

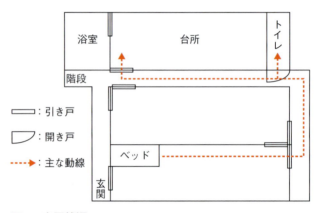

図5　家屋状況

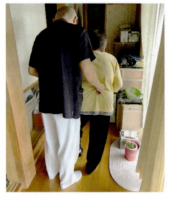

図6　歩行練習

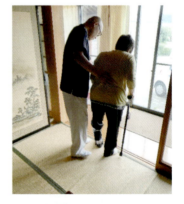

図7　転倒リスクの高い場所をくり返し練習

表3　日常生活動作能力の経過

FIM	退院時（病院内）	訪問リハ初回評価時	訪問リハ3カ月後
食事	6	6	6
整容	5	5	5
清拭	3	3	3
更衣	6	6	6
トイレ動作	5	6	6
排尿	7	7	7
排便	7	7	7
移乗	5	6	6
移動	5	4	5
階段	4	4	4
理解	7	7	7
表出	7	7	7
社会的交流	7	7	7
問題解決	7	7	7
記憶	7	7	7
Motor-FIM	53	54	55
Cognitive-FIM	35	35	35
Total-FIM	88	89	90

■ 文献

1）一般社団法人全国訪問看護事業協会：平成29年度 老人保健事業推進費等補助金老人保健健康増進等事業 訪問看護事業所における看護職員と理学療法士等のより良い連携のあり方に関する調査報告書（平成30年3月）（https://www.zenhokan.or.jp/wp-content/uploads/h29-1.pdf）

2）厚生労働省：第140回社会保障審議会介護給付費分科会資料（http://www.mhlw.go.jp/stf/shingi2/0000167241.html）

3）厚生労働省：平成27年度介護報酬改定の効果検証及び調査研究に係る調査（平成28年度調査）(1) 通所リハビリテーション，訪問リハビリテーション等の中重度者等へのリハビリテーション内容等の実態把握調査事業報告書（https://www.mhlw.go.jp/file/05-Shingikai-12601000-Seisakutoukatsukan-Sanjikanshitsu_Shakaihoshoutantou/0000158751.pdf）

4）厚生労働省：高齢者の地域における新たなリハビリテーションの在り方検討会報告書（平成27年3月）（https://www.mhlw.go.jp/file/05-Shingikai-12301000-Roukenkyoku-Soumuka/0000081900.pdf）

5）Guralnik JM, et al：A short physical performance battery assessing lower extremity function: association with self-reported disability and prediction of mortality and nursing home admission. J Gerontol, 49：M85-M94, 1994

6）Berg K, et al：Measuring balance in the elderly: preliminary development of an instrument. Physiotherapy Canada, 41：304-311, 1989

7）Dubois B, et al：The FAB: a Frontal Assessment Battery at bedside. Neurology, 55：1621-1626, 2000

8）Rubenstein LZ, et al：Screening for undernutrition in geriatric practice: developing the short-form mini-nutritional assessment (MNA-SF). J Gerontol A Biol Sci Med Sci, 56：M366-M372, 2001

9）Brink TL, et al：Screening tests for geriatric depression. Clinical Gerontologist, 1：37-44, 1982

10）Lawton MP & Brody EM：Assessment of older people: self-maintaining and instrumental activities of daily living. Gerontologist, 9：179-186, 1969

11）Koyano W, et al：Measurement of competence: reliability and validity of the TMIG Index of Competence. Arch Gerontol Geriatr, 13：103-116, 1991

12）Iwasa H, et al：Development of the Japan Science and Technology Agency Index of Competence to Assess Functional Capacity in Older Adults: Conceptual Definitions and Preliminary Items. Gerontol Geriatr Med, 1：2333721415609490, 2015

実習課題：片麻痺の生活体験

1）目的

- ADLを片手で遂行することで，困難さを体験しその解決方法を模索すること．

2）方法

- 下記の条件に従い，片麻痺の状態を体験する．一日の生活のなかで困難さを感じた動作を分析し，いかなる工夫によってその動作の困難さを解消できるかをまとめる．

課題名：脳卒中片麻痺で自宅内を生活してみよう
段ボールを使って片麻痺状態を再現し，自宅内で1日生活してみましょう．そのなかで，不便なところなどを記載していこう．
【条件】 　右片麻痺（右利きの場合） 　麻痺手は使用不可 　伝い歩きは可能だが，独歩はできない 　ぶん回し歩行 　どこかにつかまらずに立っていられる時間は約10秒程度 　感覚障害はなし 【作成例】 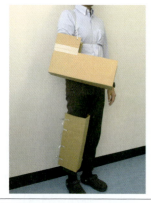 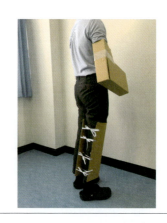
【注意するポイント】 　食事：利き手とは反対の手で箸，スプーン，フォークの使いやすさはどうですか？　さまざまな種類のスプーンを使用してみましょう（柄が太い，細いなど）． 　自宅内移動：伝い歩きをするうえで不便な点を探してみましょう．行きはよくても帰りは不便ってことはないですか？ 　トイレ：ズボンを下げるのと上げるのはどちらが大変ですか？　トイレの広さはどうですか？　トイレットペーパーの位置は邪魔になりませんか？ 　更衣：いろいろな種類の服を着てみましょう（ボタンあり，Tシャツ，長そで，ジャケット）．ベルトはつけることができますか？

日常生活で不便なところを記載していきましょう．また，住宅改修をするとしたらどこを改修したら生活しやすくなるのかを書いていきましょう．

【食事】

【自宅内移動】

【トイレ】

【更衣】

【料理】

【洗濯】

【その他，気づいた点】

第6章 地域リハビリテーションの実際

I 地域理学療法の実際

2 通所系理学療法

> **学習のポイント**
> - 通所系サービスの利用者の特性を学ぶ
> - 障害をもつ高齢者の在宅生活を学ぶ
> - 通所系サービスでの理学療法の目的を学ぶ
> - 在宅生活の継続を目的とした理学療法の評価と治療を学ぶ

1 利用者の背景

- 通所理学療法を利用する高齢者は，要介護認定を受けている．つまり，日常生活活動（activities of daily living：ADL）に見守りや介助が必要な状態にある．また，高齢になるほど2種類以上の慢性疾患を同時に抱える多病の状態にあることが多い．この併存疾患数は，高齢になるほど増加し75歳以上では7割を超える者が多病の状態にある[1]．

- 残念ながら，病院退院後や施設退所後の在宅生活では，入所時に実施していた個別の理学療法や集団体操などの運動を行う機会がなくなる．在宅生活では活動性が減少し，入所時に向上維持していた機能が低下することが多い．利用者の筋力やバランス能力をはじめとする運動器の機能向上を図ることにより，要介護状態に陥りにくい活動的な生活をめざす．

- しかし，障害をもつ高齢者の多くは，在宅生活において食事の時間以外はほとんどベッドで寝ている．在宅生活のなかでの役割がなく，セルフケアを除いた時間もテレビ，休息などの活動性が低い時間を過ごしている．

- 生活期ではセルフケアに加えて，余暇時間の活動に積極的に介入し，生活全体の活動性の向上を支援する必要がある．在宅生活の維持を目的とした心身機能への介入は，直接的なアプローチだけでなく利用者の不活発な生活に着目し，そこから生じる廃用症候群を防止することから始まるのである．

1）通所介護（デイサービス）

- デイサービスは，おもに日中の時間帯に入浴や排泄，食事などの介護や機能訓練を受ける日帰りのサービスである．
- 利用者は，要介護1〜5のような介護度が重度の者が多い．
- 職員は，介護職や生活相談員のほかに看護職や機能訓練指導員が配置される．専任の機能訓練指導員として理学療法士・作業療法士・言語聴覚士などを1人以上配置し，個別機能訓

計画書などを作成する．
- デイサービスの目的は，①居宅生活の自立支援，②心身機能の維持，③利用者の社会的孤立感の解消，④家族の身体的・精神的負担の軽減であり，生活行為の自立支援を行うこと，さらなる介護状態の悪化を防止することが求められる．

2）通所リハビリテーション（デイケア）

- 通所リハビリテーションでは，日常生活の自立を助けるために必要なリハビリテーションが行われる．通所リハビリテーションの主な目的は，心身の機能維持・改善である．
- 利用者は，要介護1～2を含めた介護度が軽度の者が多い．
- 職員は，医師，利用者100人ごとに理学療法士・作業療法士・言語聴覚士のうち1人以上の配置が必要である．また，看護職員，介護職員，理学療法士などが利用者10人ごとに1人以上配置される．
- 通所リハビリテーションでは，生活行為向上のリハビリテーションや社会参加を目標としたリハビリテーションが実施される．
- 通所リハビリテーションのゴールは，いかに主体的で活動性の高い生活を構築するかである．要介護度の改善や通所リハビリテーションの卒業は，高い活動度を維持することで到達することができる．生活活動度に影響を及ぼす，身体機能や社会参加，他者との交流，環境因子に着目するとよい．

2 通所系理学療法の目的

1）理学療法の目的

- 通所系理学療法の目的は，利用者が在宅で生活を続けることにある．ADL・IADL（instrumental activities of daily living），社会参加などの生活行為の向上に焦点をあてた理学療法に取り組む．また，家庭内での役割づくりや，実際の生活場面における具体的な指導を行う．
- 多くの通所施設には，トレーニング機器が設置されている（図1）．このような機器を利用し

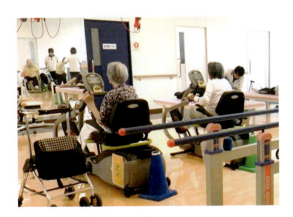

図1　マシーントレーニング
活動度を高める練習の一環としてメニューに取り入れるのも有効だ．

てトレーニングできるのは通所系サービスの特徴である．マシーンを有効に利用し，利用者個人の課題を解決するためのプログラムを提供する．スポーツジム感覚でトレーニングが実施でき，評価としても有用である．レッグプレスなどの下肢筋力にアプローチするマシーンは，利用者の体重に応じた負荷量を設定することになる．椅子から肘掛を使わないで立ち上がることが可能であれば，体重の50％に相当する負荷量で開始することとなる．利用者の能力に応じた負荷量の設定が必要となる．

- 利用者の状態に応じて個別練習と集団練習を選択しアプローチする．疾病による機能障害や廃用症候群が認められる利用者には，集中的に個別練習を行い機能向上を図る．廃用症候群が疑われたら，生活機能の低下が軽度である早い時期に理学療法を集中的に行うことが基本である．要介護度を改善し，通所系サービスの利用を卒業させることが最終的な目標となる．

2）在宅生活を維持するための理学療法

- 在宅生活を継続するためにも，とくに移動能力，食事，認知機能を維持する必要がある[2]．まずは，食事やトイレ動作の自立を優先する．その他に介助が必要なADLについて，その原因はどのような機能障害に起因するものかを評価する．可逆的なものであれば機能障害に集中的に介入し，その介入が利用者の生活に寄与することを重視する．
- 自宅での生活は，自主練習を行う習慣が身についていないと，運動量の低下をきたし機能低下や廃用症候群を生じる．さらに，移動能力が低下すると外出する機会が減少し，閉じこもり状態（外出頻度が週1回以下）になる．閉じこもりは，要介護状態を悪化させ寝たきりへと移行し，死亡率の上昇を招く．
- 活動性の低下がある利用者にはさまざまなメニューを提供することで生活のリズムや通所サービスを利用する満足度を高め，閉じこもり状況からの脱却につなげていく．生活機能の維持を図るためにも，週に2回は外出する機会を確保したい．
- また通所系リハビリテーションは，運動や外出する機会を得ることだけでなく，社会的なつながりを提供することができる．社会的つながりは，介護予防や生活機能低下と深くかかわりがあることが明らかになりつつある．他者との交流を意識したプログラムを提供する（図2）．

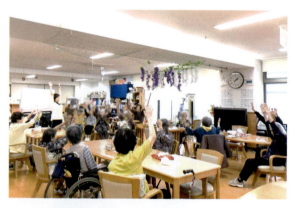

図2　集団体操の風景
他者との交流を意識した利用者の座席配置が望ましい．

3 通所系理学療法の評価・治療

1）理学療法評価と目標値

- 後期高齢者になると平均8つ以上の訴えがあるとされ，その表現もぼんやりとしてくるため，生活期にある利用者から主訴や要望を聴取することは難しい．通所施設から帰宅する車のなかは，緊張が解けた時間であり利用者の本音が聞きやすい．自然な会話のなかで主訴や要望を聞いてみるのもよい．利用者との普段の会話のなかから相手の意図をくみとる必要がある．

- 送迎時に自宅周辺の環境，住環境，居宅での移動能力を観察する．また，送迎中の姿勢や会話のなかに重要な情報が含まれている．家族から利用者の体調や家族の介護負担の変化はないか情報収集を行う．車からの出入りや段差昇降の安定性，送迎中の姿勢や表情など，得られる情報は多い．

- 服用している薬物の種類が6種類を超えると，副作用などから転倒リスクが高くなる．既往歴や服薬情報は聴取しておく．転倒リスクの高い利用者はスタッフ間で情報を共有し，注意深く監視する[3]．

- 握力は総合的な筋力の指標とされ[4]，移動能力や立ち上がり能力を予測する指標とされる．また誰でも簡便に評価が可能であることから，経時的な評価に適している．

- 簡便な下肢の機能評価として，**30秒椅子立ち上がりテスト**（30-sec Chair Stand test：**CS-30**）がある．CS-30は，立ち上がりを30秒間反復し，何回立ち座りができるかを評価するものであり，下肢筋力や移動能力の指標とされている[5]．30秒間で8回しか立ち上がれない場合は，機能障害を有している可能性が高い[6]．活動的な高齢者は，30秒間で16～10回は実施できることから，目標値を10回以上に設定する．椅子からの立ち上がりは，評価としてだけでなく，自主練習として利用することが可能である．

- 体力や筋力にあわせて，スクワットやマシーンを使った体幹・下肢筋力強化のプログラムを提供する（図3）．

- 歩行能力の評価に，**10 m歩行テスト**（10-meter walking test：**10MWT**）がある．歩行速度は身体機能を反映し，死亡率の予測因子となるとされている[7]．また，定期的なウォーキングは，肺炎による死亡リスクを低下させる[8]．最大歩行速度が1.0 m/secを下回ると機能障害に陥るリスクが高くなる[9]．歩行速度が1.0 m/secは，屋外歩行で青信号のあいだに横

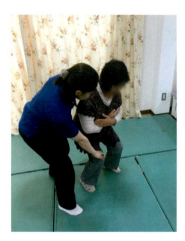

図3　下肢筋力の維持を目的としたスクワット
殿部や大腿部の筋収縮を意識しながら，ゆっくりとスクワットを行う．方法を確認しながら居宅での自主練習の指導を行う．

断歩道を渡りきるために必要な速度である．屋外歩行の獲得に向けて，近隣の店までの距離や横断歩道，段差の有無など，利用者の居宅近辺の道路事情を把握しておく（図4）．

- 10 mの直線路が確保できない場合はTimed up and go test（TUG）での評価も有用である．TUGは，椅子に座った状態から開始し，椅子から起立してから3 m先の目印を周回した後に，元の椅子に着席するまでの時間を計測する．所要時間が13.5秒を超えると転倒のリスクが高くなる[10]．地域で生活を送るには12秒以下程度の歩行能力が要求される[11]ことから，12秒以下で実施できることを目標としたい．
- 階段昇降は，安定して昇降できるのか，どの程度の時間で階段を昇降できるのかを評価する．階段昇降時に手すりが必要な理由は，バランス能力低下，疼痛，筋力低下などが考えられる．8段の階段を昇るのが5秒以上だと転倒リスクが高くなる[12]．8段の階段を5秒以下で安全に昇ることを目標にしたい．
- 食事場面においても得られる情報は数多くある（図5）．食材を選別して食べているときは，口に何らかのトラブルを抱えていることが多い．食事の好みや味付けの感想を聞くことで味覚を確認することができる．また，食事に要する時間や摂食・嚥下の様子を観察する．歯の喪失は食欲を低下させ，エネルギーの摂取量の減少を招き，体重減少や低栄養リスクにつながる[13]．また，歯の喪失や咀嚼機能の低下は歩行機能や握力，開眼片足立ち時間などの身体機能の低下と関連している[14]．

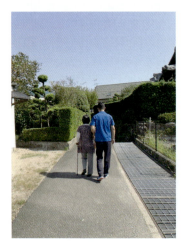

図4　屋外歩行練習
屋外歩行は実施して気づく課題が多い．路面状況に対応した歩行を獲得できることが目標となる．

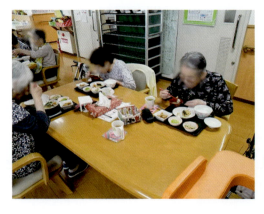

図5　食事場面
食事場面からも得られる情報は多い．食事の様子や姿勢の変化を確認する．

2）自主練習に取り組んでもらうために

- 理学療法の効果を高めるためには，自宅での自主練習は欠かせない．自主練習は，安全なものを提示する．手すりなどを利用した安全面に配慮した方法を提示し，運動を習慣化するところから開始する．
- 利用者に自宅で自主練習をするように指導しても，実際にできている利用者は少ない．多くの利用者が自主練習の重要性を理解しているにもかかわらず実施していない．その理由を尋ねると，「暑い/寒いから」と返ってくる．実際は，独りで運動することへの不安があったり，方法がよくわからない，痛みや疲労があることにより運動を実施できていないことが多い．
- また，利用者の居宅環境を考慮せずに指導した運動は実施してもらえない．時間や回数，目標値の設定が不十分な場合も同じである．
- 自主練習は，利用者にどのようなメリットをもたらすのかを理解してもらう必要がある．短時間であっても積み重ねることで十分な効果が得られる[15)16)]．室内で実施できるスクワットなどのトレーニングで，筋力増強やバランス能力の向上，インスリン感受性の改善，肺炎のリスク軽減，記憶力の改善などが望める[17)]ことなどを合わせて指導するとよい．

4　通所系理学療法の実際

- 介護が必要となった主な原因は多い順に，認知症（18.7％），脳卒中（15.1％），高齢による衰弱（13.8％），骨折・転倒（12.5％），関節疾患（10.2％），心疾患（4.7％）となっている[18)]．今回は，そのなかでも通所系理学療法で経験することが多い疾患をいくつか紹介する．

1）脳卒中片麻痺の利用者の評価と治療

- 生活期の評価は，数値化できる評価指標を用いることで，経時的な変化を客観的に捉えることが可能となる．改善傾向にあるのか，機能維持ができているのか，評価結果を利用者と共有することで，利用者自身の機能に意識を向けることができる．
- 脳卒中発症後は，機能障害によりさらに活動性が低下し運動の機会が少なくなる．活動制限が拡大すると再発のリスクが高まるため，再発予防として運動習慣を確保することが必須である．通所施設や自宅において中程度の運動強度を20〜60分実施することが望ましい．
- エルゴメータによる有酸素運動は，最大酸素摂取量の増加，収縮期血圧を低下させる効果が期待できる．また，歩行速度や歩行距離，活動性の改善に有効である．トレッドミルや屋外歩行も有効な方法であり，歩行速度や歩行の耐久性への効果が期待できる．屋外歩行は，路面に小さな凸凹や傾斜があり，形状に合わせた歩き方の学習が期待できる．
- 動作をくり返し練習することで，その動作の評価および能力維持を図ることができる．床からの立ち上がりは，怪我をしないで生活を送るために必要な能力である[19)]．ベッドや椅子など洋式生活の環境を整えたとしても，室内での歩行が可能であれば床から立ち上がる能力は獲得しておきたい．
- 床に寝た状態から10秒以内に立ち上がる能力を目標とする．支えなしで立ち上がれない場合は，片膝立ちを経由して立ち上がったり，椅子を支えに立ち上がることを指導する．床から立ち上がれない理由は，麻痺や痛み，筋力低下，立ち上がる方法がわからないなどである．実施できない場合は，治療対象となる（図6）．

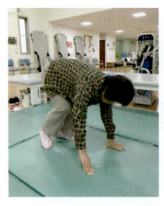
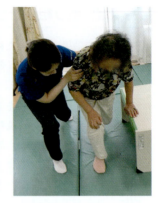

図6 床からの立ち上がり動作
床からの立ち上がりがスムーズに実施できるかを定期的に評価する．下肢筋力やバランス能力の機能評価としても有用である．

2）大腿骨頸部/転子部骨折術後の利用者の評価と治療

- 転倒による骨折を経験した者は，脆弱性骨折の予防が必要である．骨折経験者は骨粗鬆症がある可能性が高いと考えた方がよい．再骨折を防ぐためにも転倒を予防する必要がある．
- 歩行時にふらつきがある，歩くのが遅くなった，つまずきやすくなった，背中が丸くなった，身長が縮んだなどの訴えがある場合は再転倒のリスクがあり，再骨折に留意する．
- 病院や施設の退院時の歩行能力は，機能的予後や生命予後に関連し，大腿骨頸部骨折術後患者は下肢筋力がその後の予後や歩行能力，ADLを規定する．
- 自主練習により大腿四頭筋筋力の増大と歩行速度の向上，転倒リスクの軽減が期待できる．筋力とバランス能力の向上により転倒リスクの軽減を図る．
- 自主練習としてスクワットと片足立ちを指導する．目標の目安は，開眼片足立ちを左右1分ずつとする．2種類の運動は実行しやすい運動であることから，利用者が理解しやすい自主練習の方法である．片足立ちの練習中に転倒することがあるため，安全面に配慮し，机や壁で軽く支えながら行うように指導する．

3）慢性心不全の評価と治療

- 慢性心不全の患者は，高齢化に伴い増加している．BMIと体重減少，血圧，心拍数，起立性低血圧の有無，呼吸数，下腿の浮腫，末梢皮膚温などの身体所見を評価する．その他に，動悸や呼吸困難，疲労感，胸痛などの症状，睡眠障害が出現していないかを確認する必要がある．
- 握力や下肢筋力の低下，身体活動量，日常生活機能の低下は心不全の予後不良因子であり，理学療法における重要な指標となる．セルフケアや薬物療法・運動療法の指導は，再入院率を低下させることができる．
- 短期間での体重増加や両足のむくみ，息切れ，脈拍の増加などは心不全の増悪のサインである可能性があり，主治医へ報告する．体重の増加や労作時の呼吸困難の出現に留意する．生活習慣や服薬管理の指導を行う必要がある．
- 心不全患者の多くがβ遮断薬を服用しており運動時の心拍数応答が低下している．運動強度や時間は低強度，短時間から開始し，心不全の増悪がないことを確認しながら徐々に漸増していく．Borg指数，血圧の応答，過剰な換気の有無，不整脈増加の有無に注意しながら運

- 動強度や時間を増やしていく．
- 運動耐容能の評価として，**6分間歩行テスト**（6-minute walk test：**6MWT**）を測定する．目標の目安は6分間で400 m以上の歩行距離を維持することである．歩行距離が40 mの変化を認めた場合は，機能が変化（改善/悪化）したと判断してよい．
- 運動強度はBorg指数11～13相当が推奨されているが[20]，まずは屋内歩行を50～80 m/分を5～10分や自転車エルゴメータ10～20 W×5～10分程度から開始する．自覚症状や身体所見を目安に時間と強度を増加していく．その他に，簡易的な方法として安静時脈拍＋20拍/分を目標に運動強度を設定することもある．週に2～3回程度の頻度で，低強度から開始する．耐容能が低下している場合は，運動と休息を交互に行うインターバルトレーニングを行う．虚血や不整脈がないことを確認してから実施する．

文献

1) Barnett K, et al：Epidemiology of multimorbidity and implications for health care, research, and medical education：a cross-sectional study. Lancet, 380：37-43, 2012
2) 大河内二郎：高齢者施設の機能と医療．日本老年医学会雑誌，53：96-101, 2016
3) 「高齢者の安全な薬物療法ガイドライン2015」（日本老年医学会，日本医療研究開発機構研究費・高齢者の薬物治療の安全性に関する研究研究班/編），メジカルビュー社，2015
4) Rantanen T, et al：Maximal isometric muscle strength and socio-economic status, health and physical activity in 75-year-old persons. J Aging Phys Act, 2：206-220, 1994
5) Bohannon RW：Sit-to-stand test for measuring performance of lower extremity muscles. Percept Mot Skills, 80：163-166, 1995
6) Jones CJ, et al：A 30-s chair-stand test as a measure of lower body strength in community-residing older adults. Res Q Exerc Sport, 70：113-119, 1999
7) Montero-Odasso M, et al：Gait velocity in senior people. An easy test for detecting mobility impairment in community elderly. J Nutr Health Aging, 8：340-343, 2004
8) Ukawa S, et al：Associations of Daily Walking Time With Pneumonia Mortality Among Elderly Individuals With or Without a Medical History of Myocardial Infarction or Stroke: Findings From the Japan Collaborative Cohort Study. J Epidemiol：doi：10.2188/jea.JE20170341, 2018
9) Verghese J, et al：Relationship of clinic-based gait speed measurement to limitations in community-based activities in older adults. Arch Phys Med Rehabil, 92：844-846, 2011
10) Shumway-Cook A, et al：Predicting the probability for falls in community-dwelling older adults using the Timed Up & Go Test. Phys Ther, 80：896-903, 2000
11) Bischoff HA, et al：Identifying a cut-off point for normal mobility: a comparison of the timed 'up and go' test in community-dwelling and institutionalised elderly women. Age Ageing, 32：315-320, 2003
12) Tiedemann A, et al：The comparative ability of eight functional mobility tests for predicting falls in community-dwelling older people. Age Ageing, 37：430-435, 2008
13) Tamura BK, et al：Factors associated with weight loss, low BMI, and malnutrition among nursing home patients：a systematic review of the literature. J Am Med Dir Assoc, 14：649-655, 2013
14) Iinuma T, et al：Maximum occlusal force and physical performance in the oldest old：the Tokyo oldest old survey on total health. J Am Geriatr Soc, 60：68-76, 2012
15) Murphy MH & Hardman AE：Training effects of short and long bouts of brisk walking in sedentary women. Med Sci Sports Exerc, 30：152-157, 1998
16) Schmidt WD, et al：Effects of long versus short bout exercise on fitness and weight loss in overweight females. J Am Coll Nutr, 20：494-501, 2001
17) Suwabe K, et al：Rapid stimulation of human dentate gyrus function with acute mild exercise. Proc Natl Acad Sci U S A, 115：10487-10492, 2018
18) 内閣府：平成30年版高齢社会白書（全体版）（https://www8.cao.go.jp/kourei/whitepaper/w-2018/zenbun/pdf/1s2s_02_01.pdf）
19) Bergland A & Laake K：Concurrent and predictive validity of "getting up from lying on the floor". Aging Clin Exp Res, 17：181-185, 2005
20) 日本循環器学会：心血管疾患におけるリハビリテーションに関するガイドライン（2012年改訂版）（http://www.j-circ.or.jp/guideline/pdf/JCS2012_nohara_h.pdf）

実習課題：生活範囲の狭小化の意味を理解する

1）目的

- 生活範囲の狭小化を模擬体験し，そのなかで生活するために必要な能力を考えること．

2）方法

- 自宅の最寄りの店まで，生活に必要なものを数品，買い物にいく．
- 自宅から店までの地図を書いて，距離や所要時間，道中にある段差の高さなどを記録する．

実習課題名：生活範囲の狭小化の意味を理解する		
氏名	性別	年齢
課題の内容		
・距離 ・所要時間	・段差の高さ ・その他	
地図		
検討事項		

- 買い物に行くことができる能力とはどの程度なのか考えてみる．
- 自宅と店を往復するには，どれくらいの距離を歩く必要があるだろうか？
- 横断歩道を青信号のうちに横断するにはどれくらいの歩行速度が必要だろうか？
- 歩道や車道の段差，自宅の段差はどれくらいの高さだろうか？
- 買ったものをもったまま歩くことができるだろうか？
- 買い物にはどのような認知機能が必要であったか（例：見当識，計算，記憶など）？

第6章 地域リハビリテーションの実際

I 地域理学療法の実際

3 施設系理学療法

> **学習のポイント**
> - 介護老人保健施設と特別養護老人ホームの特徴と機能を学ぶ
> - 施設における理学療法士の役割を学ぶ
> - ケアプランの策定に理学療法士としてどうかかわるのかを学ぶ
> - 入所者の目標や生活像に応じたリハビリテーションを学ぶ

1 施設系理学療法とは

- 施設系理学療法とは，介護老人保健施設や特別養護老人ホームなどの入所者に対して実施される理学療法である．
- 日本理学療法士協会の統計情報（2018年3月時点）[1]によると，施設系理学療法に従事する理学療法士の人数は，介護老人保健施設が6,008名（2,492施設），特別養護老人ホームが466名（395施設）であり，全会員115,825人のうちの5.6％を占める．
- 2014年度の各施設の入所者の平均要介護度を比較すると，介護老人保健施設が3.28，特別養護老人ホームが3.85であり，特別養護老人ホームの方が入所者の重症度が高い[2]．
- それぞれの施設によって求められる社会的な役割が異なり，理学療法士として何を目標にしてどのようにリハビリテーションを実践すればよいのか理解しておくことが重要である．

2 介護老人保健施設における理学療法

1）概要

❶ 介護老人保健施設の特徴と機能

- 介護老人保健施設は，介護が必要となり日常生活が困難な高齢者が，在宅生活に向けてリハビリテーションを受けることができる施設である．
- リハビリテーションを中心とした医療サービスを提供するため，介護職員の他に，医師や看護師，理学療法士，作業療法士といった職種も配置されている．
- 入所者に対して日常生活の介護やレクリエーションを提供するとともに，個別リハビリテー

ションや生活リハビリテーションを行う．
- 在宅復帰や他の施設への転所を目的とし，あくまでも一時的な入所という位置づけであり，いずれは退所することが前提となる（実際には，転所先が見つからなかったり，家族の理解が得られなかったりといった理由で入所が長期化するケースもある）．

❷ 施設における理学療法士の役割
- 理学療法士の業務は，施設入所者とその家族に対する個別的な支援，施設業務全体の調整，施設内外の関連職種との情報交換など多岐にわたる．
- 基本的な理学療法の技術はもちろん，保健医療福祉分野における幅広い知識，家族関係や家屋構造などの環境因子への配慮，関連職種と協調して働くチームワーク力などが求められる．
- 介護老人保健施設におけるリハビリテーションでは，チームアプローチが基本であるため，日々の情報交換やカンファレンスを通して，理学療法士の考え方や役割の理解を促し，各専門職が互いの専門性を理解し協力し合う体制を整える．
- 地域のなかで高齢者や障害者が安心して生活し，社会参加が促進されるように，ボランティア，地域住民，介護支援専門員や関連職種へ理解と協力を得る．

❸ ケアプラン策定に対する理学療法士のかかわり
- 入所者の身体機能や精神機能，活動状況などを評価し，カンファレンスや各種会議を通して評価結果やリハビリテーションの方針を伝え，理学療法士の考えを**ケアプラン**※に反映させていく．
- 入所者の身体機能・動作能力や本人・家族の希望も考慮しながら，退所の時期を検討し，目標に向けた動作能力の獲得や環境（自宅環境・利用サービスなど）の調整を行うことも重要な業務である．

> ※ **ケアプラン**
> ケアプランとは，生活支援の目標，具体的なサービス内容などを記した計画のことである．この計画のもと，全職員が共通の目標をもって入所者の生活を支援する．ケアプランの策定は介護支援専門員が中心となって行い，入所者，家族の希望や各職種から得た情報を総合的に考慮して，入所者個別に策定される．

❹ 入所者の目標や生活像に応じたリハビリテーション
- リハビリテーションプログラムは，筋力，関節可動域の維持・強化練習や基本動作練習，痛みへの対応，ADL練習などの個別プログラムと，集団体操やレクリエーションなどの集団プログラムを組合わせることで，活動性も高まりやすく効果的なアプローチが展開できる．
- 廃用症候群の予防や介護予防にも着目し，離床時間の確保や活動量の増加に向けて，デイルームなどの居室以外の空間で，趣味嗜好に応じたアクティビティの提供やレクリエーションの開催といったアプローチを行う（図1）．
- 退所時期が決定すれば，家屋環境に応じた動作練習を重点的に実施し，関連職種と協力しながら必要な家屋環境の整備や退院後の利用サービス調整を行い，円滑な在宅復帰を支援する．

2) リハビリテーションマネジメント
- リハビリテーションマネジメントは，入所者の要介護状態の悪化防止や在宅復帰の促進に向

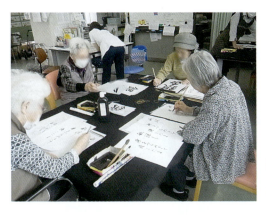

図1 日中のデイルームの様子
入所者が集まり，趣味活動やコミュニケーションを楽しむ．

けて，関連職種が連携して取り組む態勢を整え，効果的かつ計画的なリハビリテーションの遂行を促進するために，2006年の介護保険法改正に伴い導入された．
- リハビリテーションマネジメントは，Survey（情報収集とその分析・評価），Plan（計画），Do（実行），Check（評価），Act（改善）のSPDCAサイクル（図2）を継続的にくり返すことで実施される[3]．
- リハビリテーションマネジメントの内容は，ケアプランと整合性がとれたものとし，その内容に基づいてリハビリテーション実施計画書を作成する．

◼ Survey（情報収集とその分析・評価）

【入所前】
- 入所判定会議において，主治医や居宅介護支援専門員からの情報を確認し，入所者の状況をイメージしておく．
- 病歴や社会的背景，入所生活を送るうえで想定されるリスクなど不足している情報があれば，情報提供を求める．

【入所後】
- 入所後早期に，身体機能，精神機能，活動状況，潜在能力，リスク，ニーズなどを評価し，把握する．

◼ Plan（計画）

- カンファレンスにて他職種の方針を確認し，意見を統一したうえで，ケアプランと整合性のとれたリハビリテーション実施計画書を作成する．
- リハビリテーションプログラムを作成する段階では，入所者や家族の希望を考慮して効果的な方法，頻度，実施形態や実施場所，時間を検討する．
- 入所後2週間以内には，入所者，家族へのリハビリテーション実施計画書の説明をし，同意を得たうえでプログラムを進めていく．

◼ Do（実行）

- リハビリテーション実施計画書に従って，運動療法，物理療法，ADL練習，居室内環境整備，補装具・福祉用具の適合と動作指導，グループ活動，趣味活動，家族指導などを，変化や効果を確認しながら進めていく．
- 看護師・介護職員の協力を得ながらプログラムを遂行していくことで，心身機能や体調，意欲の変化など常に情報を共有し，日々の変化に対応できるようにする．

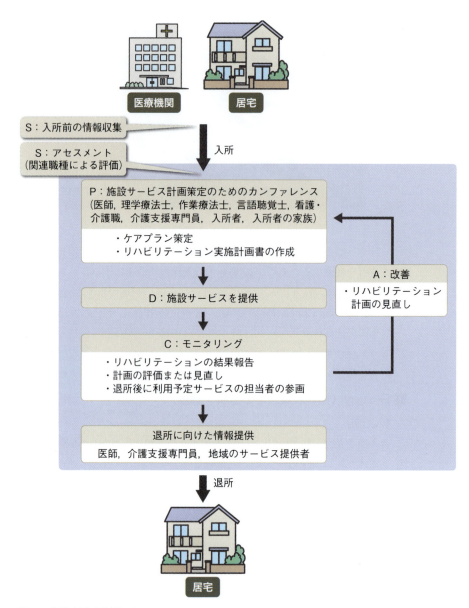

図2 介護老人保健施設におけるSPDCAサイクル

4 Check（評価）
- 定期的に再評価を行い，目標の達成状況，心身機能や活動の変化，新しい問題点の発生などを把握する．
- 入所者の状態に応じて，退所の可否や時期について検討する．

5 Act（改善）
- 評価結果をふまえ，目標の見直しとプログラムの修正を行う．

3）介護老人保健施設における理学療法のポイント

❶ 施設内生活の自立に向けて

- 食事，排泄，入浴，整容，更衣，移動，家事，コミュニケーションなど日常生活における諸活動について，その能力を**できる活動**，実行状況を**している活動**と区別して捉える．
- 日々の入所者へのアプローチは実施場所が機能訓練室中心となりやすいが，入所者の居室，トイレ，浴室，屋外などにおいても積極的にかかわり，獲得した能力を日常生活動作に反映させていくことが重要である．
- 看護師・介護職員に，入所者の動作能力や到達目標，適切な介助方法を提示し，生活のなかで「できる活動」を実践してもらうことで，「している活動」への移行を促していくことが重要である（図3）．
- 入所者の状況に応じて，ベッドや家具の配置といった居住環境の整備を行ったうえで移動手段を決定し，安全で自立した生活を確保する．
- 施設生活では在宅に比べて生活の範囲が広くなるため，動線を確認したうえで障害物の除去，手すりの位置や休憩ポイントとなる椅子の配置など，移動能力や持久力に応じた細やかな配慮が必要である．
- 入所者が使用している歩行補助具や補装具などの福祉用具の適合性を評価し，施設内での生活においても使用できるようにする．

❷ 在宅復帰に向けて

- リハビリテーションを進めながら，在宅復帰の可能性とタイミングを探り，自宅の訪問指導を実施する．
- 訪問指導では，住環境の確認（図4），在宅生活における問題点の把握，介護方法の指導，在宅ケアスタッフへの情報伝達などを行う．
- 在宅復帰に向けての方針が決定すれば，室内の移動やトイレ動作，玄関の出入りなど在宅生活を想定したプログラム（図5）を取り入れ，集中的に実施する．
- 住宅改修や福祉機器の導入が必要な場合は，家族や業者，居宅介護支援専門員などと密に連絡をとりながら進めていく．
- 退所が決定したら，地域関連職種や施設に対して入所者の状況やリハビリテーション経過などの情報を提供し，円滑に在宅生活へ移行できるようサポートしていく．

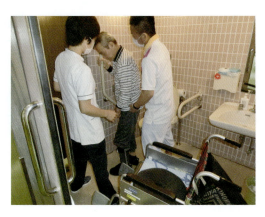

図3　他職種に対するトイレ動作介助方法の指導
入所者の実動作を確認しながら，介助方法や注意点などを伝達している．

家屋調査用紙

記入日 ○○ 年 ○○ 月 ○○ 日

患者氏名 ○○ ○○様

記入者名 ○○ ○○

【1】見取り図

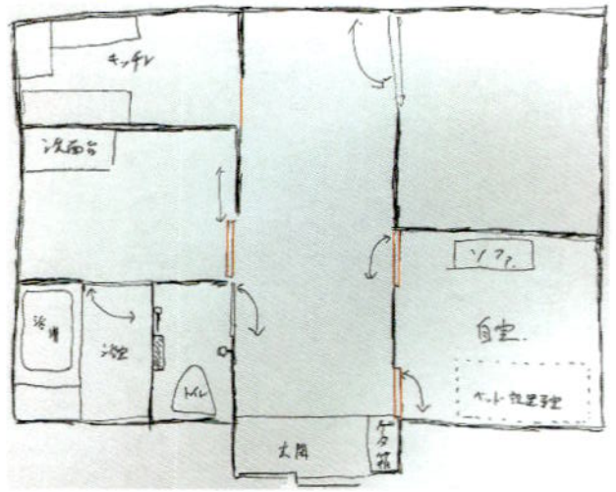

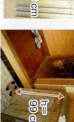

※赤線部に 1 ～ 2 cm の敷居段差あり

【2】玄関前，玄関内

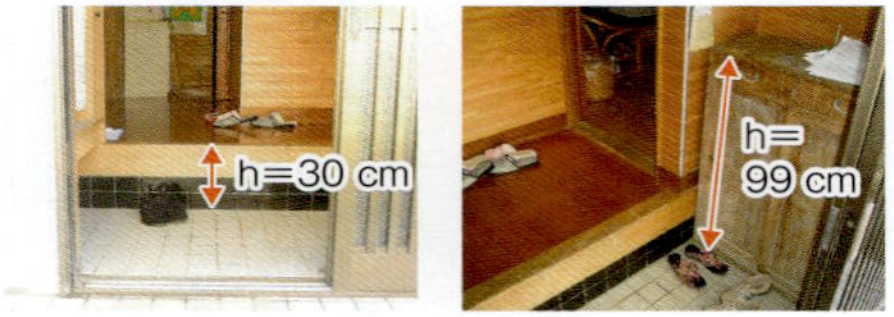

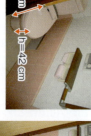

h=30 cm
h=99 cm

1. 駐車場から玄関までの距離 10 m
2. 自宅の改修の有無 有・無
3. 玄関外の手すりの有無 有・無
4. 玄関内の手すりの有無 有・無

【3】廊下

横

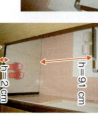

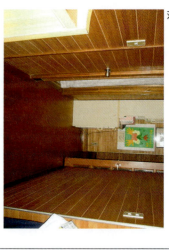

1. 段差の有無 有・無

※ 有の場合は見取り図に段差の場所記載

【4】トイレ

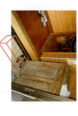

横 上

h=92 cm
h=42 cm
h=91 cm
h=2 cm
h=5 cm

1. 洋式 or 和式 洋式・和式
2. 手すりの有無 有・無
3. 扉のタイプ 開き戸・引き戸・折り戸

【5】浴室

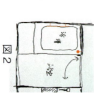

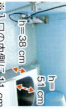

h=51 cm
h=38 cm
h=15 cm

※入口の内側に 11 cm の段差有り

1. 浴槽のタイプ 据え置き式・埋め込み式
2. 手すりの有無 有・無
3. 洗い場の洗面椅子の有無・高さ 有・無
4. 扉のタイプ 開き戸・引き戸・折り戸

【6】その他

〈家人より〉

・自室にベッド導入予定
・入浴は自宅で行いたい

【提案事項】

・シャワーチェアの購入（手すり付，折り畳みできるもの）
・ベッドの購入（40 ～ 45 cm の高さ，手すりもあった方が良い）
・玄関の上り框に昇降段差（15 cm）＋縦手すり設置（図 1）
・浴室に手すり設置（入口右手に縦手すり，浴槽奥の壁に横手すり）（図 2）
・トイレ内のスリッパはやめる
・自室内に 1 ～ 1.5 cm 厚のマットを敷いて，敷居の高さを解消するか

図 1

図 2

図4 家屋調査用紙の記入例

家屋調査を実施し，在宅復帰後に問題になりそうな家屋構造や必要となる動作を抽出する．その結果から，家屋改修を提案したり，動作練習に反映させたりして退所に向けた準備を進める．

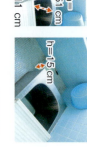

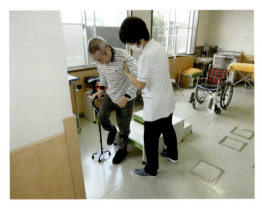

図5 在宅生活を想定したプログラム
自宅内の移動に必要となる動作（段差昇降）の練習をしている．

- 日頃から家族とのコミュニケーションを積極的に行い，協力を得ることが円滑な在宅復帰のために重要である．

3 特別養護老人ホームにおける理学療法

1) 概要

1 特別養護老人ホームの特徴と機能

- 特別養護老人ホームは，重度の心身障害により日常生活に介護を要する高齢者で，1人では生活が困難な人が生活する場である．施設自体が生活の場であり，施設内での生活の自立が目標である．
- 自立した生活を施設内で送ることや，質の高い生活を送ることを目標に，日常生活活動や社会参加（人や社会との交流）に対するさまざまな取り組みが行われている．
- リハビリテーションは，理学療法士，作業療法士，言語聴覚士，看護師，柔道整復師，あん摩マッサージ指圧師など，特定の資格をもつ**機能訓練指導員**によって提供される．
- 入所者が余生を過ごす「終の棲家」として利用されることが多く，入所期間が長期にわたることも多い．

2 施設における理学療法士の役割

- 理学療法士は，入所者の動作能力や身体機能にあった生活のしかた，および入所者が尊厳をもって生活していくために必要な身体づくりを考え，生活支援に結び付けていく役割を担う．
- 特別養護老人ホームにおけるリハビリテーションでは，チームアプローチが基本であるため，日々の情報交換やカンファレンスや各種会議を通して，理学療法士の考え方や役割の理解を促し，各専門職が互いの専門性を理解し協力体制を整える．

3 ケアプラン策定に対する理学療法士のかかわり

- 入所者の身体機能や精神機能，活動状況を定期的に評価し，**サービス担当者会議**（ケアカンファレンス）などの場で，評価結果やリハビリテーションの方針を伝え，理学療法士の考えをケアプランに反映させていく．

4 入所者の目標や生活像に応じたリハビリテーション

- 特別養護老人ホームにおけるリハビリテーションは，理学療法士などが個別に行うプログラムだけでなく，看護師や介護職員などの他職種を中心に生活のなかで提供されるものも多い．
- リハビリテーションの視点をもって，生活支援を提供することは大切なことではあるが，特別養護老人ホームはあくまでも生活の場であり，入所者はリハビリテーションのためにではなく，ただ普通に暮らすために生活している一人の「人」である．
- 「自立支援」と「生活の質」双方の大切さを念頭において，入所者の主体性を尊重すべき動作，介助すべき動作を見極めていくことも大切である．

2) リハビリテーションマネジメント

- 特別養護老人ホームの入所者は長期的な入所となることが多く，ともすると目的が曖昧なリハビリテーションが漫然とくり返されることがある．
- 特別養護老人ホームにおける理学療法は，Plan（計画），Do（実行），Check（評価），Act（改善）のPDCAサイクル（図6）に則って実施されることが望ましい．
- 入所者の状態や希望に応じた目標を設定するためには，定期的なCheck（評価）とそれに基づくAct（改善）が重要である．

1 Plan（計画）

- ケアプランであげられた目標達成に向けて，リハビリテーション実施計画書を作成し，リハビリテーションプログラム（実施形態や実施場所，頻度，時間）を決定する．

2 Do（実行）

- リハビリテーション実施計画書に従って，個別の機能訓練や動作練習，または集団リハビリテーションを実施する．
- 看護師や介護職員などの他職種に対して動作方法や介助方法を指導し，生活のなかでの動作練習を促していく．

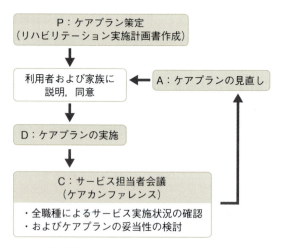

図6 特別養護老人ホームにおけるPDCAサイクル

3 Check（評価）
- 定期的に評価を実施し，入所者の動作能力や身体機能の変化を確認する．
- 日常的に他職種からの情報収集（図7）を行い，日常生活中の動作能力の変化を評価する．

4 Act（改善）
- 評価の結果に基づき，必要に応じてリハビリテーションプログラムの変更を行う．
- サービス担当者会議などの場で，理学療法士から情報を提供し，ケアプランの修正・改善を促していく．

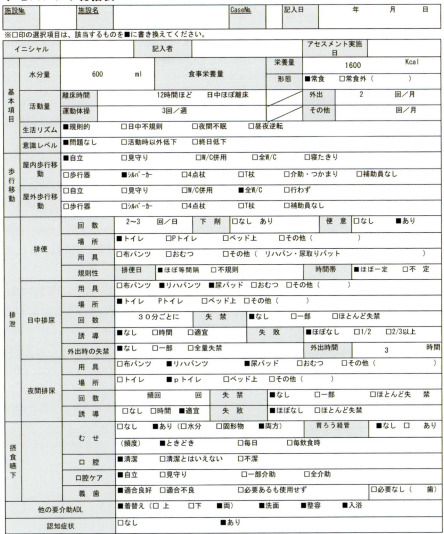

図7　他職種からの情報収集
入所者の日々の変化や気になる点について，アセスメント表を用いて他職種から情報の収集を行う．

3）特別養護老人ホームにおける理学療法のポイント

- 特別養護老人ホームの入所者は，疾患の発症から長期間経過した維持期にあり，一般的に身体機能の大幅な改善を図ることは困難であるため，残存機能の活用や環境整備によって動作能力の維持・改善を図るアプローチが主体となる．
- 寝たきりで自発的な活動が乏しい入所者に対して，離床を促しレクリエーションに参加する機会を提供するなど，廃用症候群予防に向けたアプローチも重要である．
- 老人福祉法では，特別養護老人ホームにおけるリハビリテーションの実施基準（実施形態，実施頻度，実施時間など）は明確に定められておらず，機能訓練指導員の裁量に任せられている．
- 入所者数に対して機能訓練指導員数が不足しがちであり，すべての入所者に対する個別対応は困難なことが多い．
- すべてのプログラムを理学療法士が実施しようとは考えず，基本動作や日常生活動作のように生活のなかでくり返される動作の練習については，看護師や介護職員などの他職種に対して動作方法や介助方法を指導のうえ，委託していくことも重要である（図8）．
- 入所者のニーズの緊急度や重要度に応じてリハビリテーションの優先順位を決定し，優先度によって，重点的な個別介入，集団リハビリテーション，自主練習指導などに振り分けることも有効である．

❶ 動作能力の評価と介助量の検討

- 入所者の動作観察と，介護職員などからの日常生活場面（特に夜や早朝）における様子を聴取することにより，生活機能としての動作能力を総合的に評価する．
- 寝返り，起き上がり，立ち上がりなどの基本動作能力と，食事，排泄，入浴，整容，更衣，移動などの日常生活動作能力を，表1の4つに分類して評価すると，ケアプランを立てたり，生活環境整備を考えたりする際に活用しやすい．
- 「自立支援」の観点から，②準自立，③一部介助レベルの利用者では，介助なし，または最少介助で動作を実施することが望ましいが，動作に過度な努力と長い時間を要する場合には，入所者に疲労やストレスを与え「生活の質」が低下することが予測される．
- 特別養護老人ホームはあくまで生活の場であるということを念頭において，「自立支援」と「生活の質」のバランスを考えながら入所者にかかわっていくことが重要である．

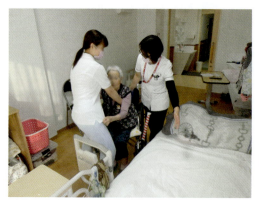

図8　他職種に対する動作介助方法の指導
他職種に対して安全で適切な介助方法の指導を行い，日常生活のなかで動作練習を実施してもらう．

2 安全な移動手段の検討

- 歩行可能なのか，車いすで移動するのかを検討する．
- 歩行で移動する場合，自立レベルか，介助レベルかを明確にする．介助が必要な場合は，その介助方法を他職種へ伝達する．歩行補助具を使用する場合には，その種類を明確にし，入所者に合わせて適切に調整を行う．
- 車いすで移動する場合，自走が可能か，介助レベルかを明確にする．車いすを入所者の能力や身体状況に合わせて，パーツやポジショニングの調整を行う．
- 昼夜で動作レベルが変動する場合や，移動距離が長い場合，移動先で実施する動作の難易度が高い場合などには，状況に応じて歩行形態を変更する対応も有効である．
- 安全な動作方法や使用する補助具などの情報を一覧にして掲示し，他職種と情報を共有する工夫も重要である（図9）．

3 生活環境整備の検討

- 居室内のベッドは，歩行や車いす操作時の動線，入所者の移乗動作能力を考慮して最適な位置に設置する．
- 寝返りや起き上がり動作の補助，また転落予防を目的としてベッド柵の設置を検討する．
- 自力での寝返りが困難，また身体の変形があるといった褥瘡発生リスクが高い入所者には，エアマットの設置を検討する．
- ベッドから転落するリスクがある入所者に対しては，ベッドサイドの床に衝撃吸収マットの設置を検討する．

表1 入所者の動作能力の判定基準と介助量の目安

判定	基準	介助方法および介助量
①自立	安全かつ確実にできる	・入所者の主体性を尊重し，介助は行わない
②準自立	自力でできるが過度の努力と時間を要する	・入所者の主体性を尊重するが，出来具合を確認し必要に応じて手直しする ・身体的・精神的負担が大きい場合は，最小限の介助を行う ・必要となる手直しや介助の具体的な内容，介助量，介助方法を提案する
③一部介助	見守りあるいは部分的に介助を必要とする	・見守り，口頭による動作手順の誘導，必要最小限の介助を行う ・動作の効果的な誘導方法，具体的な介助内容，介助量，介助方法を提案する
④全介助	自力では全くできない	・入所者および介護者双方にとって，できるだけ負担の少ない介助方法を提案する

文献4をもとに作成．

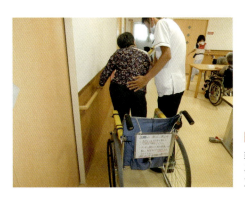

図9 他職種と情報を共有するための工夫
車いすの後ろに情報を一覧にして掲示し，情報を共有することで，すべての職種で統一した対応ができるように工夫している．

■ **文献**

1）日本理学療法士協会：統計情報 会員の分布
 (http://www.japanpt.or.jp/about/data/statistics/)
2）厚生労働省：ニーズに応じたサービス内容の見直し（③ 安心して暮らすための環境の整備）（参考資料）
 (https://www.mhlw.go.jp/file/05-Shingikai-12601000-Seisakutoukatsukan-Sanjikanshitsu_Shakaihoshoutantou/0000135323.pdf)
3）厚生労働省：高齢者の地域における新たなリハビリテーションの在り方検討会報告書（平成27年3月）
 (https://www.mhlw.go.jp/file/05-Shingikai-12301000-Roukenkyoku-Soumuka/0000081900.pdf)
4）「地域リハビリテーション学テキスト 改訂第2版（シンプル理学療法学シリーズ）」，(細田多穂/監，備酒伸彦，他/編)，南江堂，2012

実習課題：転倒予防策の検討

● 以下の介護老人保健施設における転倒事例への対応を考えてみよう．

1) 目的

- 入所者が安全に生活できるための環境整備について考えること．
- 施設における理学療法士の役割として，転倒予防策が提案できるようになること．

2) 方法

- 症例情報を読み，転倒に至った経緯を考察する．必要な評価項目を検討し，どのような対応策を提案していくべきかをまとめる．

症例情報

- 介護老人保健施設に入所中のAさん（80代，女性）
- 3カ月前に自宅で転倒し，大腿骨転子部骨折を受傷し，病院で観血的骨接合術を施行した．
- 家人は在宅復帰を目標としているが，病院を退院する時点で動作能力の獲得が十分でなく，リハビリテーション継続を目的に1カ月前に介護老人保健施設に入所した．
- 入所後，施設内を車いす自走で移動，リハビリテーションでは介助下での杖歩行練習を実施していた．
- 先週から，日中はベッド上や車いす座位姿勢で眠っていることが多くなり，夜間に頻回に覚醒し，自室ベッド周囲を独歩していることが複数回確認されていた．
- 昨日の夜間，自室内を独歩で移動しようとして転倒した．
- 幸い新規の外傷発生はなかったが，何らかの対策が必要と考えられる．

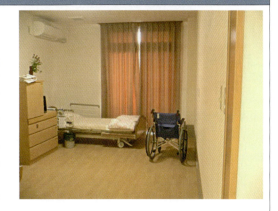

このような場合，あなたはどのように考え対応しますか．

今回の転倒には，どのような原因が考えられるか

必要な評価項目は何か

どのような対応策を提案していくべきか（他職種への働きかけも含めて検討）

第6章 地域リハビリテーションの実際

I 地域理学療法の実際

4 終末期における理学療法

学習のポイント

- 終末期に合併する疾患を理解する
- 終末期に求められる理学療法の目的を学ぶ
- 終末期における理学療法士のかかわりや理学療法を学ぶ
- 終末期において必要な家族指導を学ぶ

1 「終末期」は「人生の最終段階」

- 厚生労働省では，従来「終末期医療」と表記していたものについて，広報などで可能なものから，「人生の最終段階における医療」と表記することとした．
- これは，最期まで尊厳を尊重した人間の生き方に着目した医療をめざすことが重要であるとの考え方によるものである．
- 2015年3月には「人生の最終段階における医療の決定プロセスに関するガイドライン」，「人生の最終段階における医療・ケアの在り方」として，適切な情報の提供と説明がなされ，それに基づいて患者または利用者等と医療・ケアチームが話し合いを行い，患者または利用者等の意思決定を基本とすることが示されている[1]．
- また，多職種から構成されたチームにおける判断の重要性，症状を緩和し全人的なケアをすることの必要性が示唆されている．
- 心身の状態変化などに応じて本人の意思は変化しうるものであり，医療・ケアの方針や，どのような生き方を望むかなどを，日頃からくり返し話し合うことの重要性が強調されている．
- 本稿における「終末期」は，厚生労働省の表記に沿って「人生の最終段階」と捉えて説明している．

2 終末期における疾患

- 高齢者の「終末期」を死亡原因別にみると，悪性新生物，心疾患，肺炎，脳血管疾患と続く（図1）．
- 「終末期」に生活期（維持期）も含めて高齢者の要介護認定を受ける原因となった疾患をみ

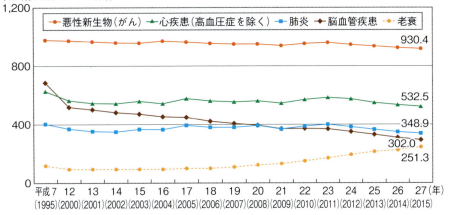

図1　高齢者の死亡原因
文献2より引用.

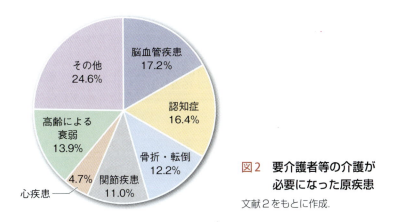

図2　要介護者等の介護が必要になった原疾患
文献2をもとに作成.

ると，脳血管疾患17.2％，認知症16.4％，骨折・転倒12.2％，関節疾患11％，心疾患4.7％と続く（図2）.

- これらのことから高齢者の「終末期（人生の最終段階）」は，患う疾患が多岐にわたることがわかる.

- よって，これらの疾患に対応できる臨機応変なリスク管理能力および多職種との連携が求められる.

3　終末期と終の棲家（看取りの場）

- 平成29年版高齢社会白書によると，「治る見込みがない病気になった場合，最期はどこで迎えたいか」についての意見では，「自宅」（54.6％）が最も多く，次いで「病院などの医療施設」（27.7％）となっている．「子どもの家」は非常に少ない（図3）.
　また，高齢者の延命治療の希望では，「延命治療を望む」は4.7％と少なく，一方で「延命の

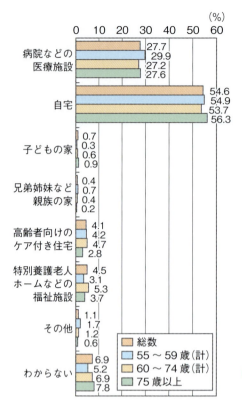

図3 高齢者の最期を迎えたい場所
文献2より引用.

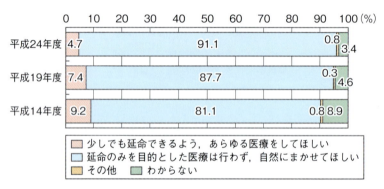

図4 高齢者の延命治療に対する考え方
文献2より引用.

みを目的とした医療は行わず,自然にまかせてほしい」と回答した人の割合が9割を超えている(図4).

- 「地域包括ケアシステム」でもいわれているように,終末期をどこで過ごしたい・過ごすかの選択は,本人と家族が終末期の看取り方まで相談したうえで決定されることが望ましい(第2章 6 参照).
- 対象者と家族には,終の棲家の選択に応じて,対応可能な治療やケアが異なることを理解してもらうことが重要である.
- 例えば,自宅で終末期を過ごすことを決めたのであれば,病院と比べ他職種連携がとりにく

いことが推察される．あらかじめ，予測されるリスクや急変などに対して，主治医に対応を相談し，対象者の日々の情報共有を他職種とも密に行う必要がある．

- 特別養護老人ホーム（以下，特養）では，2006年4月の介護報酬改定において，入居者の**看取り加算**が創設され，現在では「看取りケア」を提供する特養が約7割にも達している[3]．しかし，特養は医療機関ではないため，病院で行うような延命治療は行えないことが前提であることを理解しておきたい．
- 特養の**看取りケア**では，その施設によって，ご臨終までの少しの日数，酸素投与や点滴を行うこともある．
- いかに**安楽な看取り**ができるかを考慮し，対象者の負担を軽減できる理学療法プログラムの提供が望ましい．具体的には，特養での看取りは，対象者のQOLと全身状態の維持・安定を図るプログラムが求められる．

4 全身状態の管理を目的とした理学療法プログラムとリスク管理

- 終末期は，全身状態の低下とともに対象者の不動などにより，日常生活動作能力も低下し，それに伴い全身の関節拘縮が急激に進行してしまう．拘縮予防のための関節可動域練習やポジショニングは必須である．
- 終末期の理学療法は，介護保険で行われるものと医療保険で行われるものがある．
- 理学療法の実施においては，**表1**の日本リハビリテーション医学会診療ガイドラインの**リハビリテーション中止基準**などを参考に，リスク管理を徹底する．
- 介護保険を利用した理学療法を実施する場合には，立案したケアプランを遵守した理学療法プログラムを立案し，作成した「リハビリテーション実施計画書」を本人または家族に説明したうえで理学療法プログラムに関する承諾をもらうことが必要となる．
- 特に終末期においては，リハビリテーションが中止となるような状態のときはケアマネジャーに報告し，他職種へその情報を伝え，共有しておくことが重要である．突然の急変がいつ起こってもおかしくないのが終末期の特徴である．

5 終末期における理学療法の実際

1）特養での終末期に状態の悪化と寛解をくり返した症例

- 女性，96歳．
- 現病歴は特になし．

1 看取りまでの経過

- 特養に入居してから4年が経過．20XX年Y月Z日から37.3℃程度の発熱が続き，食事量は減少，車いす座位も困難となってきた．委託医に経過を相談し，その後のカンファレンスの結果「看取りケア」で進めていく方針となった．この旨を家族に説明し，承諾を得たため，看取りケアに移行した．

表1　リハビリテーション中止基準

積極的なリハをしない場合
1. 安静時脈拍40/分以下あるいは120/分以上
2. 安静時収縮期血圧70以下または200以上
3. 安静時拡張期血圧120以上
4. 労作性狭心症の場合
5. 心房細動のある方で著しい徐脈あるいは頻脈がある場合
6. 心筋梗塞発症直後で循環器動態が不良な場合
7. 著しい不整脈がある場合
8. 安静時胸痛がある場合
9. リハ実施前にすでに動悸,息切れ,胸痛のある場合
10. 座位でめまい,冷や汗,嘔気などがある場合
11. 安静時体温38度以上
12. 安静時（SpO_2）が90％以下

途中でリハを中止する場合
1. 中等度以上の呼吸困難,めまい,嘔気,狭心痛,頭痛,強い疲労感などが出現した場合,強い疲労感の出現
2. 脈拍が140/分を超えた場合
3. 運動時収縮期血圧40 mmHg以上または拡張期血圧が20 mmHg以上上昇した場合
4. 頻呼吸（30回/分以上）,息切れが出現した場合
5. 運動により不整脈が増加した場合
6. 徐脈が出現した場合
7. 意識状態の悪化

いったんリハを中止し,回復を待って再開
1. 脈拍が運動前の30％を超えた場合.ただし,2分間の安静で10％以下に戻らないときは以後のリハを中止するか,またはきわめて軽作業のものに切り替える
2. 脈拍が120/分を超えた場合
3. 1分間10回以上の期外収縮が出現した場合
4. 軽い動悸,息切れが出現した場合

その他の注意が必要な場合
1. 血尿の出現
2. 喀痰量が増加している場合
3. 体重が増加している場合
4. 倦怠感のある場合
5. 食欲不振・空腹時
6. 下肢の浮腫が増加している場合

文献4より引用.

- 20XX年Y月Z日+15日,食事摂取が進まず,全身状態が安定しない状態での生活が続いた.清拭時に左足の違和感に気づいた看護師が状況を確認.左踵骨部にNational Pressure Ulcer Advisory Panel（NPUAP）stage IIの褥瘡ができていた.早急に対応するも褥瘡は進行し,stage IIIまで進行した（図5）.
- 褥瘡発見後,管理栄養士と相談し,早急に栄養状態を確認した結果,血清アルブミン値2.8 g/dLであった.しかし,食事摂取量の向上は望めないため,高カロリー食を追加対応し,栄養の向上を図りながら経過を観察した.20XX年Y月Z日+90日には図6の状態まで改善した.

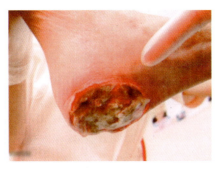
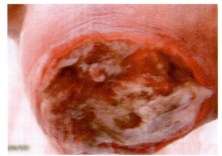

図5 褥瘡の悪化

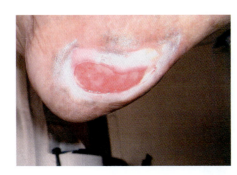

図6 褥瘡の改善（20XX年Y月Z日＋90日）

- 対象者は，この後も増悪と寛解をくり返しながら，20XX年Y月Z日＋105日に逝去した．
- 最期は，個室で家族や職員，入居者に見守られながらのご逝去であった．

2 理学療法経過

- バイタルサイン：血圧130/75 mmHg，脈拍65/分，体温37.2℃．
- 毎日の最終可動域までの関節可動域練習およびポジショニングに理学療法士が介入していたが，看取りケアに移行後は，全身状態の低下から理学療法が行えない日もあり，可動域制限（両膝関節30°屈曲拘縮）が進行した．
- バイタルが安定していることが続いたときには，ベッドを徐々にギャッジアップし，抗重力位を少しでもとれるように心掛けた．
- 環境整備では，褥瘡ができたことに対してエアーマットを高機能のものに変更し，調湿マットを使用したうえで前述の理学療法プログラムを継続した．
- 目標は，膝関節の拘縮をこれ以上進行させないことであった．納棺するときに，ご遺体に進行した拘縮があると，棺のサイズに適合するよう膝などの拘縮部位に外力を加えてしまうため，過度な拘縮のない状態で最期を看取ることがその目的であった．
- 最期は，体調を確認しながら，毎日のポジショニングとエアーマットのエアーの確認などの環境整備に努めた．

2) 在宅で対象者を看取った事例

- 女性，96歳．
- 廃用症候群，嚥下障害を認める．
- 身長：148 cm（円背のまま立位にて測定），体重：28 kg，BMI：12.8（低体重）．
- 要介護度4，認知症高齢者の日常生活自立度Ⅱb，障害高齢者の日常生活自立度B1．

1 看取りの経緯

- 長男（50代，キーパーソン）と二人暮らし（図7）．長男は会社勤めのため，日中は対象者一人で過ごす．長女は遠隔地在住．
- 介護サービスは，週3回のデイサービスと毎日朝夕の訪問介護による食事介助・排泄介助に加え，月1回の往診，週1回の訪問看護を利用．

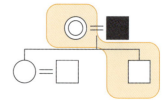

図7 家族構成

2 住居

- 戸建て．木造2階，築50年以上（図8）．
- 大規模な改修の実施はないが，長男自ら手すりやベッドを製作し，設置している．

3 理学療法経過

- 介護サービスを利用してから半年が経過．家族より，活動性の向上を目標に理学療法士の視点がほしいとの要望があり訪問する．
- 家庭訪問したところ，生活するうえでのリスク管理として，食事中の座位姿勢（図9）および食後の姿勢に早急な対応が必要であると判断し，以下の内容を提案した．

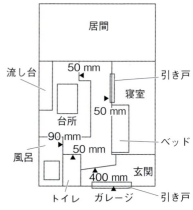

図8 1階平面図

4 理学療法士による提案内容

①介護ベッドの導入⇒緊急性高い

- 対象者は訪問介護による食事介助，排泄介助の直後に，自室ベッドで側臥位となる．
- その際，ベッドはギャッジアップしないもの（図10）であるため，誤嚥のリスクが高い．

②食事姿勢の改善および食事用の椅子に設置したムートンの除去⇒緊急性高い

- 対象者は嚥下反射の惹起遅延のため，食事に時間を要す．食事はミキサー食などの柔らかいものを食しているが，平均40分を要す．また，円背も強い．
- 食事用の椅子にムートンが敷かれており，対象者は食事をしている間に殿部が滑ってしまい仙骨座りになってくる．そのためさらに頸部が伸展し，嚥下反射を起こりにくくしている．
- 椅子座位の摂食嚥下に適した姿勢は，体幹が安定し，嚥下反射が起こりやすい姿勢であり，その姿勢を保持できることが重要である（図11）．
- 椅子は座面の幅と背もたれの高さが身体寸法にあったものを選択すること．具体的には，足底が床に着いていること，骨盤が後傾しないこと，背もたれの高さは肩甲骨下角の高さであり広すぎないことに留意する．

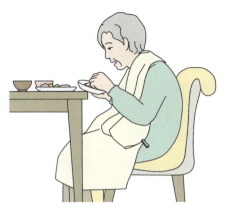

図9　対象者の食事姿勢
実際の写真をもとに作成.

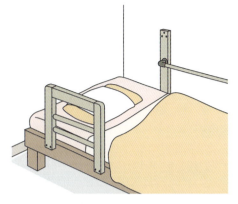

図10　対象者のベッド
実際の写真をもとに作成.

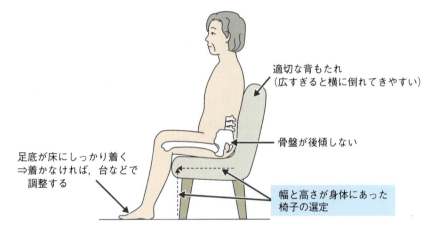

図11　椅子座位時の摂食嚥下に適した姿勢
文献5をもとに作成.

- 頸部が伸展している状態では嚥下できないが，円背がある高齢者の頸部は図11の椅子座位では頸部が伸展してしまっていることが多い（図12A）．そのため，背もたれにクッションを入れたり背張り調整機能がついた車いすで調整するとよい（図12B）．

③デイサービスにおける日中の離床時間の増大

- 図13に対象者のデイサービスに行った日（週2日）の一日の過ごし方を示す．
- 自宅からデイサービスへは，車いすに乗り送迎車で移動する．デイサービスでの移動は，軽介助歩行にて行っているが，機能訓練とレクリエーション以外はベッド上で臥床していることが多い．デイサービスでのADLは，食事は自立（ミキサー食，食堂にて椅子座位），排泄はトイレまで軽介助歩行で移動し，部分介助にて行う．入浴は全介助（特殊浴槽）である．
- これらから，デイサービス利用中も臥床時間が長いことがわかる．このような場合，見守りがあるデイサービス利用時は，午前中に1つレクリエーションに参加するなどして，離床時間を徐々に増大させ，活動性を高めることで廃用症候群の進行を抑える必要がある．
- デイサービスの機能訓練指導員に協力してもらい，体力が回復すれば歩行練習などや筋力増

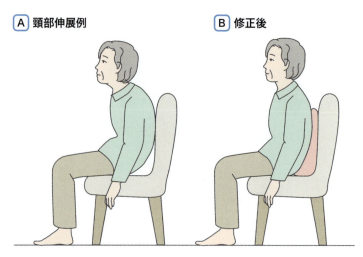

図12　円背の頸部
A）クッションなしで座った場合．
B）クッションを使用した場合．

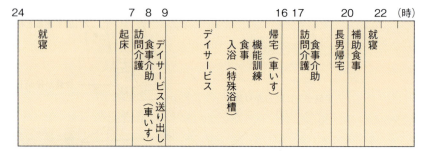

図13　対象者の一日の過ごし方

強トレーニングを行うなどの連携を図ることも重要である．自宅では，食事や排泄は食堂やトイレまで手すりを用いた歩行で行っているため，そこまでの歩行の安定性を高めることが目的である．

文献

1) 厚生労働省：人生の最終段階における医療・ケアの決定プロセスに関するガイドライン（https://www.mhlw.go.jp/file/04-Houdouhappyou-10802000-Iseikyoku-Shidouka/0000197701.pdf）
2) 内閣府：平成29年版 高齢社会白書（http://www8.cao.go.jp/kourei/whitepaper/w-2017/zenbun/29pdf_index.html）
3) 厚生労働省：第122回社会保障審議会介護給付費分科会資料（https://www.mhlw.go.jp/file/05-Shingikai-12401000-Hokenkyoku-Soumuka/0000100089.pdf）
4) 「リハビリテーション医療における安全管理・推進のためのガイドライン」（日本リハビリテーション医学会診療ガイドライン委員会/編），医歯薬出版，2006
5) 「"もっと"嚥下の見える評価をしよう！頸部聴診法トレーニング」（大野木宏彰/著），メディカ出版，2017

実習課題：長時間の同一姿勢による不快感の体験

1）目的

- 長時間の同一姿勢およびギャッジアップ時の不快感※とその解消法の体験を通じて，不動の対象者の不快感を理解する．

2）方法

- 下記の手順に沿って圧抜きを実施する．

課題名：終末期における褥瘡の予防とリスク管理

以下の課題について，介護ベッドやエアーマットがある教室を利用し体験する．

圧抜き（背抜き，足抜き）の体験

【手順】準備物：ゴニオメーター，グローブ（図1）またはスーパーの袋

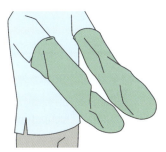

図1　ポジショニングの圧抜き・背抜きに使用するグローブ

1) 2〜3人グループになる
2) 学生Aは介護ベッドで背臥位となる
3) 他学生は，ベッドをできる限りゆっくりギャッジアップする．
   学生Aはギャッジアップの際，不動であることとする（不快であっても動かない）．
4) ベッドをギャッジアップしていくと，学生Aはどこかに「不快感」を感じた時，他学生に伝える．他学生はベッドの角度の計測，不快感の症状（どのような感じ，どこの部位で起こるなど）をメモする．
5) 不快感が発生している角度で少し待ち，マルチグローブで背中から踵までをスッとなでるような感じで「圧抜き」を行う（図2）．その際の学生Aの圧抜き実施前後の「不快感」の状態を聞きとる．

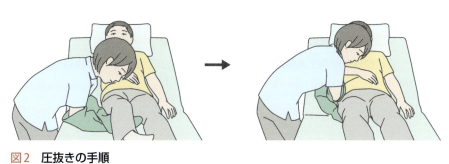

図2　圧抜きの手順

※ここでいう「不快感」とは，圧とずれ力を指す．

第6章 地域リハビリテーションの実際

II 地域作業療法の実際

1 訪問系作業療法

学習のポイント
- 地域で生活している人の目標設定について学ぶ
- 課題分析と遂行分析について学ぶ
- 作業遂行の改善に焦点を当てた介入について学ぶ

1 目標設定の重要性

- 訪問系作業療法の実践において利用者の「自分らしい活動」や「自立的な活動」などの生活目標を理解することが重要である[1]。
- 目標の設定として、**カナダ作業遂行測定**(Canadian Occupational Performance Measure：**COPM**)を用いた評価が有用である。
- COPMは、作業の重要度、遂行度、満足度を1～10点であらわす面接評価[2]であり、利用者と目標を共有するために役立つ。
- 目標を利用者と共有し、作業に直接的に介入することで、短期間の介入でも成果をあげることが可能である。
- 利用者が目標としている作業をできるように支援することは、生活の再構築を促進し、生活の質（QOL）を向上させることにつながる。
- 利用者はできる作業が増えることで、未来への希望がもて、新たな作業へと挑戦することができる（図1）[3]。

■ **訪問系作業療法での目標は、作業で設定する**

- 具体的な作業を目標として設定することが重要である。
- 訪問作業療法においては、心身機能や身体構造の項目を目標にしない。
- 目標は、国際生活機能分類（ICF）における、活動や参加の項目を設定する（表1）。

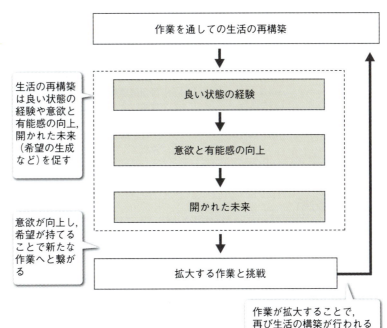

図1 作業と作業遂行の発展モデル
文献3より引用.

表1 活動や参加項目を用いた具体的な目標設定の例

心身機能 身体構造	活動	参加
・肩関節の可動域が120°まで拡がる	・被りシャツを着ることができる	・おしゃれをして外出することができる
・握力が20 kgまで向上する	・荷物を持ち運ぶことができる	・家族とショッピングに行くことができる
・手指の感覚が重度鈍麻から中等度鈍麻へ改善する	・炒め物などの料理が安全に行える	・地域の料理教室に参加できる
・半側空間失認による見落としが減る	・一人で食事ができる	・友人との食事会に参加できる

2 作業遂行の評価と分析

- 人が作業をしていること（作業をしている場面）を**作業遂行**とよぶ.
- 作業遂行は，人と作業，環境の影響を受ける.
- 作業療法の評価には，**課題分析**と**遂行分析**の2種類がある.
- 遂行分析を実施した後に，課題分析を行うと効率よく評価を実施することができる.

表2 課題分析の評価例

個人因子	課題因子	環境因子
・関節可動域 ・筋力 ・感覚 ・バランス ・日常生活能力 ・高次脳機能	・課題の適切性 　（馴染みがあるか） ・課題難易度 ・課題に含まれる工程の分析 ・工程を構成する行為の分析	・場所・空間 ・道具や材料 ・介助者の有無 ・利用できる制度 ・文化的背景 ・経済的な問題

1）課題分析

- 課題分析は，人の作業遂行に影響を及ぼす環境因子，個人因子および心身機能障害の評価を行うことである[4]．
- 課題分析を行うことで，作業遂行上の問題の原因を解釈することができる（表2）．
- 一方で，課題分析のみでは，作業が行えるかどうかの予測や判断は難しい．

2）遂行分析

- 遂行分析は，作業を行っている場面を観察し，作業遂行が努力なく，効率的に，安全に，自立して行えているかどうかを評価するものである．
- ADL能力を客観的に測定する評価として，**運動とプロセス技能評価**（Assessment of Motor and Process Skills：**AMPS**）がある．
- AMPSには標準化された課題が125課題あり，運動技能16項目，プロセス技能20項目で構成されており，約20万人分のデータに基づく世界的な評価である[4]．対象者が目標にしたい課題を選択する．

＊遂行分析は作業遂行場面を観察する評価で，AMPSを用いなくても実施できる．

■ 遂行分析の例（観察場面の記述）

- 野菜炒めをつくる課題において，人参を包丁で切る際に，左手で人参を固定することができず，何度も人参を床へ落としてしまう場面があった．
- シャツにアイロンをかける課題で，シャツの袖にアイロンをかけず，前身頃にもシワが残っており，アイロンがけを不十分なまま終えた．
- 床に掃除機をかける課題では，掃除機をかける際にバランスを崩し，転倒しそうになる場面が認められ，介助者の介入なしには課題を遂行することができなかった．

3 目標を達成するための介入モデルの選択

- 介入モデルとして，作業を通して心身機能を回復させる**回復モデル**，作業の練習を行い作業遂行の改善を図る**習得モデル**，環境調整や代替手段を用いる**代償モデル**，介助者への講習会や研修などを行う**教育モデル**の4つがある[5]．
- 訪問作業療法での介入には，作業への直接的な介入が不可欠である．

- 作業遂行を改善するために効果を上げやすいものは，習得モデルと代償モデルである．
- 例えば脳血管疾患においては，単に手の運動を促すのではなく，日常生活のなかに適応して手を使う戦略をとることが上肢機能や日常生活能力の改善を促すために重要である[6)7)]．

4 訪問系作業療法の実際

1）脳血管疾患の事例

- 事例は50代女性で，左脳出血による右片麻痺（Brunnstrom stage 上肢Ⅱ，手指Ⅱ，下肢Ⅲ）であり，脳卒中後のうつ病が合併症として認められた．
- 対象者は少しでも主婦としての役割を果たしたいという想いと，体が思うように動かせないもどかしさで葛藤し，悲観的になっていた．
- 目標設定として，病前に行っていた主婦としての役割を再獲得できるように，料理や掃除などの家事をできるようになることをあげた．
- 対象者は，家の中の移動では，車いすと杖歩行を場面によって使い分けていたため，家事を行う際も適宜移動方法を検討した．
- 物的支持があれば，立位や歩行は比較的安定していたため，洗濯物を運ぶ際や急須やコップなどを運ぶ際は，キャスター付きの小型テーブルに載せて持ち運ぶことを検討・練習した．
- 掃除機がけの際には，立位での操作が不安定であったため，掃除機をコードレス掃除機に変更し，車いすに乗車したまま掃除機がけをする練習をした（図2）．
- 料理の練習では，右上肢で野菜を固定できなかったため，釘付きまな板を使って野菜を固定し，切る練習や煮物をつくる練習などをくり返し行った．台所内は主に伝い歩きし，疲労に合わせて車いすに座って休憩した．
- 対象者が主婦として行っていた家事は概ね自立して行えるようになった．悲観的な発言も聞かれなくなり，生活に前向きになったことから，自分で工夫して編みものにも取り組むようになった（図3）．

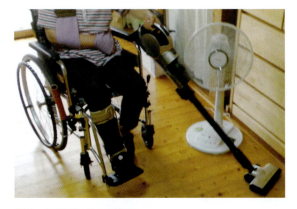

図2　掃除機がけの様子
車いすに座ったまま片足駆動し，コードレス掃除機で掃除をしている．

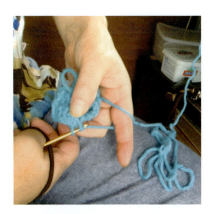

図3　編みものをしている様子
麻痺側ではかぎ針を把持することができないため，手にゴムを付けてかぎ針を引っ掛け，左手を動かして編みものをしている．

- 課題難易度や身体機能に合わせた道具の工夫による代償モデルの選択と，くり返し作業の練習を行う習得モデルの選択を行ったことが対象者の作業遂行の改善へとつながった．

2）内部疾患の事例

- 事例は80代男性であり，糖尿病による末梢神経障害，腎機能障害などが認められ，狭心症のために起き上がりや立ち上がり時の疲労が強く認められた．
- 作業療法の初回面接では，目標として，字を書けるようになることや，家族の介助にて安全にポータブルトイレへ移乗することができるようになりたいという希望が聞かれた．
- 狭心症の影響により，座位や立位では疲労感が強く，長い時間座位を保つことや，何度も立ち上がりをすることが困難であった．
- 作業療法では，対象者の疲労感に注意をしながら，ポータブルトイレに移乗する練習やベッド上で楽に座れる姿勢を調整すること，書字練習を中心に実施した．
- ポータブルトイレへの移乗練習では，ベッドの高さ調整や，手すりの用い方の指導，立ちやすい動作指導，家族への介助指導を並行して行った．
- 書字練習の初期では，末梢神経障害の影響により，鉛筆をしっかりと握って操作することができなかったが，持ち方の工夫や書字練習をくり返すことで少しずつ字が書けるようになってきた（図4）．
- 最終的に，家族の介助で転倒なくポータブルトイレへ移乗することができるようになり，年末には約100人分の年賀状の宛名書きをすることができた．
- また，年賀状を受け取った友人や親戚から連絡があったり，後日遊びに来てくれたりするなど，嬉しい出来事へとつながった．
- 対象者は，書字やポータブルトイレへ移乗する練習を通して，直接的に作業遂行を改善することができ（習得モデル），さらに手の機能や下肢筋力なども改善することができた（回復モデル）．

3）整形疾患の事例

- 事例は70代の女性であり，自宅玄関前にて転倒し，膝と踵に圧挫傷を認めた．
- 受傷後はA病院に約3カ月入院し，その後住宅改修が終わるまでの間はB施設に入所していた．
- 初回訪問時の面接では，COPMにて上手に歩けるようになりたい，料理ができるようになり

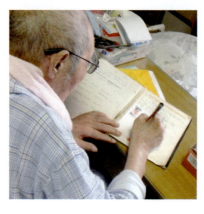

図4　年賀はがきを書いている様子
長時間は自力での座位がとれないため，ベッドの背もたれを上げてクッションなどで座位を調整し，オーバーテーブルを用いて書字練習を行っている．

たい，掃除や洗濯などの簡単な家事ができるようになりたい，一人でお風呂に入れるようになりたいという希望が聞かれた．遂行度スコアは2.5点，満足度スコアは2.25点であった．

- 作業遂行分析として，対象者ができるようになりたいと希望した作業からJ-2食器を手で洗う（0.2ロジット），J-3掃除機をかける（0.0ロジット）の2課題を選択し，AMPSを実施した．
- 掃除機をかける場面では，掃除機をかける際にふらつきが認められ（Stabilizes, Walks, Transports），床のコードに手を伸ばす際に努力的となる（Reaches, Bends）場面が認められた．
- 食器を洗う場面では，汚れの洗い残し（Terminates）や蛇口の調整が遅れること（Adjusts），課題終了後に台所に水滴が残っており，片付けが不十分（Restores, Notice/Responds）な場面が認められた．
- 2課題を観察し，AMPSマニュアルに沿って採点を行った．その後，パソコンにデータを入力し，ADL能力測定値を算出した．
- AMPSの結果は，ADL運動能力測定値が1.12ロジット，ADLプロセス能力測定値が0.71ロジットとカットオフ値よりも低く，地域で生活するために援助が必要な状態であることが明らかとなった．
  * ADL運動能力測定値のカットオフは2.0ロジット．ADLプロセス能力測定値のカットオフは1.0ロジットである．
- AMPSの結果から，代償モデル（環境調整や方法の工夫）と習得モデル（作業の練習）を選択することが最も効果的な介入方法であると判断できた．
- 代償モデルでは，浴槽の縁に手すりをとり付け，浴槽内に浴槽台を入れて跨ぎ動作や立ち上がり動作を安全に行えるように工夫した（図5）．また，楽に洗濯物を干すことができるように，洗濯竿の高さを調整した．
- 作業療法士の介入は，自主練習を行うよりも効果的にADL能力を向上させることが明らかとなっている[9]．そのため，適宜，動作指導などの助言を行いながら，浴槽への出入りの練習，掃除機がけの練習，料理や皿洗いなどの練習を行った（図6，7）．
- 合計7回という短期間の訪問で入浴や洗濯，料理などが一人でできるようになり，COPMでは遂行度スコアが5.5点，満足度スコアが5点まで改善した．AMPSではADL運動能力測定値に変化は認められなかったが，ADLプロセス能力測定値が1.24ロジットへと改善し，統計的にも有意な差を認めた．

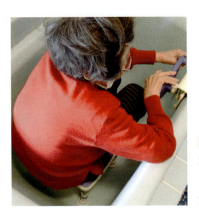

図5　浴室の環境調整の様子
浴槽内に台を入れ，立ち上がりやすいようにした．また，浴槽の縁に手すりをとり付け，跨ぎやすいように調整した．
文献8より転載．

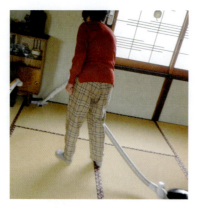

図6 掃除機をかける練習をしている様子

立位時にバランスを崩さないように注意しながら掃除機を操作した．作業療法士がそばについて転倒しないように配慮しながら行った．文献8より転載．

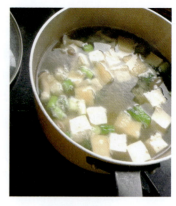

図7 料理練習時につくったみそ汁

AMPS課題難易度を参考にしながら，野菜の下ごしらえなどの比較的簡単な料理課題から，徐々に複雑な工程を含む課題へと進めた．文献8より転載．

4）難病疾患の事例

- 事例は40代の女性で，悪性関節リウマチや全身性エリテマトーデスによりベッド上での生活を送っていた．寝返りをはじめとするすべての起居動作およびADLは全介助であった．
- 頸椎亜脱臼の危険性があり，ベッドのギャッジアップも30°程度に制限されていた．
- 対象者は，初回面接時にパソコンを使ってインターネットができるようになりたいと希望し，病気や生活の情報交換を他者と行いたいと話した．
- **包括的環境要因調査票**（Comprehensive Environmental Questionnaire：**CEQ**）では，相互交流環境因子の「人の役に立てる環境」や「外出しやすい環境」，「外の人と自由に通信できる環境」が変えたい環境としてあげられた．
- CEQは，全国178名の要支援・要介護の在宅高齢者を対象とした研究によって開発され，**安心生活環境**，**相互交流環境**，**家族環境**の3因子14項目から構成される（図8）[10) 11)]．
- 作業療法では，作業療法士がパソコンをもち込み，対象者が画面を見やすいように調整した．画面上にキーボードを表示して文字の打ち込み練習を行った（図9）．
- しかし，重度のムチランス変形でマウス操作が困難であったため，操作が比較的容易なApple社のiPadを用いることを検討した．そして，iPadでの練習をくり返し，最終的にはベッド上で操作できるようにiPadスタンドで環境調整を行った（図10）．
- 対象者は，インターネットを通じてさまざまな人と交流し，震災支援や難病指定の署名活動などを行うようになり，寝たきりでも人の役に立てることを実感することができた．
- 同じ病気をもつ当事者同士で交流することはピアカウンセリングにつながり，新しいことへ挑戦する気持ちを高め，ヘルパーの外出支援を受けて外食や買い物に行くことなどの作業へと発展した．
- 最終的に，対象者は「人の役に立てる環境」「外出しやすい環境」「外の人と自由に通信できる環境」をよい状態にすることができ，インターネットを活用したさまざまな取り組みによって，「難病でも在宅生活はできる」という取材を受けるまでに至った．

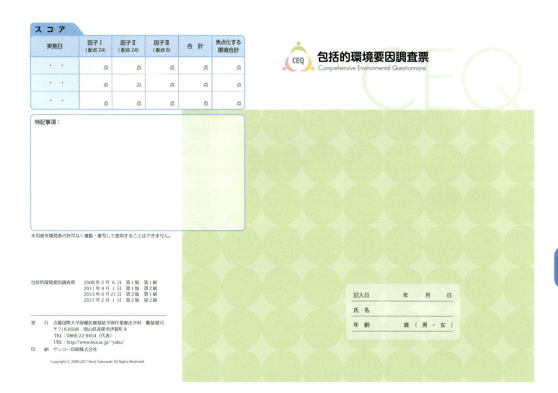

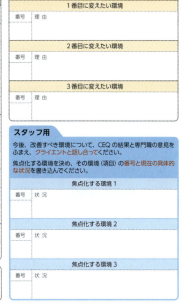

図8 包括的環境要因調査票（CEQ）

籔脇健司：包括的環境要因調査票　第2版，2017より引用．

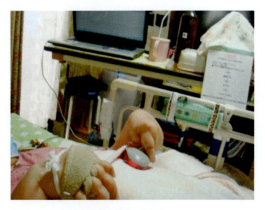

図9 パソコン操作練習の様子
頸椎亜脱臼の危険があるため，ベッドを起こせず，キーボード操作ができない．そのため，マウスで画面上のキーボードをクリックし，文字入力を行っている．しかし，重度のムチランス変形のため，マウスが握れず，上手くクリックもできなかった．

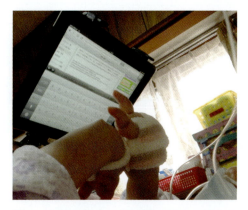

図10 iPadスタンドを用いてベッド上でiPad操作を行っている様子
高さや角度を調整し，手の届く範囲に画面を設置した．タッチパネルなので，複雑な細かい操作がいらず，文字入力が可能となった．

文献

1) 大浦智子，津山努：訪問リハビリテーション利用のきっかけと生活目標．作業療法，33：517-525，2014
2) 「COPM カナダ作業遂行測定（原著第4版）」（カナダ作業療法士協会/著，吉川ひろみ/訳），大学教育出版，2007
3) 福田久徳，吉川ひろみ：脳卒中者の作業と作業遂行の発展プロセス．作業療法，32：221-232，2013
4) 「Assessment of Motor and Process Skills Volume 1: Development, Standardization, and Administration Manual 7th edition, Revised」(Fisher AG, Jones KB, eds), Three Star Press, 2012
5) 「Occupational therapy intervention process model: A model for planning and implementing top-down, client-centered, and occupation-based interventions」(Fisher AG, eds), Three Star Press, 2009
6) Morris DM, et al：Constraint-induced movement therapy: characterizing the intervention protocol. Eura Medicophys, 42：257-268, 2006
7) 川口晋平，他：訪問リハビリテーションにおけるHome based constraint-induced movement therapy（HCI療法）の効果．作業療法，36：89-96，2017
8) 福田久徳：意味のある作業への介入が訪問作業療法で効果をあげた事例-COPMとAMPSを用いたトップダウンアプローチ．作業療法，34：70-76，2015
9) 三瓶祐香，齋藤さわ子：身体制限を伴う成人の手段的日常生活活動の再獲得～作業療法介入遂行練習および自主遂行練習の効果～．作業療法，31：245-255，2012
10) Yabuwaki K, et al：Reliability and validity of a comprehensive environmental questionnaire for community-living elderly with healthcare needs. Psychogeriatrics, 8：66-72, 2008
11) 籔脇健司：包括的環境要因調査票 第2版，2017

実習課題：生活環境の評価

1）目的

- 利用者を取りまく環境を評価し，問題点と改善点について提案できるようになること．

2）方法

- 2人1組になってCEQ（図8）を用いて面接の練習をしてみよう．
- 調査票に従って，変えたい環境を挙げてみよう．最後に，焦点化する環境を決め，現在の状況をふまえ，どのようにしたら改善できるかを2人で話し合ってみよう．
- 時間があれば，評価内容とアプローチを授業で発表し，意見交換を行ってみよう．

第6章 地域リハビリテーションの実際

II 地域作業療法の実際

2 就労支援としての作業療法

学習のポイント
- 就労支援の現状と動向を学ぶ
- 障害者の雇用と就労の制度を学ぶ
- 就労支援における実際の介入について学ぶ

1 就労支援の現状と動向

- 1919年に設立された国際労働機関(ILO)は,"労働を通じて,社会正義を高揚し,人間の権利,尊厳,平等を促進させることを使命"とし,障害者のリハビリテーション,訓練,雇用,社会への統合へ努力しつづけている.
- 近年では,1983年の第168号勧告[1]において,障害者の雇用機会の増進を目的とした一連の選択的な措置が述べられている(表1).
- ILO新基準の主要点を表2に示す.
- 日本では,平成29年版障害者雇用状況の集計結果[3]によると,平成28年6月1日時点の障

表1 障害者の雇用機会の増進を目的とした一連の選択的な措置

①障害者に訓練や雇用の場を提供し,また作業場,作業具,機械等の調整をはかることを奨励する援助や財政的な動機づけを行うこと
②各種の保護雇用の創設
③工場の設立や管理に関する工場間の協力の奨励
④非政府組織が運営する事業への政府の適当な援助
⑤障害者のための生産工場,小規模産業や協同組合の設立を奨励すること
⑥物理的な,コミュニケーション上の,または建築上の障壁や障害を除去すること
⑦リハビリテーションを受ける場や作業場へ通うための適切な交通手段の確保
⑧リハビリテーションプログラムに必要な材料や機器にかかる税金やその他課徴金の免除
⑨パートタイムによる雇用やその他就労に関する措置の提供
⑩障害者が職業訓練や保護雇用の中で搾取されてしまう危険性を除去すること
⑪各種の障害に関する研究調査の実施とその結果を応用すること

文献1より引用.

表2 ILO新基準の主要点

あらゆる種類の障害者（男女を問わず）に対する機会と処遇の平等
障害者の雇用機会の拡大と創出
都市と同様に農村地域やへき地において障害者のためのサービスを促進すること
できる限り地域社会の参加を得て障害者のためのサービスを組織すること
障害者やその団体に影響を与える政策の策定や実施にあたっては，障害者やその団体が相談を受けるべきであるということ
一般の労働者と対等の資格で障害者の雇用を促進することを目的とした政策を使用者や労働者の団体が採用すること
リハビリテーション従事者の養成と利用

文献2をもとに作成．

- 害のある人の雇用者数が，474,374人（前年同日453,133.5人）となるなど，増加傾向にある．
- また，労働者の実数は386,606人（前年同日366,353人）となった．このうち，身体に障害のある人の雇用者数は327,600人（前年同日320,752.5人），知的障害のある人の雇用者数は104,746人（前年同日97,744人），精神障害のある人の雇用者数は42,028人（前年同日34,637人）と，3障害とも前年より増加していた．
- 民間企業が雇用している障害のある人の割合は1.92％（前年同日1.88％）であった（図1）．企業規模別に割合をみると，50～100人未満規模で1.55％，100～300人未満規模で1.74％，300～500人未満規模で1.82％，500～1,000人未満規模で1.93％，1,000人以上規模で2.12％となった．
- 一方，法定雇用率を達成した企業の割合は，48.8％と依然として半数に満たない状況であった．なお，雇用されている障害のある人の数については，すべての企業規模で前年の報告より増加している．

2 障害者の雇用と就労の制度

- 本稿では，主に就労支援の全過程に含まれる，労働局（公共職業安定所など）で取り扱われる**雇用支援**を中心としたものと，障害者総合支援法に基づく就労支援にかかる**障害福祉サービス支援**とを，それぞれ分けて説明する．

1）すべての障害者が利用できる雇用と就労の支援制度

- 後述の支援施設および制度は各**公共職業安定所**（以下，**ハローワーク**）が申請・相談窓口および連携機関となり実施されている．またハローワークにて障害者雇用支援などを受ける際には，原則として障害者手帳が必須（ただし相談のみの場合，また発達障害者および難治性疾患患者の一部については障害者手帳は不要）となっている．

① 地域障害者職業センター

- 地域障害者職業センターは，**就労相談**および**カウンセリング**，**職業訓練**，**職業評価**などを受けることができる．特に，職業評価については，現在の就労能力の見立てや，どんな仕事

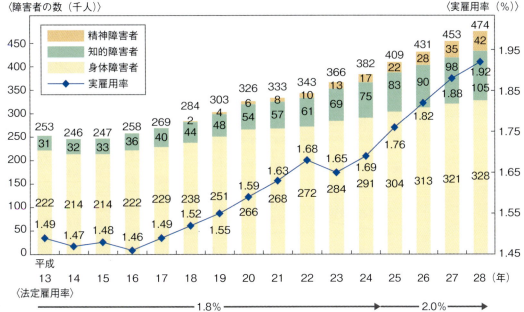

図1　実雇用率と雇用される障害者の数の推移
文献4より引用.

に向いているかなどのアドバイスを受けることもできる.

- 他にも，**ジョブコーチの派遣事業**や**リワーク支援**なども行っている．リワーク支援では，精神疾患を理由として休職している者に対して再び職場に復帰できるように，主治医や企業と連携しながらサポートしていく．

❷ 障害者就業・生活支援センター（図2）

- 就職を希望する障害者あるいは在職中の障害者が抱える不安や課題に応じて，雇用・福祉の関係機関との連携のもと，就業支援担当者と生活支援担当者が協力して，就業面と生活面の一体的な支援を行うことで，自立し安定した職業生活の実現をめざしている．
- 2002年5月事業開始時は全国21カ所であったが，2015年8月には327カ所へと設置数も増加している．主には，センター内での相談や，職場および家庭訪問などにより支援を実施しており，就業面では，職業準備支援や職場実習のあっせん，就職活動の支援，職場定着の支援，障害特性をふまえた雇用管理に関する助言，関係機関との連絡調整などを行っている．
- また，生活面では，職業生活習慣の構築，健康や金銭の管理など，日常生活の自己管理に関

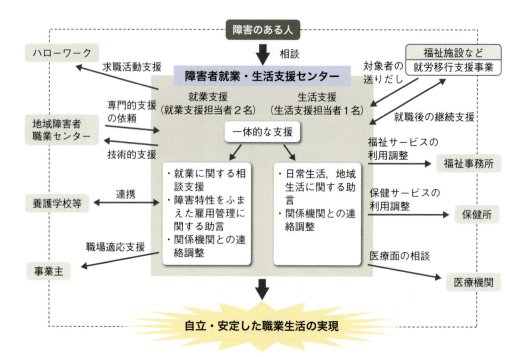

図2　障害者就業・生活支援センターと主な関係機関
文献5をもとに作成.

する助言，住居や年金，余暇活動などの地域生活や生活設計に関する助言，関係機関との連絡調整などを行っている．
- 連絡調整機関についても，ハローワークをはじめとして，地域障害者職業センター，特別支援学校，福祉施設，福祉事務所，健康福祉事務所，医療機関，事業主など，幅広い就労支援ネットワークのなかで行われている．

3 障害者試行雇用事業（トライアル雇用）（図3）

- 障害者を雇用しようとする事業所（特に障害者雇用の経験が乏しい事業所）は，どのような仕事を担当してもらえばよいかわからない，障害に応じた職場の配慮事項がわからない，接し方や雇用管理の方法がわからない，特定の障害（例えば身体障害）者の雇用経験はあっても，別の障害（例えば知的障害）者を雇ったことがない，などの事業主が抱えやすい不安によって，障害者雇用に取り組む意欲があっても実際の雇い入れには躊躇する場合も少なくない．
- また，障害者自身も，過去の雇用就労の経験が少ないと，どんな職種や職務内容が向いているのか（できるのか）わからない，仕事内容に自分がどの程度耐えられるのかわからないといった不安を抱えやすい．
- そこで，事業所に短期（3カ月間を限度）の**障害者試行雇用**（トライアル雇用）を実施してもらうことにより，事業主の障害者雇い入れのきっかけ（奨励金など）をつくるほか，一般雇用への移行を促進することを目的としている．また，雇い入れ当初は，週10～20時間未満の勤務から開始できる短時間トライアル雇用も実施されている．

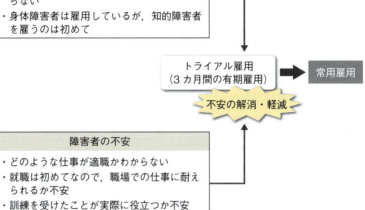

図3 障害者試行雇用事業の概要
文献5をもとに作成.

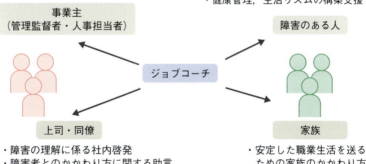

図4 職場適応援助者が行う支援概要
文献5をもとに作成.

4 職場適応援助者（ジョブコーチ）（図4）

- 知的障害，精神障害がある人の職場適応を容易にするため，職場にジョブコーチを派遣してより細やかな人的支援を行っていく．地域障害者支援センターにおいてジョブコーチを配置するほか，障害者就労支援事業所や事業主自らがジョブコーチを配置する場合もある．
- 標準的な支援の流れとして，雇用前には，ジョブコーチが事業主や人事担当者などに対して，障害特性に配慮した雇用管理や職場配置と職務内容の設定に関する助言と，障害者とのマッチング促進を行っていく．

- 次に，雇い入れと同時に直接支援を開始し，作業遂行技能や職場内コミュニケーション技能の向上支援，健康管理と職業生活リズムの構築など，不適応課題を分析後，集中的に改善を図るよう働きかけ，頻回な訪問から徐々にその頻度を少なくしていく．
- その際には，職場の上司や同僚へ障害理解の社内啓発を促したり，障害者とのかかわり方や指導方法の助言，安定した職業生活を送るために家族のかかわり方の助言などを行い，支援ノウハウの伝授とキーパーソンの構築により，支援の主体を徐々に職場へ移行していく．
- 最終段階として，就職後に職場環境の変化などによって職場適応上の問題が生じた際に支援を行うようにし，継続的なフォローアップ体制を維持していくようにする．

5 特例子会社制度（図5）

- **障害者雇用率制度**による障害者雇用の義務は，個々の事業主ごとに課せられるが，事業主が障害者の雇用に特別の配慮をした子会社を設立し，一定の要件を満たしているとして厚生労働大臣（公共職業安定所長）の認定を受けた場合には，その子会社に雇用されている労働者を親会社に雇用されているものとみなし，実雇用率を計算できることとされている．
- 親会社にとって，障害者雇用率の向上・達成が期待できるとともに，障害者にとっても，より障害者に配慮された職場環境のなかで，最大限に能力を発揮する機会が増大することが期待され，また，特例子会社をもつ親会社については，関係する子会社も含め，企業グループでの雇用率算定を可能としている．

6 障害者職業能力開発校

- 一般の公共職業能力開発施設において職業訓練を受けることが困難な重度障害者などに対して，その障害の特性に配慮した職業訓練を実施している．
- 全国に2カ所の国立機構営校，11カ所の国立県営校，6カ所の県立県営校があり，多様な職業訓練と委託訓練を実施している．
- その他，障害者の雇用において活用できる助成金のうち，いくつかを以下に紹介する．

特定求職者雇用開発助成金

- 事業主が雇い入れに際して，65歳未満の，①60歳以上の者，②身体障害者，③知的障害者，④精神障害者，⑤母子家庭の母など，⑥父子家庭の父（児童扶養手当を受給している方に限る），⑦その他就職困難者などを対象者として雇用した場合，事業主が一定の要件を満たしていれば支給対象期ごとに助成金を受給することができる．

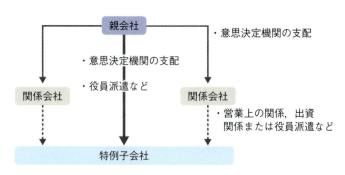

図5　特例子会社の概要
文献6をもとに作成．

障害者雇用納付金制度に基づく助成金

- 障害者を，労働者として継続して雇用（制度によって1～5年）している，または新たに雇い入れようとしている事業主に対して，障害者作業施設設置等助成金（作業施設，作業設備などの整備を行う事業主への助成金），障害者福祉施設設置等助成金（福利厚生施設の整備を行う事業主への助成金），障害者介助等助成金（雇用管理のために必要な介助などの措置を行う事業主への助成金），重度障害者等通勤対策助成金（通勤を容易にするための措置を行う事業主への助成金），重度障害者多数雇用事業所施設設置等助成金（障害者を多数雇い入れ雇用継続する事業主への助成金）の制度がある．

- また，本制度でいう労働者とは，週所定労働時間が20時間以上（精神障害者にあっては15時間以上）を原則として雇用されている者を指している※．

※障害者雇用納付金制度とは，障害者雇用率制度に基づく雇用義務企業に対して，障害者の雇用に関する事業主の社会連帯責任の円滑な実現を図る観点から，経済的負担の調整と障害者の雇用促進を図る制度であり，事業主の共同拠出によって本制度が設けられている．

2）精神および発達障害者・難治性疾患者や，在宅勤務者ごとに利用できる施策

1 精神障害者に対する主な雇用支援施策

- 支援が受けられる精神障害者とは，**統合失調症**，**躁うつ病**，**てんかん**，**器質性精神障害**などのいずれかの疾患を有し，**精神保健福祉手帳**を所持していることを原則としている．

- なかでも，ハローワーク専門援助部門に配置される**精神障害者雇用トータルサポーター**（以下，サポーター）は，企業に対して精神障害者に関する企業の意識啓発，雇用事例の収集，職場の開拓，就職に向けた準備プログラムや職場実習の実施，就職後のフォローアップなどを行うことで，精神障害者に対する総合的かつ継続的な支援を行っている（図6）．

- 求職者および支援者などは，サポーターへの専門相談を活用することで，他のハローワーク専門援助部門担当者，企業，各就労支援機関，医療機関などに対する，仲介・調整などの支

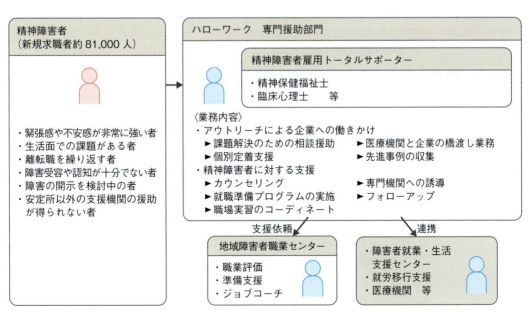

図6　精神障害者雇用トータルサポーター
文献5をもとに作成．

援業務と相談支援を受けることができる[5]．

❷ 発達障害者および難治性疾患患者に対する雇用支援施策

発達障害者・難治性疾患患者雇用開発助成金

- この助成金は，障害者手帳を所得していない発達障害者や難治性疾患患者を，ハローワークまたは民間の職業紹介事業者などの紹介により常用労働者として雇い入れる事業主に対して助成するものである．発達障害者や難治性疾患患者の雇用を促進し職業生活上の課題を把握することを目的としている．
- 一定の要件を満たす事業主が，継続雇用を前提として雇い入れ，対象労働者に関する雇用状況の報告を一定期間行うことで助成金の支給を受けることができる．
- また，発達障害者などに関しては，就労支援ナビゲーターによる就職相談や助言を受けることができる．

❸ 在宅障害者に対する主な雇用支援施策

- 障害者が在宅で働く場合には，企業に雇用されて勤務する場合（**在宅勤務**）と雇用関係がなく請負契約で働く場合（**在宅就業**）がある．在宅勤務では，おおよそ週20時間以上（週4〜5日勤務）で雇用契約することが多く，障害者雇用率の算定対象でもある．
- また，在宅就業では，在宅勤務よりも短い時間で働いたり，受注があったときだけ働く場合もある．全国に在宅就業支援団体があり，発注元事業主と在宅就業障害者との中間調整業務を行っている．

3）その他，障害者に限定されない，一般求職者への支援制度

- 障害者雇用支援に限らず，広く一般求職者として受けることのできる雇用と就労の支援制度の一部について説明する．

❶ 求職者支援制度

- 雇用保険を受給できない求職者について，職業訓練などによるスキルアップを通じて，早期の就職をめざすための制度であり，**職業訓練**（無料）の実施や，一定の要件を満たす求職者への**職業訓練受講給付金**の支給などを受けることができる．

❷ その他，主な相談窓口および訓練校など

- その他の相談窓口および訓練校などでは，**職業能力開発促進センター**（通称：ポリテクセンター）および**職業能力開発大学校**（通称：ポリテクカレッジ），若者サポートステーション，ジョブカフェなども配置されている．

4）障害者総合支援法に基づく就労支援にかかる障害福祉サービス事業

❶ 就労移行支援事業

- 就労を希望する65歳未満の障害者に対して，生産活動や職場体験などの機会の提供を通じて，就労に必要な知識や能力の向上のために必要な訓練，就労に関する相談や支援を行っている．一定期間（原則2年間）のなかで，一般就労に必要な知識および能力を養い，本人の適正に見合った職場への就労と定着をめざしていく．
- 他にも，あん摩マッサージ指圧師免許，はり師免許またはきゅう師免許を取得し就労することを目的とした**養成施設型就労移行支援**もある[7]．

2 就労継続支援事業

- 一般企業などで就労が困難な障害者に，就労の場を提供するとともに，知識と能力の向上のために必要な訓練を行っている．労働性を求め，最低賃金保障や雇用保険への加入（原則週20時間以上の労働を求める）による雇用契約を締結する**就労継続支援A型事業**と，労働性を求めず生産活動などを行う雇用契約を結ばない**就労継続支援B型事業**がある．
- また近年では，より積極的な就労支援のために，就労継続支援事業所の職員と利用者が複数名で企業へ出向き，企業内にて生産活動などを行う施設外就労への取り組みも増加している[7]．

3 障害者の雇用と就労を実践するために

- 就労支援の理論は，求職対象者や支援過程によって多様であるため，主だったものを紹介する（本稿 2 で紹介した内容は省略する）．

1）個別就労支援プログラム（Individual Placement and Support：IPS）

- 障害者自身「働きたい」という希望があれば一般の職に就ける，という強い信念に基づいてサービスを提供する就労支援モデルである．
- 主にケアマネジメントの手法を用いて実践され，求職者の好みや長所に注目した求職活動と同伴的な支援を継続していく．IPSでは，就労は治療的効果があり，ノーマライゼーションをもたらすと考えられている．
- 基本原則として，①症状が重いことを理由に就労支援の対象外としない，②就労支援の専門家と医療保健の専門家でチームをつくること，③職探しは本人の興味や好みに基づく，④保護的就労ではなく一般就労をゴールとする，⑤生活保護や障害年金などの経済的な相談に関するサービスを提供する，⑥働きたいと本人が希望したら迅速に就労支援サービスを提供する，⑦職業後のサポートは継続的に行う，をあげ実践されている[8]．

2）仕事仲間との協業（チームビルディング）

- **チームビルディング**とは，職場の同僚（仕事仲間）同士が共通のゴールへ向かって協業できる組織づくりを指している．
- 職場で能力を発揮するために必要なチームとしての試行や行動法を練習する機会となる．実際にはゲームや各種のアクティビティを複数名で行うなかで，チームとして成果をあげるための視点や方法を学んでいく[9]．

3）仕事との相性（ジョブマッチング）

- **ジョブマッチング**とは，就職を希望する企業での実習や面談をくり返すことで，求職者が自分の力を発揮したい内容と企業が雇用したい分野との相性について双方が確認できる過程をふんでいくことである．
- 実際には，職場見学，しごと体験，職場実習，説明会などを利用し，仕事に就こうとする障害者と障害者雇用をしようとしている企業を結びつけ，互いの実際の状況（働く力や仕事内容など）を確認することで，より相性のよい就職と職場定着をめざしていく．

4）職務開発と仕事の切り出し（ジョブカービング・ジョブクリエーションなど）

- 企業が行う職務開発をサポートする際には，図7のような3段階を構成しつつ実施していく．
- まず第1段階の職務調整からはじめ，それでも困難な場合は，職務の切り出しや創出への段階的に進めていく．
- 障害者が従事する職務を発見したり開発する際には，それが企業にとってメリットをもたらすものにすることで，障害者雇用を持続させるしくみを企業内に構築していくことが狙いである．
- したがって開発する職務は，企業がもつニーズに効果的に対処するものになっていなければ意味をなさないため，企業との関係構築も重要であるし，時として，あえて障害者を中心に

職務開発（Job Development）

第1段階＝職務の調整（Job Accommodation）

▶ 障害を補うための設備・機器・ツールなどの使用，就業時間の短縮，通院への配慮，支援者の確保などを行い，その障害者にとってその仕事を遂行可能にし，企業にとって有用な人材とする．

第2段階＝職務の切り出し・再構成（Job Carving）

▶ 既に行われている仕事の一部（または全部）を切り分け，組み合わせ，スケジュール化し，その会社で必要となる1人分の仕事に再構成する．
▶ それまで他の従業員（派遣従業員を含む）が担当していた業務の全部または一部を切り出したり，他社や自営業者等へ発注していた業務の全部または一部を自社へ戻して，担当させる．

▶ 切り出す職務
- その会社の誰かが日常的に担当していた仕事の一部（または全部）
- 主な仕事を補う周辺の仕事の一部（または全部）
- 外注していた業務の一部（または全部）

第3段階＝職務創出（Job Creation）

▶ それまでその会社で行われていなかった仕事を，発見または創出し，その会社で必要となる1人分の仕事を新たにつくる．
▶ 他の従業員の業務の効率化や会社の利益に貢献するような新しい仕事をつくり，担当させる．

▶ 創出する職務
- 生産性向上，多忙な業務の手助け，仕事上の困りごとの解消などにつながることが期待されるサポートの仕事
- 経営者や従業員が行いたい（または行うべき）と考えていたが，十分に行えていなかった仕事
- その企業では行われていなかったが，同業他社や他の類似の職場では行われており，その企業においても有用となることが期待される仕事
- 顧客・取引先の受注拡大，満足向上，新規開拓などにつながることが期待される仕事
- 経営者や上長が考える，近い将来において成長が見込まれる分野，5～10年後の企業の方向性に即した仕事

図7　職務開発の3段階のアプローチ
文献10をもとに作成．

考えないことで，その企業の固有のニーズを発見することができる[10]．

5）雇用企業の開拓

- 就職のために必要な主要素に，就職先企業の開拓がある．これは障害者への職業訓練と並行して行われることが通常であり，開拓手段としては，主にハローワークなどから開拓していく雇用保険適用事業主をはじめ，職業紹介事業所などを活用していくことが一般的であろう．

6）雇用における労働条件や雇用継続（雇用管理支援）

- 障害者雇用の継続に向けた，社員の健康管理，職場内のバリアフリー化，賃金や勤務時間の設定などのアドバイスや支援を必要とする場合に，医学的ケア，職場の施設設備の改善，労働条件整備のための具体的なサポートを行っていく．雇用管理支援の成果によって，より長期に雇用継続できる可能性を高められる．

4 就労支援現場の実際

- 求職者の職業選択（希望する職場や目標を決めたり，それに必要な技能を検討・開発すること）や，求人事業所の開拓（業務の切り出し，キャリア形成のための職場体験も含む），継続した雇用管理支援（労務管理や，働く障害者および雇用事業所へのサポート）などを一体的に行う雇用支援体制を構築する．
- まず，相談内容が多く，かつ慎重に検討を重ねなければならないものとして，障害の開示／非開示にまつわる事柄がある．近年は，障害者雇用も増加傾向であるため，障害者（特に精神障害者や発達障害者等）へも"障害を開示したほうがよい"という風潮が強いと感じる．
- ただ，これまでの人生において，少なからず障害開示に悩み苦しんできたであろう人たちにとって，就職は大きなターニングポイントであり，多大なる勇気と不安をもって自身の障害に向き合い開示を悩んでいることに，支援者はじっくりと時間をかけて寄り添わなければならない．

1）職務経験がなく不安が強かった事例

- Ａさん，30代女性．大学3年生の頃に統合失調症の発症を機に休学．その後，復学することなく退学し，自宅で閉じこもりがちな生活を送る．
- 20代は無職が続き，アルバイトなどの職歴もない．本人と母親が，筆者らの就労移行支援事業所へ来所し，就職に向けた相談を開始したことを機に，就労（就職）支援を開始した．障害年金は未受給，精神保健福祉手帳も未取得の状態であった．
- Ａさんは，大学在学中も就職活動やアルバイトは行っておらず，今後の就職活動のイメージがもてないままでいた．
- まず，就労支援および就職まで，また，就職後の就労定着支援に関する支援過程を説明した．そのうえで，自身の障害を就職先へ開示するか／しないか，また，精神保健福祉手帳を取得するか／しないか，について慎重に検討していくこととした．
- 相談開始当初はＡさんも，障害開示や精神保健福祉手帳の取得に悩み，「会社に（障害を）伝えて求職を申し込んだら不採用になるんじゃないか」と不安を口にすることが多かったが，

- 求人ごとに開示／非開示を随時検討すればよいことや，自身が働くうえで配慮を受けたい仕事内容であった場合に，障害開示を検討すればよいことなどを説明しつつ，くり返し相談を重ねることで，自身の障害の受け止め方や伝え方に関する不安が軽減していった．
- 次に，実際の求職活動における相談では，①利用者本人の心身状態と能力を見定め，②申し込みを検討している求人の職務特性や工程をおおまかに把握する，③どんな仕事仲間とどのように協業する必要があるかを検討する．
- 同時に，求職者の希望条件を精査し，どの条件を最優先していくのかを吟味していくことも必要である．
- これらのバランスを考慮して作業が遂行できるように求職活動を進めていくことになるが，加えて，就こうとする仕事について，明らかに困難なもの，習得するまでにかかる労力と時間の見立て，自助具やさまざまな工夫の導入の検討などを，詳細に見定めていくことで，より定着性の高い就労継続を実現することができる．
- まず，明らかに困難と思われる職務については，早期に判断し，別の職務を再検討することも必要だろう．
- 次に，練習することによって習得できそうな職務については，習得するまでにどの程度の期間がかかりそうかによって，関与のしかたが変わってくる．例えば，習得に中長期の時間を要するであろう場合には，練習に費やすエネルギーとそれに見合った成果が見込めるかと同時に，将来，別の能力開発への発展が見込めるのかも検討する．
- もし見込めないようなら別の職務を再検討することも必要になる．
- また，短期間で習得できそうな仕事については，練習に費やすエネルギーとそれに見合った成果を得ることに適しているので，早期に環境適応や職場定着を促進するためには優れているし，がんばってできるようになったという自信や達成感を得やすい．
- しかしその反面では，労働意欲も早く下がりやすいことに留意しなければならない．練習なしでも即できる職務は，一見すると最良の状況のようにうかがえるが，実際は，チャレンジや成長の機会に乏しく（例えば「障害者"でも"できる仕事」に代表される考え）付随的価値が低いともいえる．
- そのため，作業速度や精度，仕事の責任（裁量範囲），仕事の前後の段取りを任せていくなど付随的価値を高める工夫によって就労の継続性を期待することができるだろう．

2）事例のその後

- Aさんは，希望の事務職で就職した．
- 就職した事業所では，当初，日あたり4時間×週5日の雇用契約を行い，伝票の整理，経理ソフトへの伝票打ち込み，電話応対と引き継ぎを業務として想定していたが，雇用前実習の際に，特に電話応対やその内容の引き継ぎに関して，強い混乱と躊躇が観察されたため，採用時には，日あたり2時間×週3日の雇用契約に変更し，経理ソフトへの伝票打ち込み業務のみを行うこととした．
- 開始当初は伝票の仕訳や勘定科目の入力方法を覚えるのに苦慮したが，メモのとり方を工夫しつつ自分なりに伝票仕訳と勘定科目を習得することが可能となった．
- しだいに慣れが確認できた時点で，日あたり3時間×週5日の雇用契約へ変更し，伝票の整理，郵便物の投函業務を追加した．その頃より，雇用保険の加入をめざし，雇用契約を週20時間まで引き上げることを目標とした働き方を模索するようになり，Aさんが進んで業務の

- 段取りを考えたり効率化を図るようになっていった．
- 電話応対や引き継ぎにも少しずつ慣れはじめた頃に，日あたり5時間×週5日の雇用契約へ変更し，雇用保険に加入した．Aさん自身も，自ら同僚へ仕事内容について確認したり，電話応対時に混乱しないようメモのとり方を工夫したりと，自分が働きやすいよう裁量したり準備ができるようになっていった．

3）まとめ

- 最後に，自助具や作業環境，工程，道具や材料を工夫することで，格段に仕事を容易にすることができる場合もある．
- しかし，気をつけなければならないのが，紆余曲折した結果，最終的には現在までのやり方が最も確実性が高かったり効率的である場合もあるため，あくまでも本人の能力を十分に見定めたうえで，検討することが望ましい．
- これらの見立てを雇用状況に応じて自在に行いつつ，利用者本人の健康状態と能力の見極めと，職場や仕事の特性と工程を分析していくことを押さえておきたい．
- そして，多くの求人のなかから，求職者が従事したい職務を発見したり開発する際には，それが求人企業にとってメリットがあり，今後も，障害者雇用を持続させるしくみを企業内に構築していくことを念頭に置かなければならない．
- また，雇用管理については，社員としての健康管理，職場内のバリアフリー化，賃金や勤務時間の設定などの提案，受療支援やその他医療ケアの方法の助言など，具体的な雇用管理支援によって，より長期に雇用継続できる可能性を高めることができる．

5 おわりに

- 最後に，就労支援に必要なポイントは大まかに分類すると以下のとおりであろう．
  ①利用者本人の心身状態と能力を見定めること．
  ②仕事（課題）の特性や工程を分析すること．
  ③仕事仲間と協業すること．
- この3つのバランスがとれる作業が遂行できるよう働きかけることが原則である．さらに，就こうとする仕事について，明らかに困難なもの，習得するまでにかかる労力と時間の見立て，自助具やさまざまな工夫の導入の検討などを，詳細に見定めていくことで，より定着性の高い就労継続を実現することができるだろう．
- これらの見立てを雇用状況に応じて自在に行いつつ，利用者本人の健康状態と能力の見極めと，職場や仕事の特性と工程を分析していくことを，就労支援に取り組むうえでは押さえておきたい．
- また，今後の就労支援においては，地域のあらゆる事業主や労働者とできる限り協力しあい，障害の有無を問わず雇用を創出していくことが必須であり，ディーセントワーク，エンクレーブ方式に代表される保護雇用など，あらゆる就労形態を考慮して，障害者の就労を発展させていくことが必要である．

■ 文献

1) 国際労働機関：1983年の職業リハビリテーション及び雇用（障害者）勧告第168号（https://www.ilo.org/tokyo/standards/list-of-recommendations/WCMS_238828/lang--ja/index.htm）
2) 丹羽勇：職業リハビリテーションと障害者雇用に関するILOの新基準．リハビリテーション研究，48：132-138，1985
3) 厚生労働省：平成29年 障害者雇用状況の集計結果（https://www.mhlw.go.jp/stf/houdou/0000187661.html）
4) 内閣府：平成29年版 障害者白書－障害のある人の雇用の場の拡大（http://www8.cao.go.jp/shougai/whitepaper/h29hakusho/zenbun/pdf/s3_2-2-1.pdf）
5) 厚生労働省：第72回労働政策審議会障害者雇用分科会説明資料（https://www.mhlw.go.jp/file/05-Shingikai-12602000-Seisakutoukatsukan-Sanjikanshitsu_Roudouseisakutantou/0000143902.pdf）
6) 厚生労働省：「特例子会社」制度の概要（https://www.mhlw.go.jp/bunya/koyou/shougaisha/dl/07.pdf）
7) 全国社会福祉協議会：障害福祉サービスの利用について 平成27年4月版（https://www.shakyo.or.jp/news/kako/materials/pdf/pamphlet_201504.pdf）
8) 地域精神保健福祉機構：IPS概要（https://www.comhbo.net/?page_id=1393）
9) 「チームビルディングの技術」（関島康雄／著），日本経団連出版，2008
10) 障害者職業総合センター：障害者採用に係る職務等の開発に向けた事業主支援技法に関する研究，2010（http://www.nivr.jeed.or.jp/download/houkoku/houkoku98_summary.pdf）

実習課題：就労支援体験

1）目的

- 就労活動に必要な「求職者の心身状態と能力の見定め」「仕事の特性と工程の分析」「仕事仲間との協業」について，できるだけ効果的なマッチングを発想する．

2）方法

- 3名以上のグループで行う．
- 1名ごとに「求職者の心身状態と能力の概要」「仕事の種類と内容」「仕事仲間の人数と雰囲気」の設定をそれぞれにカードに書きだし，その3枚のカードを掛け合わせて，どのような働き方になるかや，また，その支援方法について模造紙などに書きだす．

第6章 地域リハビリテーションの実際

II 地域作業療法の実際

3 学校および保育所等訪問支援における作業療法

> **学習のポイント**
> - セラピストがかかわることが多い学校や保育園・幼稚園支援の事業について学ぶ
> - 学校や幼稚園での支援の実際を学ぶ
> - 学校・保育園・幼稚園支援で活用できるリハビリテーション技術を学ぶ

1 はじめに

- 特別支援教育の推進によって，学校のなかでの障害児への支援が展開されている．また，保育園，幼稚園，認定子ども園など幼児の保育・教育の分野でも障害児への支援は大きな課題となっており，外部の専門家の支援の重要性は高まっている．
- 近年，自閉スペクトラム症（ASD），注意欠如・多動症（ADHD）などいわゆる**発達障害児**への支援のニーズは急速に高まっている．このようなことから，理学療法士，作業療法士などが，さまざまな形で学校や保育園・幼稚園支援にかかわることが増えているであろう．そこで，障害がある子どもの特別支援教育や保育の現場においてリハビリテーションスタッフ（以下，セラピスト）がどのようにかかわっていくことが望ましいのかを考える必要がある．
- 学校や保育園・幼稚園とのかかわりには，巡回相談による学校へのかかわり，外部専門家活用事業による特別支援学校へのかかわり，幼稚園の先生へのペアレント・プログラムを活用したかかわりなどがある．これらの取り組みのなかで，セラピストが教育や保育関係者と連携をとりながら，支援にかかわることが重要である．

2 学校や保育園・幼稚園支援の事業

1）障害児等療育支援事業

- 在宅の障害児の地域における生活を支えるため，身近な地域で療育指導などが受けられる療育機能の充実を図るとともに，これらを支援する都道府県域の療育機能との連携を図ることを目的とした福祉の事業である．
- この事業のなかには障害児の通う保育園・幼稚園や学校，障害児通園事業などの職員の療育技術の指導を行う**訪問支援**が含まれている．

- この事業を通してセラピストが学校，保育園・幼稚園に訪問して支援を行うことがある．

2）保育所等訪問支援事業

- 児童発達支援事業所や児童発達支援センターを利用する児童の保育園・幼稚園や学校を訪問し，児童や保育園・幼稚園などのスタッフに対して，児童が集団生活に適応するための専門的な支援を行う福祉サービスである．
- 児童発達支援事業所や児童発達支援センターに勤務するセラピストが，このサービスを通して学校や保育園・幼稚園での支援にかかわることがある．

3）学校への巡回相談

- 2007年の学校教育法の改正により，特別支援教育が全国で実施されている．
- 特別支援教育では，学校外部の**巡回相談員**の活用も導入されている．巡回相談は，特別支援学校のコーディネーターや心理職などが依頼があった学校を訪問し，児童生徒の支援を行う取り組みである．
- 一部地域では，セラピストが巡回相談員を請け負っている．巡回相談のシステムは各自治体によって若干異なるが，通常は学校長が教育委員会に巡回相談員の派遣を依頼し，教育委員会から巡回相談員に派遣依頼の連絡がなされる．
- 巡回相談員は依頼があった学校に出向き，学校側からの相談に応じる．
- 文科省のガイドラインにおいてあげられている巡回相談員の役割は，次のような内容である．
    - ▶対象となる児童生徒や学校のニーズ把握と指導内容・方法に関する助言
    - ▶校内における支援体制づくりへの助言
    - ▶個別の指導計画の作成への協力
    - ▶専門家チームと学校をつなぐこと
    - ▶校内での実態把握の実施への助言
    - ▶授業場面の観察

4）外部専門家活用事業

- 「PT，OT，ST等の外部専門家を活用した指導方法などの改善に関する実践研究事業」は，特別支援学校の教育内容向上のために外部専門家を活用する取り組みである．外部専門家とは，「専門の医師をはじめ，理学療法士，作業療法士，言語聴覚士，心理学の専門家等の各分野の専門家」とされている[1]．
- 支援にかかわる医師，理学療法士，作業療法士，言語聴覚士は，教育委員会から依頼を受け，事業実施校での巡回支援を行う．

3 学校や幼稚園などの支援の実際

1）巡回相談によるかかわり

- 前述のように巡回相談は，特別支援学校のコーディネーターや心理職などが行っている場合

もあるが，例えば長崎市では作業療法士5名が巡回相談を行っている．巡回相談を行っている作業療法士は依頼があった学校に出向き，学校側からの相談に応じる．

- 実際の巡回相談のニーズについて明らかにするために，筆者が9ヵ月間で行った巡回相談の内容とそれぞれの件数についてまとめた（表1）．以下，それぞれの内容について説明する．

1 授業中の子どもの観察と教師への教育方法の提案

- 子どもの普段の学習場面を観察して，問題点を把握し，担任にその説明を行い，今後の対応についての提案をする．教師が心配している子どもが，ASD，ADHDなどの発達障害の特性を有するか否かの意見を求められることもある．

2 保護者の相談，保護者へのアドバイス

- 子どもに発達障害がある可能性や特別支援教育を受ける必要性を保護者に伝えることを依頼される場合もある．仮に教師が保護者に子どもの発達障害傾向を伝えると，教師と保護者の関係が崩れてしまうこともあるため，第三者である巡回相談員に保護者への子どもの特性の説明を依頼されることがある．

3 個別検査

- 知能検査などを行い，子どもの問題特性を明らかにしたり，その結果に基づき教師に特別支援の方法について提案する．また，結果を保護者に説明し，特別支援教育の必要性について理解を促す．

4 本人へのアドバイス，カウンセリング

- これは，中学校，高校からの依頼が多い．発達障害児に対し自己理解支援や，進路指導などを行う．

5 保護者と教師への講話

- 発達障害に関する基本的情報や支援方法，特別支援教育の重要性についての講話を行う．内容は，教師や保護者が発達障害をもつ子どもをどのように支援すればよいかについての説明が多い．また，発達障害に対する保護者の偏見をなくしたいという学校側の意向に基づいて講話をする場合もある．
- これらの巡回相談で依頼された内容は，学校外の専門家に求められるニーズを反映していると考えられる．学校支援にかかわるセラピストは，このようなニーズに応えることが求められるであろう．

表1 学校から受けた依頼（2008年4月～12月）

依頼内容	件数
① 授業中の観察と教師への教育方法の提案	102
② 保護者の相談，保護者へのアドバイス	41
③ 個別検査	34
④ 本人への説明，アドバイス，カウンセリング	10
⑤ 保護者および教師への講話	8

2) 外部専門家活用事業による特別支援学校へのかかわり

- 前述のようにこの事業では，支援にかかわるセラピストが，特別支援学校に出向き巡回支援を行う．長崎県では，特別支援学校から依頼を受けたセラピストが週1回程度の巡回支援を行っている．
- 筆者がかかわった学校では，教師が教育的課題を抱えている生徒をあげ，その生徒に対するアセスメントと指導方法の考案の依頼があった．
- 教師からは脳性麻痺などの障害がある生徒の指導における課題があげられた．例えば，「着替えができない」，「両手を使った作業ができない」，「電動車いすの操作が上手くできない」，「パソコンのキータイプが上手くできない」などである．教師からは，このようにICFモデルでいう活動のレベルの問題があげられることが多い．
- 教師に対しては，このような問題が起こっている背景についての説明と指導方法の提案を行った．例えば，「眼球運動の問題」，「原始反射と筋緊張の変化」，「身体図式の発達の問題」，「運動イメージの発達の問題」，「体性感覚の問題」などが「車いす操作の困難」の理由となっている可能性があることを伝え，それらの機能障害を改善するための指導や，活動制限に対してアプローチする際にそれらの問題を想定してかかわるべきことを提案した．
- 行動の問題の背景を神経生理学，運動学，発達学の側面から探り，子どもが困難になっている理由を説明し，指導方法についてなぜその指導が必要かという理由も含めて提案することはセラピストの役割であるといえる．
- 学校にセラピストが常駐し，教師とともに教育支援を考えられるようなスタイルが理想的であるが，外部専門家活用事業のなかでの学校教育への部分的かかわりを通して子どもの教育内容の充実を図ることも1つの方法であろう．

3) 幼稚園・認定子ども園へのペアレント・プログラムを用いたかかわり

- 筆者らは，長崎県から文部科学省の「幼稚園の人材確保支援事業」の再委託を受け，幼稚園等の支援にかかわった．その際に幼稚園などの教諭にペアレント・プログラム[2]に準じた介入を行った．
- ペアレント・プログラムは，育児に不安がある保護者，仲間関係を築くことに困っている保護者などを，効果的に支援できるよう設定されたグループ・プログラムである．参加する保護者には6回のセッションへの参加とホームワークが求められる．発達障害やその傾向のある子どもをもつ保護者だけでなく，さまざまな悩みをもつ保護者に有効とされている．基本的には，子育て中の親に実施するものであり，子どもの問題などを行動で考えること，叱って対応するのではなく，適応行動ができたことを誉めて対応することなどを実践的に理解してもらう．また，グループでのディスカッションのなかで，母親が仲間を見つけることも目的となっている．
- 筆者らは，幼稚園などの教諭が発達障害児などの支援において困難を抱えストレスを感じている可能性を鑑み，ペアレント・プログラムと同様の介入が有効と考えた．そこで，そのプログラムを教師版にアレンジし（ティーチャー・プログラム），幼稚園の教諭を対象に実施した．
- その結果，介入園では精神的健康度を測定するKessler 6（K6）のスコアが有意に改善し，子どもの行動をチェックするSDQ（Strengths and Difficulties Questionnaire）の「多動・不注意」，「仲間関係」が有意に改善した．

- この結果から，作業療法士は子どもに直接アプローチすることだけではなく，親や教師・保育士などにかかわることで，子どもの行動や親や教師・保育士のストレス軽減に貢献できることと考えられた．
- このように教師や保育士に子どもへのかかわり方を学んでもらうアプローチを実施することもセラピストには求められるであろう．ペアレントトレーニングの教師版であるティーチャートレーニングを実施している作業療法士もおり[3]，効果を示している．ペアレント・プログラムやペアレントトレーニングなどの子どもへのかかわり方に関する支援プログラムの提供は，教師や保育士への介入においてさらに求められると考えられる．

4 学校・保育園・幼稚園支援で必要なリハビリテーション技術

- 学校や保育園・幼稚園支援には，クリニックのなかでの療育とは異なる次のようなスキルや知識などが必要とされる．

1）障害の特性を短時間に把握するスキル

- 巡回相談を行う際には，短時間の行動観察によって子どもの特性をつかむスキルが必要となる．そのため，障害児が学校内で見せる特徴についても把握しておく必要がある．例えば，姿勢維持の困難や書字の拙劣さ，落ち着きのなさ，傾聴時の注意の低さ，他児との交流における相互作用の少なさなどである．
- また，子どもの作品などから情報収集をすることも必要である．例えば絵日記から子どもの視覚運動能力や言語表現力が読みとれることが多い．観察においては，教育環境や教師のかかわり方などの環境要因も観察することが重要である．
- 学級内の子どもの人数，当該児の席の位置，環境刺激，教師の声掛けのしかた，目標設定の妥当性なども把握すべきポイントである．

2）発達障害およびその他の精神疾患に関する知識

- 巡回相談では，子どもの運動障害に関する問題もあげられるが，不登校や虐待，発達障害以外の精神疾患，親の養育能力に関する相談などもあがることがある．最も相談にあがるのはASD，ADHDなどの発達障害に関する問題である．
- 発達障害以外に抑うつ障害，不安症，反応性アタッチメント障害などの問題をもつ子どもがよく相談にあげられるため，それらの障害特性と対応にも精通しておく必要がある．また，保護者には子どもの精神疾患を予測したうえでのアドバイスが必要になることもある．
- このようなことから，発達障害や精神疾患への対応に関する知識が重要である．

3）多様な評価技術

- 学校でかかわる際には，子どもの問題に応じて検査を用意し，それによって教育に役立てるための評価を実施する．そのため，子どもに必要な検査を選択して実施し，その結果を即座に解釈し指導につなげるスキルが要求される．実際に巡回相談で用いられることが多い検査を表2にあげる．

表2 巡回相談でよく用いられる検査

検査種	検査名	内容
スクリーニング検査	ADHD-RS-Ⅳ	ADHDの子どもをスクリーニングする．保護者や教師が質問項目に回答する．
	ASSQ-R	自閉スペクトラム症の子どもをスクリーニングする．保護者や教師が質問項目に回答する．
	児童版AQ	自閉スペクトラム症の子どもをスクリーニングする．保護者や教師が質問項目に回答する．
	LDI-R	学習障害の子どもをスクリーニングする．教師が回答する．
行動質問紙	子どもの行動チェックリスト	8つの領域ごとに子どもの心理学的問題の程度を見ることができる．親版（CBCL）と教師版（TRF），本人版（YSR）がある．
認知検査	WISC-Ⅳ	知能検査，4つの指標得点が算出される．
	KABC-Ⅱ	心理・教育アセスメントバッテリー．認知処理尺度と習得度尺度のスコアが算出される．
感覚・運動機能検査	南カリフォルニア感覚統合検査	子どもの感覚統合機能を評定する．
その他	高次心の理論検査	心の理論の能力を評定する．

5 特別支援技術

1）参考となる支援方法

- 教師から，子どもへの特別教育支援の具体的アドバイスを求められることが多い．これまで最も多かった相談はADHDタイプの子どもの多動・衝動への対応であった．次にASD児の不適応への対応である．ADHDのペアレントトレーニングに沿ったアドバイス，ASD児のためのソーシャルスキルトレーニング（SST：対人行動を習得するためのトレーニング），ソーシャルストーリー，コミック会話などのアドバイスをすることが多かった．
- 情動の不安定さや落ち着きのなさがみられた子どものなかには，感覚調整障害をもつ子どもが多かったため，感覚統合理論に基づく指導法の提案が役に立った．
- 表3に巡回相談での助言において参考となる支援方法を紹介する．

2）教育以外の対応方法（薬物治療，療育機関での対応）に関する知識

- 子どもの問題の特性によっては，学校以外での対応が必要と判断されることがある．薬物治療の適用となるかについて，意見を求められる場合もある．そのため，障害児に対する薬物治療などについても知識を得ておく必要がある．
- 専門機関でのリハビリテーション・療育の必要性の有無についても判断することが必要である．

3）面談技術

- 学校支援の現場では，保護者に対して子どもが障害の可能性があるために診察を受けたほうがよいこと，特別支援教育を受けたほうがよいことを告げる必要に迫られることがある．保

表3　巡回相談のなかで参考となる支援方法

技法名	内容
ADHDのペアレントトレーニング	ADHD児の親に対して実施される．親の子どもへのかかわり方の変容を促す．同じ方法を教師が使うことでADHDの子どもへの対応が可能になる．
構造化	自閉スペクトラム症の子どもが周囲から求められていることや環境からの情報を理解しやすくするための支援．スケジュール，物理的構造化など．自閉スペクトラム症の子どもの教室での支援にとり入れると情動や行動が安定しやすい．
ソーシャルストーリー	自閉スペクトラム症の子どもに，文章で一般の社会通念や状況の理解を支援する方法．高機能自閉症やアスペルガー症候群の子どもに他者の考えや常識的行動を教える際に有用である．
ソーシャルスキルトレーニング	対人交流スキルを獲得するためのトレーニング．他者とのかかわり方がわかりづらい自閉スペクトラム症の子どもに有用である．
認知行動療法	不快な感情に適切に対処し，困難な状況に向き合うのに，より適応的な反応を身につけさせる技法．不安が強い子どもに有用である．
感覚統合療法	感覚処理機能や運動行為機能を改善するための治療法．感覚過敏や不器用がみられる子どもには有用である．

護者のなかには学校とのトラブルを抱えているケースや保護者の側に問題があるケースなども含まれるために保護者の特性に応じた対応が必要である．
- 中学生や高校生の発達障害児本人への説明では，わかりやすくかつ本人のプライドを尊重した説明が必要になるため，面談技術が要求される．

4) 地域の社会資源に関する知識と地域のネットワーク

- 学校外の専門機関への紹介が必要になることがある．子どもそれぞれの問題に対応できる専門機関に紹介する必要があるため，地域の社会資源について熟知しておく必要がある．

6 学校・保育園・幼稚園支援にかかわる専門家に求められること

1) ジェネラリストモデル

- 医療機関などで他の専門職とチームを組んで子どもを支援するときには，セラピストにその領域のより高い専門性が求められるであろう．いわゆるスペシャリストとしてのかかわりである．
- しかしながら，巡回相談で学校支援を行う際には，特定の領域の知識のみでは子どもや教師のニーズに応えられない．巡回相談では，子どもの障害全般に関する専門家としての役割を期待される．よって，巡回相談員が特定の限られた専門性のみで支援を進めるわけにはいかない．
- 学校現場で問題になるのは，学習や対人関係，行動，運動，感覚など多様な問題があげられる．それらの問題に対応するためには，さまざまな知識と支援技術が求められる．つまり学校現場ではジェネラリストモデルが必要となるのである．

2）教師・保育士との連携

- 学校支援を進める際に教師との密な連絡をとり合うことが必要である．教師に理学療法士や作業療法士ができることや支援の依頼の方法を知ってもらうためにインフォーマルなコミュニケーションの場が役立つことが多い．また，リハビリテーションの視点による支援を学校内でとり入れてもらうために，教師にその方法を伝えることも不可欠である．
- 長崎には「長崎語ろう会」[4]という教師と他の専門家，保護者などが一堂に会して勉強する会がある．内容は，障害のある生徒の特別支援に関する事例検討や支援方法に関する講義などである．これは，教師とのインフォーマルな連携の場になっており，巡回相談を円滑に進められることにつながっている．このような場を地域で設けることもセラピストの役割であろう．

7 おわりに

- セラピストの学校や保育園・幼稚園での支援について説明した．筆者のこれまでの経験では，学校や幼稚園支援においてリハビリテーションの視点が役立つことが多かった．今後，より一層リハビリテーションの視点を特別支援教育や保育園・幼稚園での支援にとり入れてもらうために巡回相談などを通して教育・保育現場に働きかけていくことが必要である．
- しかし，一方で学校支援では病院などで行っているリハビリテーションの方法をそのまま適用できないことも多いため，学校や保育園・幼稚園の状況に応じ柔軟性をもつことも忘れてはならない．

■ 文献

1) 文部科学省：特別支援学校学習指導要領解説自立活動編（http://www.mext.go.jp/component/a_menu/education/micro_detail/__icsFiles/afieldfile/2009/06/18/1278525.pdf）
2) 辻井正次：ペアレント・プログラム：子育ての難しい子どものための家族支援．チャイルドヘルス，20：406-412，2017
3) 十枝はるか，他：ペアレント・トレーニング保育士版の効果に関する研究 2011年度の報告．日本作業療法学会抄録集，47：774，2013
4) 長崎語ろう会（https://blogs.yahoo.co.jp/sensnagasaki）

実習課題：巡回相談の模擬体験

1）目的

- 巡回相談の模擬体験により，学校や保育所などの訪問支援に必要な視点を身につけること．

2）方法

- 次のような状況でセラピストはどのようにするか考え，ロールプレイングをしてみよう．
  - ▶ セラピストは，小学校に巡回訪問をして1年生のクラスを参観していたところ，授業中にうろうろして集中できていない子どもがいることに気づいた．そして，担任からもその子どもが心配であることを相談された．
  - ▶ 2回目の訪問時にその子どもの保護者に会うことになった．担任は発達障害のある可能性を考え，専門機関につなげてほしいと思っているが，保護者は子どもに問題があるとは思っていない．セラピストはその子どもに発達障害があると思い，適切な支援をしていく必要があると考えている．保護者にも子どものことを正しく理解してもらいたいと思っている．
- 2人組になって，一人は保護者役，一人はセラピスト役になって相談場面でのやりとりの練習をしてみよう．

第6章 地域リハビリテーションの実際

II 地域作業療法の実際

4 終末期における作業療法

学習のポイント
- 終末期はどのような時期か，その特徴を学ぶ
- 終末期に求められるリハビリテーション・作業療法について学ぶ
- 終末期を迎えた対象者を支援するための自分自身のケアを学ぶ

1 終末期とは

1）終末期という時期

- 終末期とは，一般的に生命にかかわる病気の回復が期待できない状態で，いわゆる積極的な治療・医療行為を行うことが客観的な視点から不適切と考えられる状態を迎えた時期をいう．
- 終末期を迎えた対象者の余命は，専門医であってもその期間を明確にすることは難しい．
- 終末期を明確な余命期間で定めることは困難であり，ある特定の日をもって終末期に入ったと判断することはできない．

2）終末期を迎える時期のギアチェンジ

- 対象者は生命にかかわる病気の治療を積極的に受け，さまざまな有害事象や後遺症と向き合いながら生活していることが多い．しかし，病態が進行すると治療に伴う有害事象が大きくなり，積極的な治療を行うことがかえって対象者の生命予後やQOLを悪化させる可能性が出てくる．
- 治療自体が対象者に悪影響を与えると判断される場合には，病態の現状や現行の治療の効果，治療に伴う有害事象による影響，治療・ケアに関する選択肢，対象者の思いなどをもとに医療者と対象者の間で話し合いが必要となる．
- 対象者の病態や有害事象の程度，思いの変化などそのときどきの状況によって幾度となく話し合いは行われる．
- 終末期に入ったと考えられる場合でも，すべての治療がすぐに終了するわけではなく，治療を変更しながら対象者への負担が少なくかつメリットのある選択を進め，対象者の苦痛の軽減を図りながら緩和ケア主体となる時期へと移行する．この移行をギアチェンジという（図1）．
- 療養生活の過程で，自宅で生活しつつ治療やケアを受ける対象者も多い．その場合，訪問診療や訪問看護，訪問リハビリテーション，訪問介護などの医療・介護サービスの利用が必要

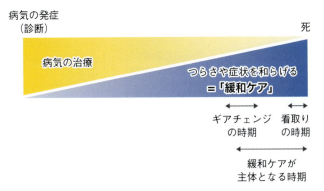

図1 病気の治療と緩和ケア（終末期におけるギアチェンジの時期）

となることが多い．
- 終末期を迎える対象者を地域で支えるためには，入院・外来医療を担う医療機関と在宅を担う関係機関が連携し，対象者の生活を支援する必要がある．
- 終末期を迎えた対象者の在宅医療においては，病態が悪化した場合，最終的にどこで看取るのかなどの希望をよく確認しておくことが重要となる．

2 終末期に対象者が経験する苦痛

1）全人的苦痛（トータルペイン）

- 対象者が抱える苦痛は**全人的苦痛（トータルペイン）**とよばれ，**身体的苦痛・精神的苦痛・社会的苦痛・スピリチュアルペイン**がある．
- 終末期に苦痛を抱えるのは患者（利用者）だけでなく，その家族もさまざまな苦痛，苦悩を抱えて生活している．
- 終末期におけるケア・リハビリテーションの対象には，患者（利用者）とその家族までも含まれる．

1 身体的苦痛

- 身体的苦痛には，痛みや全身倦怠感（だるさ），呼吸困難感などの身体症状や日常生活制限がある．
- 患者（利用者）が抱える身体的苦痛は，その疾患や病期によっても特徴がある．
- 終末期を迎えた対象者の多くは，複数の身体症状を同時に呈していることが多い．
- 死期が迫ったときにあらわれる症状には，死前喘鳴，下顎呼吸，血圧低下，末梢冷感，乏尿などがあり**終末期症状**とよばれる．

2 精神的苦痛

- 精神的苦痛には，不安や怒り，いらだち，うつ状態，恐怖感，悲しみ，孤独感，せん妄などがある．
- Derogatisらのがん患者を対象とした調査[1]では，がん患者の約半数が適応障害やうつ病，

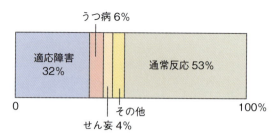

図2　がん患者の精神症状の発症頻度
がん患者215名を対象とした面接調査．文献1より引用．

せん妄などの精神症状を抱えていることが報告されている（図2）．
- 終末期においては，身体症状の増悪や動作能力の喪失などから自己効力感の低下を招き，精神的な苦痛もさらに増加する．

3 社会的苦痛
- 家庭や職場などでの役割を果たせないことや金銭的な問題などで生じる社会的な苦痛を社会的苦痛という．
- 社会的苦痛は，世代や家族背景，生活背景によって個人差が大きい．
- 社会的苦痛の対応には，医療・介護保険のみならず，社会保険制度や生命保険などの活用も視野に医療ソーシャルワーカーなどを含めた対応が求められる．

4 スピリチュアルペイン
- スピリチュアルペインの定義はさまざまなものがある．
- スピリチュアルペインとは表1に示すようなものがあり，生きている意味や目的についての関心や懸念に関連していることが多い．

5 家族が抱える苦痛
- 家族は医師や看護師から病状などについて説明を受けたり，治療や療養先の決定などについて判断を強いられるなど，精神的な負担も大きい．
- 家族はそれぞれの生活を抱えているうえに，日々の介護負担なども大きいために家族が抱える疲労にも配慮する必要がある．
- 家族は大切な人を失う前から悲嘆（予期悲嘆）を経験する．また，家族の苦痛は，患者（利用者）の死後も続く．

表1　スピリチュアルペインで表出されることが多い例

- 何のために生まれてきたのか．
- もう生きている価値がない．
- なぜこんな病気になってしまったのか．罰でも当たったのか．
- なぜこんなつらい思いをしなければいけないのか．
- もう生きていてもしょうがない．早く死にたい．
- 家族と会えなくなってしまうのがつらい．
- 死んだらどうなってしまうのだろう．

2）疾患に伴う特徴

❶ がん

- がんはあらゆる臓器に発症し，転移や浸潤，播種し進展する病である．
- がんはがん種によって特徴が異なり，進行の速いものと緩やかなものがある．しかし，比較的落ち着いているように見えても急激に病勢が強くなり，一気に病態が増悪することもある．
- 一般的にがんの場合，余命1カ月を境に症状が増加しはじめ，余命2週間前後から移動能力が低下することが多い（図3）．
- しかし，中枢神経や骨，筋などの運動器に障害をきたした場合，病期のより早い段階から日常生活動作が制限され，長期間の臥床生活を余儀なくされる場合もある．

❷ 神経難病

- 疾患や病型によって症状やその障害部位，進行の程度・速度はさまざまである．進行の形態として，①緩やかに低下するもの，②段階的に低下するもの，③寛解と増悪をくり返し徐々に低下していくものなどがある．
- 進行に伴い，運動麻痺やコミュニケーション障害，嚥下機能障害，呼吸機能障害，排泄機能障害，自律神経障害などの症状を呈し，日常生活が著しく制限される．
- 症状が重度になると，気管切開や経管栄養，人工呼吸器の装着などに関する選択が迫られることになる．
- 医療処置管理の実施状況によって，予後も異なり，終末期を迎えた際に必要となるケアも異なる．

❸ 心不全

- 心不全で末期を迎える患者の多くは高齢者であり，特に85歳以上の割合が多い．
- 末期の心不全には，糖尿病や肥満，脳卒中，腎臓病，慢性肺疾患などのさまざまな疾患が合

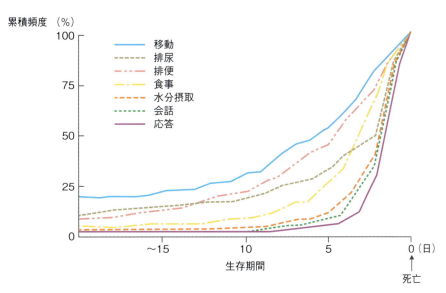

図3　日常生活動作の障害の出現からの生存期間（206例）
文献2より引用．

- 併していることが多い．
- 心不全に伴う身体的な苦痛として，呼吸困難や疼痛，嘔気，便秘，うつなどがある．
- 心不全はがんに比べて症状の出現頻度はやや少ないものの，疼痛やうつでは症状が6カ月以上の長期にわたって持続していたとの報告もある[3]．

3 終末期における作業療法

1）終末期における作業療法の目標

- 終末期に重要なことは，疾病などによる影響があるなかで対象者自身がいかにその人らしい生活をとり戻すことができるかである．
- 「その人らしい生活をとり戻すこと」とは，単に動作の自立を意味するものではない．終末期においては，病前の生活をとり戻すことが目標なのではなく，現状の病態や後遺症などのそのときどきの状況に合わせて，自分らしい生活とはどのような生活なのかを見つける作業に意義がある．
- 結果的に「自分らしい生活」をとり戻すことができたか否かだけが大切なのではなく，自分らしい生活をとり戻そうとさまざまな選択を自分で判断できたり，行動できたりすることが自己効力感の改善につながり，QOLの改善に寄与することもある．

2）作業療法アプローチ

- 終末期における作業療法アプローチに特別なものはない．
- 基本的には作業療法士が有する知識や技術を用いて，個々の病期，病態に合わせたリハビリテーションを支援する．

❶ 症状緩和を目的としたアプローチ

- 苦痛を伴う身体症状の緩和は優先すべき課題である．
- 苦痛の強い身体症状を有する場合，その症状の緩和なくしては自己実現や自己効力感の改善を図ることは困難である．
- 終末期においては適切な緩和ケアと並行してリハビリテーションを進める必要がある．

①疼痛

- 疼痛の原因に合わせた対応が求められる．疼痛には，大きく分けて**安静時痛**と**体動時痛**がある．
- 安静時痛に対しては，鎮痛薬が投与され，がんでは放射線治療などが選択される場合もある．
- がん性疼痛のような強い痛みに対しては，オピオイド鎮痛薬などの医療用麻薬が使用されることが多い．
- オピオイド鎮痛薬には**徐放剤**と**速放剤**があり，持続痛には長い時間効果を発揮する徐放剤が使用される．また，突出痛に対しては，投与後に比較的短時間で効果を発揮する速放剤が使用され，これを**レスキュー・ドーズ**という．
- リハビリテーションでは，その痛みの原因に合わせて低周波治療などの物理療法を適応することがあり，理学療法士や作業療法士が行うこともある．
- 安静時痛が不動による痛みである場合は，体位変換や関節可動域練習などが疼痛の軽減につ

ながることがある．
- 体動時痛は突出痛の一種であり，レスキュー・ドーズで対応し，並行して動作方法の工夫や装具療法，環境整備などを行い対応する．

② 全身倦怠感（だるさ）
- 全身倦怠感は比較的早期からみられる発症頻度の高い症状の1つである．
- 全身倦怠感に対しては，予後が限られている場合にはステロイドなどの薬物療法で対応する．
- 全身倦怠感に対するリハビリテーション・アプローチでは，能動的なアプローチとして軽運動やストレッチングなどが有効である．また，受動的なアプローチとしては，マッサージやベッドのまま散歩に行くなど，環境を変えることも有効である．
- 病期や病態に応じてアプローチを行う必要がある．

③ 呼吸困難（息苦しさ）
- 呼吸困難は患者の「呼吸時の不快な感覚」（主観的な訴え）である．
- 経皮的動脈血酸素飽和度（SpO_2）や血液ガス，脈拍の値などとも必ずしも相関しない．
- 呼吸困難をきたす原因が治療可能な場合は，当然その治療を行うことが一番の症状緩和であるが，そうでない場合は酸素療法が基本になる．
- また，薬物療法として，オピオイドが呼吸中枢の感受性を低下させ，呼吸困難の緩和に有効である．その他，コルチコステロイドや抗不安薬，気管支拡張薬などが使用されることもある．
- リハビリテーションでは，リラクゼーション，ファーラー位や寝返りなどの姿勢調整，室温・湿度調整や涼風を取り込むなどの環境調整，負担の少ない動作方法の指導なども有効である．

2 活動・参加に焦点を当てたアプローチ

- 終末期を迎え，さまざまな身体症状を呈するようになると，思うように動作が行えなくなりADLやIADLの低下をきたし，生活が著しく制限される．
- ADL（Performance Status：PS，表2）の低下は，治療継続の可否にも直結し生命予後に影響を与える．そのため，動作方法の変更や福祉用具の活用などの代償手段も活かしながら，可能な限りADLを維持することも重要となる．
- 終末期を迎えた患者は，身体的な喪失だけでなく，活動が制限され自分で物事を決定し，それを実行できなくなることで自己効力感（コントロール感）の低下をきたす．
- リハビリテーションでは，患者が自己効力感をとり戻すことができるよう，それぞれの病態

表2 ECOG performance status scale（日本語版）

スコア	定義
0	全く問題なく活動できる．発生前と同じ日常生活が制限なく行える．
1	肉体的に激しい活動は制限されるが，歩行可能で軽作業や座っての作業は行うことができる．例：軽い家事，事務作業など
2	歩行可能で自分の身の回りのことはすべて可能だが作業はできない．日中の50％以上はベッド外で過ごす．
3	限られた自分の身の回りのことしかできない．日中の50％以上をベッドか椅子で過ごす．
4	全く動けない．自分の身の回りのことは全くできない．完全にベッドか椅子で過ごす．

文献4をもとに作成．

- に応じて必要な情報の提供や自己決定支援を行う．
- ADLやIADLの改善は自己効力感の改善につながるため，改善が期待できる場合には積極的にADL練習を行う．
- また，治療は薬の投与や検査を受けるなどの受け身になりやすいのに対して，リハビリテーションは患者自身が取り組める能動的な活動であるため，患者にとって「自分で頑張れること/できること」「思いをぶつけることができる機会」となることもあり，自己効力感の改善につながる支援ともなる．
- ADLやIADLが改善できない場合には，残された残存能力のなかでその日のスケジュールを確認し，そのなかで自ら行いたい活動を選択できたり，後述のような機会，経験を通じて成功体験や達成感を感じることができるよう支援することが勧められる．

アプローチの例：

①運動する機会をつくる

- 筋力トレーニングや有酸素運動など運動後に達成感や心地よさを感じるものを提供する．体力消耗状態や運動麻痺などがある患者においては，軽運動や自動介助運動など患者が負担なく達成感や心地よさを感じるものを選択する．

②毎朝の日課を行う（朝起きて顔を洗い，歯磨きをして，新聞を読むなど）

- 患者が病前や入院前に行っていた生活リズムに即した活動や心地よさを感じる活動がよい．普段ベッドに長時間いる患者が車いすに乗って散歩をする，部屋の明るさを変える，人と接する，太陽の光を浴びるなどもよい刺激となる．
- ベッドから動けない場合は，顔を温かいタオルで拭いたり，手浴を行ったりすると爽快感が得られやすい．

③家族とともに過ごす機会をつくる

- 家族や親しい人と接し，その会話や経験を通じて，自身の家族内での役割や立場（意味のある存在）を確認できたり，それを改めて担うことで自己効力感の改善につながることが期待できる．
- 家族の面会時などを利用し，時間が許せば一緒に創作活動を行ったり，調理練習などをとり入れコミュニケーションの機会をつくることもよい．

④他人に喜ばれる/役立つ経験をもつ

- 他人から褒められたり，喜ばれることを自身ができると，その経験が成功体験となり，その積み重ねが自尊感情をとり戻して自己効力感の改善につながる．
- 残存能力のなかで他人のために何かをするという機会をつくることもよい．

⑤やり残した作業が行えるよう支援する

- 余命が限られるなかで患者や家族に「やり残した」という思いがあり，その作業が残存能力を用いて行える可能性がある場合は，その作業を実行できるように支援することもよい．ただし，その作業をなぜ行う必要があるのか，いつまでにどのような形で行う必要があるのかなど，その理由や意味についても深く情報を得て，決して一人で行おうとせず，医師や看護師などの他職種とも相談をし連携して行うことが勧められる．

4 自分自身（医療者側）のケア

- 作業療法士は，患者の身体面のみならず精神面や個人的背景（思いや死生観）などにも深く接する．そのため，患者や家族と近い距離でさまざまな感情を共有することになり，医療者である自分自身が**複雑性悲嘆**に陥る可能性がある．
- 複雑性悲嘆は，通常の悲嘆反応とは異なり，持続期間や強度が通常の範囲を超え日常生活にも支障をきたす．
- 患者，家族と最期の時間を共有して担当してきた患者が亡くなることは悲しく，心残りや無力感が残り，それが積み重なると仕事が続けられなくなることもある．これを**バーンアウト（燃え尽き症候群）**とよぶ．
- バーンアウトは，高い理想を抱き熱意に燃える人ほどそのリスクが高い．
- 自分自身で経験しているストレスを意識することは，自分自身のストレスや悲しみに対処するために大切になる．
- 自分の苦手なことやストレスに感じることを意識化し，自分一人でできることの限界を認めて，同僚や他職種に相談したり，できないことと割り切って仕事をすることもときには必要となる．
- デスケースカンファレンスは，患者の死後にその介入を担当していた他職種などと振り返り，できなかったこと（後悔の念ややり切れなさなど）やできていたことなどを語り合うことで次に向かうエネルギーを得ることにもつながる．
- 終末期にかかわる医療者は，患者やその家族のケアのみならず，自分たち自身のケアにも取り組むことが大切である．

5 終末期における作業療法の実際

1) 事例紹介

- A氏（70歳代，女性）
- 疾患名：肺がん（Stage IV），多発性脳転移，多発性骨転移
- 家族構成：娘家族との5人暮らし（キーパーソン：娘）
- 要介護度：5
- 現病歴：X−1年，背中の痛みを訴えA病院受診．胸・腰椎に多発性骨転移を認め前述の診断あり放射線治療が施行された．その後，化学療法を施行するもX年3月に多発性脳転移を認め再度放射線療法を施行された．その後，呼吸困難の増悪を認め，緩和ケア目的にてB病院へ入院し，今回在宅療養目的にて自宅退院の運びとなった．

2) 作業療法評価および経過

1 退院から初回介入時

- 退院後，訪問診療，訪問看護が開始となり，退院1週間後より週1回訪問リハビリテーショ

ンが開始となった．

- 心身機能：RoomAirでSpO$_2$ 94％以上を維持．四肢筋力低下はあるものの随意性低下は認めず．筋力は上下肢ともにMMT3～3＋．がん悪液質が進行し，体力消耗状態にあり起居，立ち上がり，移乗動作に介助を要し，ADL全般にも介助を要する．
- 退院時のADLは後述のような状況でPS3．日中の多くの時間をベッド上で過ごす状況であった．

[ADL評価]
  ▶ 食事：セッティングにて自立
  ▶ 整容：セッティングおよび軽介助
  ▶ 入浴：重介助，清拭・訪問入浴を検討中
  ▶ 排泄：ポータブルトイレ設置し軽介助
  ▶ 更衣：上衣は軽介助，下衣は全介助

- 主介護者は娘（主婦）で日中は自宅におり，介護を担っている．
- 多発性骨転移に伴う痛みは安静時は認めず，体動時に腰部に軽度認めるもののレスキューを使用し自制内で経過していた．
- 前院からの紹介状と訪問看護の情報をもとに初回訪問し，心身機能面の評価を行うとともに退院後1週間の生活の様子や症状などの変化に変わりがないか本人，家族に確認を行った．
- 心身機能面や症状は退院時の情報と差がみられないものの，食事・排泄における介助量が入院中よりも増加していた．
- 動作方法や環境について評価したところ，食事はギャッジアップ座位で摂取していたが，介護保険でレンタルしていたオーバーテーブルの高さが高く，食事動作を制限しているために家族の介助を要していた．また，排泄については，ポータブルトイレの位置がベッドより離れた対面に設置されており，介護用ベッド高も低く移乗時に介助バー（手すり）をうまく利用できていないため，入院中よりも介助量が増加し家族の介護負担が増していた．
- そのため，初回訪問時にオーバーテーブルの高さ調整，介護用ベッドの高さ調整，ポータブルトイレの設置場所の修正，移乗動作指導を実施した．
- また，帰宅前に家族に声をかけ，退院後に困った点や心配な点がなかったか確認するとともに介護に伴う疲労などについて，家族が体調の変調をきたしていないかも確認した．
- 介入終了後，訪問看護ステーションの看護師に訪問時の病態や介入内容について伝達した．

2 訪問2回目

- 1週間後に2回目の訪問リハビリテーションを実施．
- 訪問時は呼吸困難感が増強し，経鼻酸素2L/分投与にてSpO$_2$ 94％を維持．動作時は3L投与との指示があった．トイレ以外はベッド上で過ごし離床がほとんど困難となっていた．
- また，排泄時の移乗および立位保持に介助を要したため，立位介助下での下衣上げ下げ介助方法を家族に指導．排泄も前屈姿勢を保ちやすいようオーバーテーブルを前に置き肘が置けるよう指導した．

3 訪問3回目～死亡まで

- 訪問3回目にはさらに呼吸困難感が増強し，PS4（ベッド上寝たきり）となった．意識レベルも低下を認め，傾眠傾向でJCS Ⅱ-10であった．
- 全身倦怠感の増強を認め，バイタル確認後に本人の希望がありベッド上での関節可動域練習

- やストレッチング，リラクゼーション，ポジショニングを施行した．
- また，姿勢変換やオムツ交換などにおける介助方法を家族に指導した．
- 退院後，徐々に病態は進行していくなかで余命2週間弱までポータブルトイレでの排泄ができ，本人も自宅で家族とおだやかに過ごすことができた．また，家族からは「悩んだけれど連れて帰ってきて良かった」との発言が聞かれた．
- 退院後28日目，自宅にて死亡した．

3) おわりに

- 本症例への介入は約3週間わずか3回であった．終末期の訪問リハビリテーションでは，介入できる期間や回数も限られるなかで関係を築き，よりQOLに配慮したサービスの提供が求められる．
- また，終末期を迎えた患者の多くは病態が変化しやすく，週1回程度の限られた介入のなかにおいては訪問するたびに患者の病態が変化していることも多い．
- 終末期の訪問リハビリテーションにおいては，医療機関との退院前からの連携が重要であり，患者の病名や病態などの情報を得るだけでなく，今後変化しうる痛みや呼吸困難感などの身体症状のコントロール状況や日常生活動作能力の経過（改善傾向/維持/低下傾向），患者・家族の思いや病気の受け止め方，要望などの情報を得ておくことが望ましい．
- また，その日にかかわる医療者が療法士だけとなる場合もあり，患者のバイタルサインを確認するとともに病態や症状の変化，家族の体調などにも気を配ることが求められる．
- 退院後は病院と環境が大きく変化するために，準備されていた環境設定がうまく生活のなかで活かせていないこともある．
- そのため，訪問リハビリテーションでは，準備されていた環境設定が自宅のなかにとり入れることができているか，また実際にその環境に適応して生活できているかを評価し，再調整や適応練習などを行うことも大切になる．
- また，介護者が医療者から家族へ変化することで，患者が介護者に過度に介護を求めるといった変化も起こり得る．
- そのため，退院後上手く在宅生活に移行できるように支援するとともに，よりよい状態で長く在宅生活を営むことができるように，訪問時には患者・家族の普段の生活にしっかり目を向ける必要がある．
- 自分で対応できないことは他職種とも連携して支援していく体制をつくっていくことが大切になる．

文献

1) Derogatis LR, et al：The prevalence of psychiatric disorders among cancer patients. JAMA, 249：751-757, 1983
2) 「最新緩和医療学」（恒藤 暁/著），最新医学社，1999
3) McCarthy M, et al：Dying from heart disease. J R Coll Physicians Lond, 30：325-328, 1996
4) Oken MM, et al：Toxicity and response criteria of the Eastern Cooperative Oncology Group. Am J Clin Oncol, 5：649-655, 1982
5) 「緩和ケアが主体となる時期のがんのリハビリテーション」（島崎寛将，他/編），中山書店，2013
6) 「がんのリハビリテーション」（辻 哲也/編），医学書院，2018

実習課題：終末期に大切なものを考える

1）自分自身にとって終末期に大切なものを考えてみる

1 目的
- 終末期に従事するうえで，自分自身の死生観に触れる経験は重要である．そのため，自分自身が「命」「死」「終末期」ということを考える機会をつくり，文字に起こすことで自分自身の死生観を知り意識化する機会とする．

2 方法
- 自分自身にとって「終末期に大切にしたいこと・もの」は何かを考え紙面に書く．

2）相手にとって終末期に大切なものを考えてみる

1 目的
- 相手の死生観に触れ，死生観をテーマに人と話す経験を得る．相手の死生観に触れることで自分自身の死生観を改めて意識するとともに，死生観や価値観とは人によって多種多様であることを理解する．

2 方法
- 「もし自分が終末期を迎えたら」をテーマに2名1組でペアを組み話し合い，相手が終末期にどのようなことを大切にしたいと考えているのかを知る．また，最後にお互い相手が大切にしていると感じた内容を発表し合い，実際に相手が大切にしたいと思うことをうまく聞き出し共有することができたかを確認する．

    注意：仲間と課題を行う場合，その仲間が家族や大切な人を失うといった経験などから精神的に辛くなってしまう場合も想定される．そのため，「死」や「終末期」などのテーマを取り扱う際は，あらかじめ日程や内容などをよく相談し計画的に実施すること．また，気分が優れない場合などは中止し，精神的に辛くなった場合には心理的ケアに対応できるよう教員などにも相談して行うことが望まれる．

第7章 予防分野のリハビリテーション

1 サルコペニアと介護予防

学習のポイント
- 超高齢社会における，サルコペニアの予防・改善が必要な理由，介護予防が必要な理由を学ぶ
- サルコペニア予防，フレイル高齢者に対する介入として，何が有用とされているのかを学ぶ
- 介護予防事業の効果および課題などを把握し，今後求められる予防介入のあり方を学ぶ
- 介護予防教室の運営のコツを学ぶ

1 はじめに

1）介護予防とは

- **介護予防**とは要介護状態になることを未然に防ぐことであり，わが国では2006年より積極的な介護予防事業が各地で開催されるようになった．
- 介護予防は主に運動機能向上，栄養改善，それに口腔機能向上の3つが目標に掲げられ，なかでも運動機能向上は最重要課題として各地で積極的な予防事業が実施されてきた．実際，この介護予防事業（特に運動機能向上）には将来の要介護状態への移行を予防する効果があり[1]，運動（身体活動）が介護予防に果たす役割は大きいと考えられている．

2）サルコペニア，フレイルとは

- **サルコペニア**は加齢に伴う骨格筋量の減少症のことを指し（図1），近年では単純な骨格筋量の減少ではなく筋力の低下も伴う場合をサルコペニアと定義されることが一般的となってきた[2,3]．
- わが国におけるサルコペニアの有病率は10～20％程度であり，男性の方がやや有病率が高い傾向にある[4,5]．サルコペニアは移動能力の低下やADLの制限をきたし，転倒しやすくなることから，わが国では主たる**要介護要因**の1つと考えられている．
- 介護予防事業の主たるターゲットは身体機能に衰えのある高齢者（≒二次予防対象者）であり，低下した身体機能を維持または向上させることによって要介護への移行を防ぐことが目標とされてきた．
- 国際的にはこの二次予防対象者に相当する機能レベルにある高齢者をfrailty（フレイルティ）とよび，同じく主要な予防対象者としてさまざまな研究が報告されている．
- わが国では，これまでこのfrailtyを「衰弱」や「虚弱」と訳してきた経緯があり，非可逆的

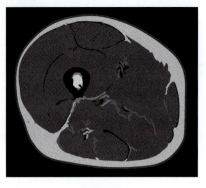
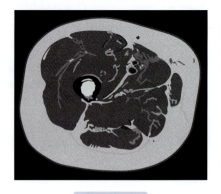

若年者　　　　　　　　　　サルコペニア

図1　サルコペニア
大腿断面図．若年者と比べてサルコペニアでは筋断面積が減少し，皮下脂肪が増加していることがわかる．また骨格筋内への脂肪浸潤も認められる．

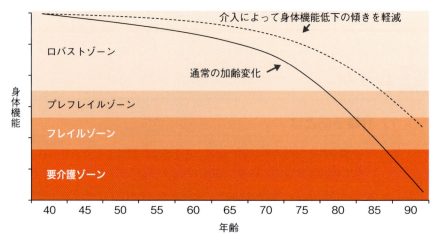

図2　フレイルのイメージ
フレイルはロバスト（健常）と要介護の中間的な状態である．

な印象を抱かせていた．しかし，frailtyの概念はあくまで健常（ロバスト）と要介護の中間的な状態のことを指し，要介護に移行するリスクが高い一方で適切な介入によって健常な状態へと改善することが可能であるとされている（図2）．そこで，わが国では2014年に日本老年医学会よりfrailtyを**フレイル**とよぶというコンセンサスが報告された．

- フレイルは複数のドメインによって構成されており，1つはサルコペニアともオーバーラップする領域の多い**身体的フレイル**，2つ目に**認知・精神的フレイル**，そして3つ目に**社会的フレイル**となっている（図3）．現在，フレイルの定義としてはフリード（Fried）らが報告したものが最も一般的に用いられており[6]，これには①体重減少，②歩行速度低下，③握力低下，④活動度低下，それに⑤活力低下が含まれる．このフリードらの定義を一部修正して島田（Shimada）らが日本人のフレイル有病率を調査した研究では，おおむね一般高齢者の約10％がフレイルに該当することが報告されている[7]．

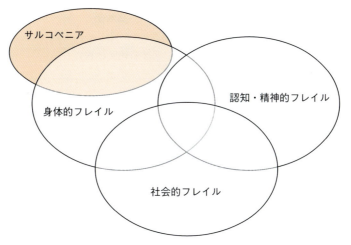

図3　フレイルの構成要素
フレイルは身体的，認知・精神的，それに社会的フレイルによって構成されている．

- 本稿では，サルコペニア，フレイルをキーワードに，介護予防を推進するためには，どのような介入方法が有用であるのかをシステマティックレビューから検証するとともに，介護予防教室の実践まで解説する．

2　サルコペニアの理解

1）サルコペニアの判定

- **サルコペニアの判定**としては，2010年にヨーロッパのワーキンググループが報告したアルゴリズム（**EWGSOP**）が最も一般的に用いられているが[2]，2014年にEWGSOPを一部修正してアジアの高齢者に適したアルゴリズムが報告されたため（**AWGS**）[3]，ここではそれを参考に紹介する．
- AWGSでは，歩行速度低下（＜0.8 m/sec）もしくは握力低下（男性＜26 kg，女性＜18 kg）という身体機能低下と，身体組成の計測〔二重エネルギーX線吸収法（Dual Energy X-ray Absorptiometric scan：DXA）もしくは生体電気インピーダンス法（Bioelectrical Impedance Analysis：BIA）〕による身長補正四肢筋量低下（男性＜7.0 kg/m^2，女性＜5.7 kg/m^2）の両者を併せもつ場合にサルコペニアと定義している（図4）．
- 前述のように，このような検査を一般高齢者に対して実施すると，その有病率は10〜20％であり，加齢とともに有病率は増大する傾向にある（図5）．しかしながら，このような測定（DXA，BIA）はどのような場所でも行えるとはいいがたい．
- そこで，飯島らが考案した**スクリーニングテスト（指輪っかテスト）**を紹介する[8]．このテストは非常に簡便であり，両手の親指と人差し指で円（輪っか）をつくり，この輪っかを下腿最大膨大部にあてはめるというものである．
- ①輪っかよりも下腿部の方が大きく指が届かない場合と，②ちょうど輪っかのサイズと合う場合，それに③輪っかの方が下腿部より大きく隙間が生じる場合の3つのパターンが得られ

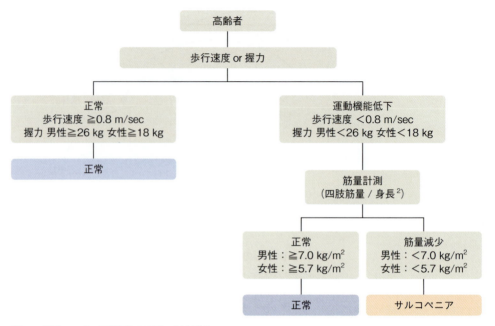

図4 サルコペニア判定のアルゴリズム

AWGS（アジアのサルコペニアワーキンググループのコンセンサス）では，歩行速度低下もしくは握力低下という運動機能低下と，骨格筋量低下の両者を併せもつ場合にサルコペニアと定義している．文献3をもとに作成．

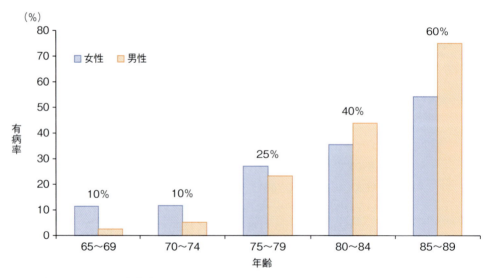

図5 サルコペニアの有病率

加齢に伴い有病率は増加．特に75歳以降で急増する．文献4をもとに作成．

る．飯島らが検証したところ，①が正常であり②がサルコペニア予備群，そして③がサルコペニアに相当した（図6）．

- この方法は簡便に行えることに加えて，非常に妥当な方法が用いられている．身体組成を計測する場合でも骨格筋量は身長補正するというのが一般的である．指輪っかテストでは被験者自身の指を用いることで，おおよそ身長補正をした状態での下腿最大膨大部計測を実施し

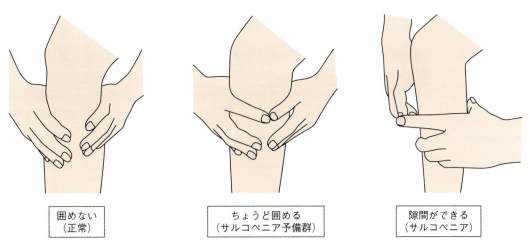

| 囲めない
(正常) | ちょうど囲める
(サルコペニア予備群) | 隙間ができる
(サルコペニア) |

図6 指輪っかテスト
両手の親指と人差し指で円（輪っか）をつくり，この輪っかを下腿最大膨大部に当てはめ，サルコペニアをスクリーニングする．文献8をもとに作成．

ているといえ，**スクリーニングテスト**として簡便かつ妥当な検査であるといえる．

2）サルコペニアのメカニズム（図7）

- 骨格筋も骨と同様に代謝が行われており，タンパク質の合成（同化）と分解（異化）がくり返されている．
- タンパク質の合成にかかわるとされるのが，**インスリン様成長因子（IGF-1）**とよばれる成長ホルモン関連ホルモンおよび**デヒドロエピアンドロステロン（DHEA）**とよばれる性ホルモンである．これらはソマトポーズおよびアドレノポーズといって，いずれも加齢に伴って血中レベルが低下することがわかっている[9)～11)]．これらが原因で加齢とともに骨格筋の同化が抑制されることが理解できる．
- タンパク質の分解にかかわるとされるのが**炎症性サイトカイン**であり，これらは基礎疾患や肥大化した内臓脂肪の影響により増加する．
- このように，正常な加齢変化であっても，骨格筋の同化は抑制され，異化が促進された状態となり，結果的に骨格筋が萎縮するというのがサルコペニアのメカニズムの概要である．
- 興味深いことに，運動することによって，IGF-1やDHEAの血中レベルは増加することが確認されている[12)～14)]．加えて，運動には内臓脂肪量を減少させる効果もあることから，その寄与率は不明ではあるものの間接的に炎症性サイトカインの血中レベルを抑制するような効果も認められるものと考えられている．つまり運動には，骨格筋の同化を促進し，異化を抑制するというサルコペニアの予防・改善効果があると考えられている．
- 加えて，分岐鎖アミノ酸（**BCAA**）（特にロイシン）やβ-ヒドロキシβ-メチル酪酸（**HMB**）には骨格筋の同化促進や異化抑制の作用が認められることや[15)]，ビタミンDには骨格筋の収縮力増強などの効果があることが知られており，運動だけでなく栄養摂取もサルコペニア予防に重要と考えられている．

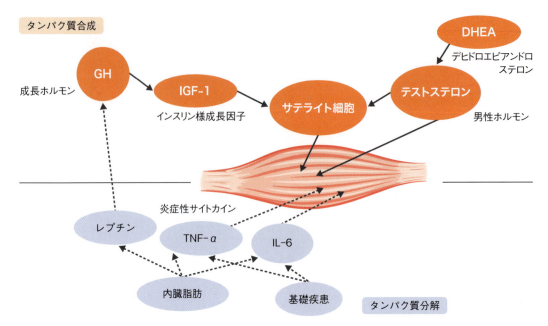

図7 サルコペニアのメカニズム
タンパク質の合成には，インスリン様成長因子（IGF-1）やデヒドロエピアンドロステロン（DHEA）の低下が，一方でタンパク質の分解には炎症性サイトカインの増加が関与していると考えられている．

3 世界の動向（システマティックレビュー）

1）フレイルに対する運動介入の効果（表1）

- フレイルに対する運動介入の効果を検証するため，包含基準にフレイルに関する基準を設けている論文を選択した．採用した論文は14編であり，すべて運動介入を実施しているものであった．

- 介入期間は8〜50週間までさまざまであるが10週に設定していたものが4編，12週に設定していたものが5編と大半を占めていた．介入頻度は，週に2回が6編，週に3回が7編であった．1回あたりの運動時間は記載のない報告もあったものの，おおむね60分程度実施していた．またトレーニング内容にレジスタンストレーニングを含むものが12編であった．アウトカムとしておおよそ共通して測定されていたものが筋力および移動能力であり，これらに関してはおおむねどの報告でも改善を示していた．

- 今回のレビューよりフレイル高齢者に対する運動介入としては，①介入頻度：週に2〜3回，②介入期間：12週間以上，③1回あたりの運動時間：60分程度，④介入内容：レジスタンストレーニングを含める，といった内容を遵守することで筋力および移動能力の改善効果が得られやすいと考えられた（表2）．

2）サルコペニアの予防・改善効果（表3）

- サルコペニアの予防・改善の効果検証を実施するため，アウトカムに骨格筋量（除脂肪量）および筋力を測定している論文を選択した．採用した論文は15編であり，運動介入と栄養介入を組み合わせて効果を検証したものが6編，運動介入単独が3編，それに栄養介入単独

表1 フレイルに対する運動介入の効果

報告者	報告年	文献番号	対象者 人数（年齢）	運動介入 介入時間	介入頻度	介入期間	効果 筋力	移動能力
Vestergaard S, et al	2008	16	介入群：n＝25（81.0±3.3） コントロール群：n＝28（82.7±3.8）	26分	週に3回	20週	○	○
Boshuizen HC, et al	2005	17	高頻度群：n＝24（80.0±6.7） 低頻度群：n＝26（79.3±7.0） コントロール群：n＝22（77.2±6.5）	40分	高頻度群：週に2回 低頻度群：週に1回	10週	高頻度○ 低頻度○	高頻度○ 低頻度○
Giné-Garriga M, et al	2010	18	介入群：n＝22（83.9±2.3） コントロール群：n＝19（84.1±3.0）	45分	週に2回	12週	○	○
Dorner T, et al	2007	19	介入群：n＝15（86.7±6.1） コントロール群：n＝15（86.9±5.7）	50分	週に3回	10週	○	－
Baum EE, et al	2003	20	介入群：n＝11（75～96） コントロール群：n＝9（78～99）	60分	週に3回	50週	－	○
Faber MJ, et al	2006	21	歩行トレーニング群：n＝66（85.4±5.9） バランストレーニング群：n＝80（84.4±6.4） コントロール群：n＝92（84.9±5.9）	60分	週に2回 ＊最初の4週間は週に1回	20週		○
Rydwik E, et al	2008	22	トレーニング群：n＝25（83.5±3.7） 栄養カウンセリング群：n＝23（83.1±4.5） トレーニング＋栄養カウ群：n＝25（83.1±4.0） コントロール群：n＝23（82.9±4.0）	60分	週に2回	12週	トレーニング群：○ 栄養カウンセリング群：○ トレーニング＋栄養カウ群：○ コントロール群：×	トレーニング群：× 栄養カウンセリング群：× トレーニング＋栄養カウ群：× コントロール群：×
Zech A, et al	2012	23	ストレングストレーニング群：n＝23（77.8±6.1） パワートレーニング群：n＝24（77.4±6.2） コントロール群：n＝22（75.9±7.8）	60分	週に2回	12週	－	ストレングストレーニング群：○ パワートレーニング群：○
Pollock RD, et al	2012	24	介入群：n＝38（80.0±1.3） コントロール群：n＝26（82.2±1.3）	65分	週に3回	8週	－	○
Timonen L, et al	2002	25	介入群：n＝34（82.6±3.7） コントロール群：n＝34（83.5±4.1）	90分	週に2回	10週	○	○
Binder EF, et al	2005	26	介入群：n＝53（83±3） コントロール群：n＝38（83±4）	90分	週に3回	12週	○	－
Hauer K, et al	2003	27	介入群：n＝31（82.2±4.1） コントロール群：n＝26（82.1±4.8）	－	週に3回	12週	○	○
Seynnes O, et al	2004	28	高強度群：n＝8（83.3±2.8） 中強度群：n＝6（80.7±2.3） コントロール群：n＝8（80.3±2.0）		週に3回	10週		
Rejeski WJ, et al	2008	29	身体活動介入群：n＝213（76.5±4.2） コントロール群：n＝211（77.0±4.3）	－	毎日	50週	－	－

○：改善効果あり，×：改善効果なし（悪化という意味ではない），－：検討していない．

- が6編となった．
- 運動介入を取り入れていた9編（運動と栄養介入および運動単独介入）はすべて**レジスタンストレーニング**を含んでおり，期間は中央値で24週間，介入頻度は最頻値で週2回，1回あたりの運動時間はすべて60分となっていた．
- 栄養介入を取り入れていた12編（運動と栄養介入および栄養単独介入）で用いていた栄養素は，ホエイタンパク質，カゼインタンパク質，HMB，BCAA，ビタミンDなどであった．介入期間は運動介入と同様に24週間が中央値となっており，摂取頻度はすべて毎日としていた．
- アウトカムとなっている骨格筋量が最も安定して増加していたのが運動と栄養の**併用介入**であり，ついで運動介入単独，栄養介入単独であった．筋力に関してはおおむねどの介入であっても増加する傾向にあったが，やはり運動と栄養の併用介入が最も効果的であった．
- なお，用いた栄養素別の効果に関しては比較が非常に行いがたく，今回あげられた栄養素であればおおむね同様の効果が得られていた．摂取量に関しては研究間で体格差があり明確な基準を設けるのは現時点では困難であった．
- まとめると，サルコペニア予防・改善のための介入としては，①介入頻度：運動は週に2〜3回，栄養摂取は毎日，②介入期間：24週間，③1回の運動時間：60分程度，④介入内容：運動はレジスタンストレーニングを含めるべき，栄養はタンパク質，BCAA，HMB，ビタミンDなどを摂取すべき，といった内容を遵守することによって骨格筋機能の向上に寄与すると考えられた．特に，すでにサルコペニアおよびフレイルに該当する高齢者に対しては，運動と栄養の併用介入が効果を示しており，健康な高齢者を対象とする場合には運動の単独介入でも十分な効果を示していた（**表2**）．
- なお，フレイルに対する介入でも，サルコペニア予防・改善領域でも，レジスタンストレーニングの負荷量に関しては，1 RM（Repetition Maximum）の40〜80％とばらつきがあり，低負荷であっても効果は認められていた．実際，アメリカスポーツ医学会は運動習慣のない高齢者に対しては1 RMの40〜50％程度の負荷量であっても機能向上の効果が期待できるとまとめており[44]，フレイル，サルコペニアの予防は安全性を考慮して比較的低負荷から開始することも戦略の1つであると考えられる．

表2　介入の目安

フレイルに対する運動介入
① 介入頻度：2〜3回／週
② 介入期間：12週間以上
③ 1回の運動時間：60分程度
④ 介入内容：レジスタンストレーニングを含める
サルコペニアの予防・改善に対する介入
① 介入頻度：運動2〜3回／週，栄養 毎日
② 介入期間：24週間
③ 1回の運動時間：60分程度
④ 介入内容：運動　レジスタンストレーニングを含める 　　　　　　栄養　タンパク質，BCAA，HMB，ビタミンDなどを摂取すべき

システマティックレビューによって得られた介入の目安を示す．サルコペニアおよびフレイルに該当する高齢者に対しては，運動と栄養の併用介入が特に効果的．BCAA：分岐鎖アミノ酸，HMB：β-ヒドロキシβ-メチル酪酸．

表3 サルコペニアの予防・改善効果

介入タイプ	報告者	報告年	文献番号	対象者 人数（年齢）	栄養介入 介入期間	栄養介入 介入内容	運動介入 介入頻度	運動介入 介入期間	運動介入 介入内容	効果 移動能力	効果 筋力	効果 筋量
運動＋栄養	Bunout D, et al	2001	30	栄養＋運動群：n＝31 (73.7±3.0) 栄養群：n＝26 (74.7±3.7) 運動群：n＝16 (74.4±3.3) コントロール群：n＝25 (74.0±3.7)	18カ月	タンパク質：6.5 g ビタミンD：0.75 μg	週に2回	18カ月	レジスタンストレーニング	―	○	―
運動＋栄養	Kemmler W, et al	2010	31	介入群：n＝123 (68.9±3.9) コントロール群：n＝123 (69.2±4.1)	18カ月	カルシウム ビタミンD	週に1回	18カ月	レジスタンストレーニング（1 RMの65～70％） エアロビックトレーニング	○	○	○
運動＋栄養	Kim HK, et al	2012	32	栄養＋運動群：n＝38 (79.5±2.9) 栄養群：n＝39 (79.2±2.8) 運動群：n＝39 (79.0±2.9) コントロール群：n＝39 (78.7±2.8)	12週	アミノ酸6 g ロイシン2.52，バリン0.63，イソロイシン0.63	週に2回	12週	レジスタンストレーニング エアロビックトレーニング バランストレーニング	○	○	○
運動＋栄養	Vukovich MD, et al	2001	33	介入群：n＝14 (70±1) コントロール群：n＝17 (70±1)	8週	β-hydroxy β-methylbutyrate (HMB) 3 g	週に2回	8週	レジスタンストレーニング	―	―	○
運動＋栄養	Tieland M, et al	2012	34	介入群：n＝31 (78±9) コントロール群：n＝31 (79±6)	24週	カゼインタンパク質 30 g	週に2回	24週	レジスタンストレーニング（1 RMの50～70％）	○	○	○
運動＋栄養	Chalé A, et al	2013	35	介入群：n＝42 (78.0±4.0) コントロール群：n＝38 (77.3±3.9)	6カ月	ホエイタンパク質 40 g	週に3回	6カ月	レジスタンストレーニング（1 RMの80％）	○	○	○
運動	Rydwik E, et al	2010	36	介入群：n＝22 (83.6±3.8) コントロール群：n＝22 (83±4.1)			週に2回	12週	レジスタンストレーニング エアロビックトレーニング バランストレーニング	―	○	―
運動	Goodpaster BH, et al	2008	37	介入群：n＝22 (76.7±1.0) コントロール群：n＝20 (77.4±1.0)			週に2回	12カ月	レジスタンストレーニング エアロビックトレーニング バランストレーニング ストレッチング	―	○	×
運動	Binder EF, et al	2005	26	介入群：n＝53 (83±3) コントロール群：n＝38 (83±4)			週に3回	12週	レジスタンストレーニング（1 RMの65％）	―	○	○

（次ページへ続く）

表3 サルコペニアの予防・改善効果（つづき）

介入タイプ	報告者	報告年	文献番号	対象者 人数（年齢）	栄養介入 介入期間	栄養介入 介入内容	運動介入 介入頻度	運動介入 介入期間	運動介入 介入内容	効果 移動能力	効果 筋力	効果 筋量
栄養	Børsheim E, et al	2008	38	介入群：n＝12（67.0±5.6）	16週	必須アミノ酸＋アルギニン22 g ロイシン7.9，イソロイシン1.88，バリン1.64，ヒスチジン0.72，リシン3.76，メチオニン0.78，フェニルアラニン1.02，トレオニン2.10，アルギニン2.20				○	○	○
栄養	Scognamiglio R, et al	2005	39	介入群：n＝48（74±6）コントロール群：n＝47（74±5）	12週	アミノ酸12 g ロイシン3.8，イソロイシン1.9，バリン1.9，L-リシン2，トレオニン1.1，シスチン0.4，ヒスチジン0.4，フェニルアラニン0.3，メチオニン0.2，チロシン0.1，トリプトファン0.1				―	○	―
栄養	Dillon EL, et al	2009	40	介入群：n＝7（67±3）コントロール群：n＝7（69±1）	3カ月	必須アミノ酸15 g ヒスチジン1.64，イソイシン1.56，ロイシン2.78，リシン2.24，メチオニン0.46，フェニルアラニン2.34，トレオニン2.20，バリン1.72				―	―	○
栄養	Stout JR, et al	2013	41	介入群：n＝25（72±1）コントロール群：n＝25（73±1）	24週	β-hydroxy β-methylbutyrate（HMB）3 g				―	○	○
栄養	Flakoll P, et al	2004	42	介入群：n＝23（77.7±1.5）コントロール群：n＝27（75.7±1.6）	12週	β-hydroxy β-methylbutyrate（HMB）2 g アルギニン5 g リシン1.5 g				―	○	○
栄養	Tieland M, et al	2012	43	介入群：n＝34（78±1）コントロール群：n＝31（81±1）	24週	カゼインタンパク質30 g				×	○	×

○：改善効果あり，×：改善効果なし（悪化という意味ではない），―：検討していない．

4 わが国における介護予防の実際

- 前述のようにわが国では2006年より**介護予防事業**が本格的に開始された（図8）．介護予防事業に統一された運動メニューはなく，各自治体で独自のプログラムが実施されているのが一般的である．
- 通常，介護予防事業のなかでの運動プログラムは自重もしくはセラバンドなどを用いたものが一般的であり（図9），高負荷での実施はなかなか行えていない（図10）．しかし，このような比較的低負荷な運動プログラムでも介護予防効果は明確に認められている[1]．
- 運動プログラムが多岐にわたるため，そのなかでより効果的なプログラムを検証することは

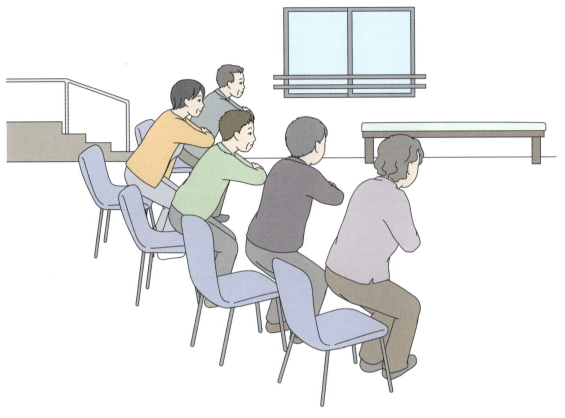

図8　介護予防事業の一例
介護予防事業では5〜20名程度の高齢者に対して集団の運動指導を行うことが多い．セラピストには，運動指導に加えてリスク管理や専門的な立場からのコメントなどが求められる．

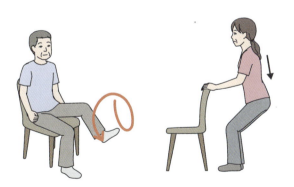

図9　自重を用いたトレーニングの例
左図：足先で文字を描くように大きくゆっくりと下肢全体を動かし股関節周囲および大腿部の筋群を強化する．右図：スクワット．

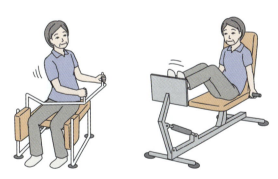

図10　マシンを用いたトレーニングの例
トレーニングマシンを用いることで負荷量を高めることが可能．近年では高齢者向けの油圧式のトレーニングマシンもある．

難しいものの，検証では，①介入頻度：週に1回程度，②介入期間：12週間以上，といった内容を遵守することによって介護予防効果が高まることが確認されている．
- このように効果が認められる介護予防事業であるが，問題となっているのが参加者の少なさである．参加者数は実に高齢者人口の1％未満という実態があり，これまで実施してきた介護予防事業の形態からのパラダイムシフトが求められている．

5 介護予防教室運営のコツと実践例

1）遠隔通信式介護プログラム

- このようななかで，どのような地域に居住していても運動指導が受けられ，かつ多くの高齢者が参加可能なプログラムが**遠隔監視通信式介護予防プログラム**である．3で示したレビューのように，運動習慣のない高齢者に対しては1 RMの40〜50％程度の負荷量であっても機能向上の効果が期待できるとされ，高齢者に限っては通常歩行時にもこの程度の筋力発揮を行っている骨格筋は存在する．実際，ウォーキングを積極的に実施するプログラムによって，下肢筋群の肥大および筋力増強効果が得られたとの報告もあり[45]，介護予防を広範囲に実施していくためには，だれでも簡便に実施することが可能な**ウォーキング**は適切な介入である．
- 高齢者に対して歩数計と歩数記録用のカレンダーを配布し，日々の歩数記録をしながら，1カ月ごとに記録した用紙を郵送によって管理センターへ送付し，管理センターから集計結果と目標値が定められた**フィードバック**用紙が送付されるという遠隔監視通信式ウォーキングプログラムが行われている（図11）．このようなプログラムであれば，集団での運動教室への参加に抵抗があるような方でも気軽に参加することができる．
- このようなプログラムをさらに発展させ，ウォーキングプログラムに**栄養補助**を加えた運動と栄養療法を併用したプログラムを実施するという遠隔監視通信式介護予防プログラムが開発され，6カ月間の介入効果が検証された．その結果，ウォーキングと栄養補助の併用およびウォーキング単独のグループで有意にIGF-1，DHEA，それに骨格筋量が増加することが確認された[46]．
- このような傾向は**フレイル高齢者**でより顕著になり，健常な高齢者であれば栄養補助の有無による効果の違いは認められなかったものの，フレイル高齢者では栄養補助を行った方が骨格筋量の増加割合が大きくなる傾向にあることが認められた．
- 現在では，このような遠隔監視通信式介護予防プログラムを実際の介護予防事業の1つとして取り入れている自治体もあり，これまでの教室型のプログラムに加えて，より多くの高齢者に介護予防を拡大していくことが可能となりつつある．

2）効果の実感が重要

- 介護予防を実践していくうえで重要なのは，効果が実感できることである．教室型運動介入の場合には，3〜4週間ごとに負荷量や難易度を変更することによって，今まで到達できなかった領域まで到達できたという達成感と向上心を寄与することが可能である．
- 前述のような通信型の**ウォーキングプログラム**の場合，歩数の目標値を達成すれば新たに次の目標値を設定することから，対象者は常に達成感と向上心をもってウォーキングを実施することができる．

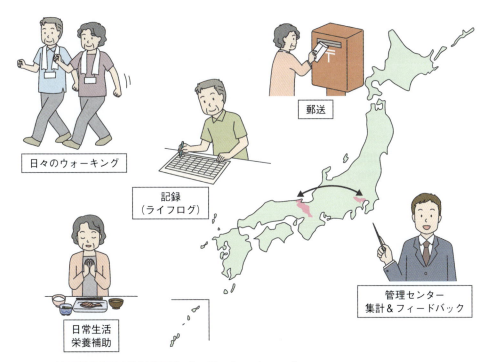

図11 遠隔監視通信式介護予防プログラムのイメージ
日々の歩数記録や食事記録をしながら，1カ月ごとに記録した用紙を郵送によって管理センターへ送付し，管理センターから集計結果と目標値が定められたフィードバック用紙が送付される．参加者は日々の出来事や1カ月間の感想なども書き込むことで，管理センターとの交流も楽しみにしている．文献46をもとに作成．

- ウォーキングプログラムはあくまで個々人のベースライン時の値を参考に目標設定を行うため，どのような高齢者であっても自身にあった目標を提示されることになり，集団での運動介入よりも，より適切な難易度設定としやすい．また，多くの高齢者は記入用紙にさまざまなコメントを記入して送付してくるため，フィードバック返却時にはそのコメントに対応するコメントを記入するなどの工夫が行われている．

3）セラピストに期待されること

- 教室型でも通信型でも，セラピストに期待されているのは**専門家としてのコメント**である．機能が向上した際の根拠，逆に機能が向上しなかった際の理由，さらに根拠に基づく運動の実施/中止の判断など，介護予防の現場ではさまざまな側面から専門家としてのコメントが求められる．当然，このようなコメントは教室への参加状況や効果にもかかわってくるため，さまざまな基礎的情報を習得し介護予防現場で発揮することが重要である．

6 おわりに

- 2025年には団塊の世代が後期高齢者となる．これまでの統計データからも加齢とともに要介護認定率が高まり，特に**後期高齢者**で顕著になること，後期高齢者の主たる要介護要因が脳卒中からフレイルにシフトすることがわかっている．

- つまり，地域の介護予防事業において**サルコペニア**や**フレイル**に対応していくことは，医療・介護の領域できわめて必要性の高い取り組みであり，この取り組みにはわれわれセラピストの参画が強く求められている．
- 本稿で示したようなエビデンスを背景に，今後ますます有用な介入プログラムに発展させながら，多くの自治体の介護予防事業でサルコペニア・フレイルへの対応がなされるようになることを切望する．
- なお本稿では，あくまでサルコペニア・フレイルに限定的な話題としたが，いうまでもなく認知機能障害への対応も重要である．両者を同時に予防できるようなプログラム開発も今後は必要になってくるであろう．

文献

1) Yamada M, et al：Community-based exercise program is cost-effective by preventing care and disability in Japanese frail older adults. J Am Med Dir Assoc, 13：507-511, 2012
2) Cruz-Jentoft AJ, et al：Sarcopenia: European consensus on definition and diagnosis: Report of the European Working Group on Sarcopenia in Older People. Age Ageing, 39：412-423, 2010
3) Chen LK, et al：Sarcopenia in Asia: consensus report of the Asian Working Group for Sarcopenia. J Am Med Dir Assoc, 15：95-101, 2014
4) Yamada M, et al：Prevalence of sarcopenia in community-dwelling Japanese older adults. J Am Med Dir Assoc, 14：911-915, 2013
5) Akune T, et al：Exercise habits during middle age are associated with lower prevalence of sarcopenia: the ROAD study. Osteoporos Int, 25：1081-1088, 2014
6) Fried LP, et al：Frailty in older adults: evidence for a phenotype. J Gerontol A Biol Sci Med Sci, 56：M146-M156, 2001
7) Shimada H, et al：Combined prevalence of frailty and mild cognitive impairment in a population of elderly Japanese people. J Am Med Dir Assoc, 14：518-524, 2013
8) 飯島勝矢：サルコペニア危険度の簡易評価法「指輪っかテスト」．臨床栄養，125：788-789, 2014
9) Franco L, et al：Assessment of age-related changes in heritability and IGF-1 gene effect on circulating IGF-1 levels. Age (Dordr), 36：9622, 2014
10) Denko CW & Malemud CJ：Age-related changes in serum growth hormone, insulin-like growth factor-1 and somatostatin in system lupus erythematosus. BMC Musculoskelet Disord, 5：37, 2004
11) Nafziger AN, et al：Longitudinal changes in dehydroepiandrosterone concentrations in men and women. J Lab Clin Med, 131：316-323, 1998
12) Ardawi MS, et al：Physical activity in relation to serum sclerostin, insulin-like growth factor-1, and bone turnover markers in healthy premenopausal women: a cross-sectional and a longitudinal study. J Clin Endocrinol Metab, 97：3691-3699, 2012
13) de Gonzalo-Calvo D, et al：Long-term training induces a healthy inflammatory and endocrine emergent biomarker profile in elderly men. Age (Dordr), 34：761-771, 2012
14) Akishita M, et al：Effects of physical exercise on plasma concentrations of sex hormones in elderly women with dementia. J Am Geriatr Soc, 53：1076-1077, 2005
15) Wilkinson DJ, et al：Effects of leucine and its metabolite β-hydroxy-β-methylbutyrate on human skeletal muscle protein metabolism. J Physiol, 591：2911-2923, 2013
16) Vestergaard S, et al：Home-based video exercise intervention for community-dwelling frail older women: a randomized controlled trial. Aging Clin Exp Res, 20：479-486, 2008
17) Boshuizen HC, et al：The effects of physical therapists' guidance on improvement in a strength-training program for the frail elderly. J Aging Phys Act, 13：5-22, 2005
18) Giné-Garriga M, et al：The effect of functional circuit training on physical frailty in frail older adults: a randomized controlled trial. J Aging Phys Act, 18：401-424, 2010
19) Dorner T, et al：The effect of structured strength and balance training on cognitive function in frail, cognitive impaired elderly long-term care residents. Aging Clin Exp Res, 19：400-405, 2007
20) Baum EE, et al：Effectiveness of a group exercise program in a long-term care facility: a randomized pilot trial. J Am Med Dir Assoc, 4：74-80, 2003
21) Faber MJ, et al：Effects of exercise programs on falls and mobility in frail and pre-frail older adults: A multicenter randomized controlled trial. Arch Phys Med Rehabil, 87：885-896, 2006
22) Rydwik E, et al：Effects of a physical and nutritional intervention program for frail elderly people over age 75. A randomized controlled pilot treatment trial. Aging Clin Exp Res, 20：159-170, 2008
23) Zech A, et al：Residual effects of muscle strength and muscle power training and detraining on physical function in community-dwelling prefrail older adults: a randomized controlled trial. BMC Geriatr, 12：68, 2012

24) Pollock RD, et al : Whole-body vibration in addition to strength and balance exercise for falls-related functional mobility of frail older adults: a single-blind randomized controlled trial. Clin Rehabil, 26 : 915-923, 2012

25) Timonen L, et al : A randomized controlled trial of rehabilitation after hospitalization in frail older women: effects on strength, balance and mobility. Scand J Med Sci Sports, 12 : 186-192, 2002

26) Binder EF, et al : Effects of progressive resistance training on body composition in frail older adults: results of a randomized, controlled trial. J Gerontol A Biol Sci Med Sci, 60 : 1425-1431, 2005

27) Hauer K, et al : Two years later: a prospective long-term follow-up of a training intervention in geriatric patients with a history of severe falls. Arch Phys Med Rehabil, 84 : 1426-1432, 2003

28) Seynnes O, et al : Physiological and functional responses to low-moderate versus high-intensity progressive resistance training in frail elders. J Gerontol A Biol Sci Med Sci, 59 : 503-509, 2004

29) Rejeski WJ, et al : Physical activity in prefrail older adults: confidence and satisfaction related to physical function. J Gerontol B Psychol Sci Soc Sci, 63 : P19-P26, 2008

30) Bunout D, et al : The impact of nutritional supplementation and resistance training on the health functioning of free-living Chilean elders: results of 18 months of follow-up. J Nutr, 131 : 2441S-2446S, 2001

31) Kemmler W, et al : Exercise, body composition, and functional ability: a randomized controlled trial. Am J Prev Med, 38 : 279-287, 2010

32) Kim HK, et al : Effects of exercise and amino acid supplementation on body composition and physical function in community-dwelling elderly Japanese sarcopenic women: a randomized controlled trial. J Am Geriatr Soc, 60 : 16-23, 2012

33) Vukovich MD, et al : Body composition in 70-year-old adults responds to dietary beta-hydroxy-beta-methylbutyrate similarly to that of young adults. J Nutr, 131 : 2049-2052, 2001

34) Tieland M, et al : Protein supplementation increases muscle mass gain during prolonged resistance-type exercise training in frail elderly people: a randomized, double-blind, placebo-controlled trial. J Am Med Dir Assoc, 13 : 713-719, 2012

35) Chalé A, et al : Efficacy of whey protein supplementation on resistance exercise-induced changes in lean mass, muscle strength, and physical function in mobility-limited older adults. J Gerontol A Biol Sci Med Sci, 68 : 682-690, 2013

36) Rydwik E, et al : Effects of physical training on aerobic capacity in frail elderly people (75+ years). Influence of lung capacity, cardiovascular disease and medical drug treatment: a randomized controlled pilot trial. Aging Clin Exp Res, 22 : 85-94, 2010

37) Goodpaster BH, et al : Effects of physical activity on strength and skeletal muscle fat infiltration in older adults: a randomized controlled trial. J Appl Physiol (1985), 105 : 1498-1503, 2008

38) Børsheim E, et al : Effect of amino acid supplementation on muscle mass, strength and physical function in elderly. Clin Nutr, 27 : 189-195, 2008

39) Scognamiglio R, et al : Oral amino acids in elderly subjects: effect on myocardial function and walking capacity. Gerontology, 51 : 302-308, 2005

40) Dillon EL, et al : Amino acid supplementation increases lean body mass, basal muscle protein synthesis, and insulin-like growth factor-I expression in older women. J Clin Endocrinol Metab, 94 : 1630-1637, 2009

41) Stout JR, et al : Effect of calcium β-hydroxy-β-methylbutyrate (CaHMB) with and without resistance training in men and women 65+yrs: a randomized, double-blind pilot trial. Exp Gerontol, 48 : 1303-1310, 2013

42) Flakoll P, et al : Effect of beta-hydroxy-beta-methylbutyrate, arginine, and lysine supplementation on strength, functionality, body composition, and protein metabolism in elderly women. Nutrition, 20 : 445-451, 2004

43) Tieland M, et al : Protein supplementation improves physical performance in frail elderly people: a randomized, double-blind, placebo-controlled trial. J Am Med Dir Assoc, 13 : 720-726, 2012

44) Garber CE, et al : American College of Sports Medicine position stand. Quantity and quality of exercise for developing and maintaining cardiorespiratory, musculoskeletal, and neuromotor fitness in apparently healthy adults: guidance for prescribing exercise. Med Sci Sports Exerc, 43 : 1334-1359, 2011

45) Kubo K, et al : Effects of 6 months of walking training on lower limb muscle and tendon in elderly. Scand J Med Sci Sports, 18 : 31-39, 2008

46) Yamada M, et al : Mail-Based Intervention for Sarcopenia Prevention Increased Anabolic Hormone and Skeletal Muscle Mass in Community-Dwelling Japanese Older Adults: The INE (Intervention by Nutrition and Exercise) Study. J Am Med Dir Assoc, 16 : 654-660, 2015

第7章 予防分野のリハビリテーション

2 認知症予防

> **学習のポイント**
> - 運動による認知症予防の世界の動向を学ぶ
> - 認知症予防のために重要となる軽度認知障害を学ぶ
> - 認知症予防のための多面的な運動プログラムの内容を学ぶ
> - 認知症予防教室の運営のコツを学ぶ

1 世界の動向（文献レビュー）

- 認知症の発症率は加齢に伴って上昇し，年間の発症率は65～69歳では0.3％，75～79歳では1.8％，85～89歳では5.3％程度と推定されている[1]．
- 世界各国の有病率はある程度の差があるものの，60歳以上の高齢者においてはアジアで3～7％程度，ヨーロッパで4～7％，北米で6～7％程度と推計されており，いずれの地域においても加齢に伴い増加するとされている[2]．また，将来の認知症患者数の推計では，特にアジア諸国における増加が顕著となることが予想されている（表1）[3]．

表1 世界各地の認知症患者数と将来推計

地域	60歳以上の人口（百万人，2015年現在）	認知症の推計有病率（％，2015年現在）	認知症者数（百万人）		
			2015年	2030年	2050年
アジア	485.83	4.7	22.85	38.53	67.18
ヨーロッパ	176.61	5.9	10.46	13.42	18.66
アメリカ	147.51	6.4	9.44	15.75	29.86
アフリカ	87.19	4.6	4.03	6.99	15.76
全世界	897.14	5.2	46.78	74.69	131.45

文献3をもとに作成．

- 中年期の聴力低下，中等教育の未修了，喫煙，うつ，運動不足，社会的孤立，高血圧，肥満，2型糖尿病の9つの因子が予防可能な可変因子とされており，認知症の約35％はこれらの要因に起因していることが示唆されている[4]．とりわけ，身体活動の不足はアルツハイマー病の発症に強く関連することが知られており[5]，このことは認知症の予防のために，身体活動を向上させて活動的なライフスタイルを確立することが重要となることを示唆している．
- これまでは，縦断的な大規模コホート研究を通じて，どのような生活習慣が将来の認知症発症に影響を与えているかを調べることで，危険因子を軽減させる，もしくは保護因子を促進することが推奨されてきた．
- 近年では，認知症の予防が期待できる行動や手段を介入に用いることで，認知症予防に効果がもたらされるかの検証が試みられている．しかしながら，認知症の発症予防もしくは遅延を明らかにするためには，長期間の追跡が必要であり，さらには大規模な集団を対象とする必要があるため，認知症予防の効果を明らかとするには至っていない．
- 一方で，運動の促進による身体活動の向上を介して，高齢者の認知機能の維持・改善に効果が期待できるエビデンスレベルの高い報告が散見されるようになってきた（表2～4）．
- その代表的なものとして，主としてランダム化比較対照試験によって効果の検証がなされた先行研究を示す．

1）健常者に対する運動介入の効果

- 表2では，健常高齢者を対象として認知機能の向上に対する運動介入の効果を検証した先行研究をまとめた[6]～[14]．
- 運動介入の手段としては，主に有酸素運動もしくは筋力増強運動が採用されている．また，認知機能の向上に加えて，脳容量の増大ないしは萎縮抑制の効果も報告されている．

表2 健常高齢者を対象とした認知機能向上に関する介入研究（主としてランダム化比較対照試験）

報告者	報告年	文献番号	対象・場所など	介入方法の特徴と効果など
Classilhas RC, et al	2007	6	地域在住の高齢男性62名（活動性の低い）	筋力増強運動の効果を3群（中強度群，高強度群，対照群）にランダムに割りつけて調べた結果，中強度および高強度の群ともに，対照群に比べて認知機能の向上を認めた．
Smiley-Oyen AL, et al	2008	7	地域在住の高齢者男女57名	有酸素運動（28名）とストレッチング・柔軟運動（29名）にランダムに割りつけ，週3回，10カ月間実施した結果，有酸素運動では遂行機能の改善が認められた．
Liu-Ambrose T, et al	2010	8	地域在住の高齢女性155名	週1回の筋力増強群（54名），週2回の筋力増強群（52名），週2回のバランス・ストレッチング群（49名）にランダムに割りつけ，1年間実施した結果，いずれの筋力増強群でもバランス・ストレッチング群に比べて遂行機能が向上し，全脳容量の萎縮抑制に効果がみられた．
Albinet CT, et al	2010	9	地域在住の高齢男女24名（活動性の低い）	週3回，1回60分間の有酸素運動群（12名）かストレッチング運動群（12名）に割りつけ，12週間実施した結果，有酸素運動プログラムに参加した群では，心機能の改善に加え，遂行機能の向上も認められた．
Muscari A, et al	2010	10	地域在住の高齢男女120名	持久性運動群（60名）と教育（対照）群（60名）にランダムに割りつけ，週3時間，1年間実施した結果，対照群に比べて，持久性運動群では認知機能の低下が有意に抑制されていた．
Erickson KI, et al	2011	11	地域在住の高齢男女120名	有酸素運動群（60名）とストレッチング群（60名）にランダムに割りつけ，週3回，1年間実施した結果，有酸素運動群では，認知機能向上とともに海馬の容量の増大を認めた．
Mortimer JA, et al	2012	12	地域在住の高齢男女250名	4群（太極拳，ウォーキング，社会参加，対照）に割りつけて，40週間実施した結果，太極拳（週3回）および社会参加（週3回）の群では，対照群に比べて脳容量や認知機能の向上が認められた．ウォーキング群（週3回）では，有意な変化は認められなかった．
Vaughan S, et al	2014	13	地域在住の高齢女性49名	週2回，1回60分間の複合的な運動プログラムを16週間継続した群（25名）では，対照群（24名）に比べて運動機能の改善に加えて，遂行機能を中心とした認知機能や脳由来神経栄養因子※レベルの増加が認められた．
Tsai CL, et al	2015	14	シニア・コミュニティーセンターから募集した健常高齢男性48名（活動性の低い）	週3回，1回60分の高強度抵抗運動群24名と対照群24名にランダムに割りつけ，介入前と1年後で比較した結果，運動群では遂行課題の反応時間の改善が認められ，この変化にはインスリン様成長因子（IGF-1）の増加が関連していた．

※脳由来神経栄養因子：脳内の神経細胞の成長を促進・維持する作用を有するタンパク質で，記憶や学習において重要な働きをもつとされている．

2）MCIに対する運動介入の効果

- 表3では，軽度認知障害（Mild Cognitive Impairment：MCI）もしくは認知症のハイリスク者を対象とした運動介入の効果を検証した先行研究を示した[15)～23)]．
- 運動介入によって認知機能の改善が報告されているが，その効果は限定的であり，十分なエビデンスが確認されているとはいいがたい．実際に，MCI高齢者を対象とした運動介入のメ

表3 軽度認知障害（MCI）もしくは認知症のハイリスクを有する高齢者における認知機能に対する効果
（主としてランダム化比較対照試験）

報告者	報告年	文献番号	対象・場所など	介入方法の特徴と効果など
Lautenschlager NT, et al	2008	15	記憶機能に問題のある地域在住高齢者170名	対照群と6カ月間の身体活動を促進するプログラム（1週間あたり142分の身体活動の向上）にランダムに割りつけた結果，身体活動を促進した群では，認知機能の改善が認められ，18カ月後までの効果の持続も期待された．
van Uffelen JG, et al	2008	16	地域在住のMCI高齢者152名	週2回の中強度のウォーキング群と低強度の活動群にランダムに割りつけて1年間実施した結果，認知機能の変化に有意な差異は認めなかったが，教室への参加率の高い群では記憶や注意機能に改善を認めた．
Baker LD, et al	2010	17	地域在住の健忘型MCI高齢者33名	週4回の高強度の有酸素運動群とストレッチング（対照）群にランダムに割りつけて6カ月間実施した結果，有酸素運動群で遂行機能の有意な改善を認めたが，その効果には性差があり，女性においてより改善が顕著であった．
Lam LC, et al	2011	18	地域在住のMCI高齢者389名	太極拳とストレッチング運動にランダムに割りつけて1年間実施した結果，認知機能の維持・向上に太極拳での効果が認められ，認知症の抑制にも効果が認められた．
Varela S, et al	2012	19	介護施設に居住のMCI高齢者48名	ランダムに3群（予備心拍数40%，予備心拍数60%，レクリエーション活動）に分けて有酸素運動の効果を調べた結果，一部の認知機能と運動に機能において，有酸素運動を実施した群で改善したが，強度による差異は認められなかった．
Nagamatsu LS, et al	2012	20	地域在住のMCI高齢者86名	有酸素運動，筋力増強，バランス・ストレッチング群にランダムに割りつけ，週2回，6カ月間実施した結果，筋力増強運動群で遂行機能や記憶機能の改善を認め，記憶課題中の脳活動にも向上を認めた．
Suzuki T, et al	2013	21	地域在住のMCI高齢者100名	多面的な複合運動プログラム群（週2回）と教育講座群にランダムに割りつけて40週間実施した結果，健忘型MCIにおいて記憶を中心とした認知機能や脳の萎縮抑制に対して運動プログラムの効果を認めた．
Fiatarone Singh MA, et al	2014	22	地域在住のMCI高齢者100名	週2～3回の筋力増強運動と認知トレーニングの有無の組み合わせでランダムに4群に分けて6カ月間での効果を調べた結果，筋力増強運動により6カ月間で認知機能の改善を認め，遂行機能については18カ月後でも維持されていた．認知トレーニングでは，記憶の低下を抑制する効果にとどまっていた．
Porto FH, et al	2015	23	地域在住のMCI高齢者40名	週2回，24週間の中強度の有酸素運動を実施した結果，介入前に比べて，認知機能が有意に改善し，背側前帯状皮質のグルコース代謝の改善は注意機能の改善と関連していた．

MCIは4つのサブタイプに分けられる（詳細は図1参照）．記憶に低下を認める場合は，健忘型MCIに分類される．記憶以外に低下を認める非健忘型MCIに比べて，アルツハイマー病へ移行するリスクが高いとされる．

タアナリシス（複数のランダム化比較対照試験の結果を統合）の結果，言語機能以外の認知機能に関しては有意な効果を示すに至っておらず[24]，今後さらに検証が必要である．

3）認知症に対する運動介入の効果

- 表4では，ランダム化比較対照試験によって認知症高齢者における認知機能や身体機能に対する運動介入の効果を報告した先行研究を列挙した[25]〜[35]．
- 認知症患者においても，運動介入によって認知機能に対する効果が期待される結果が示されている報告もあるが，多くの先行研究では認知機能の低下を緩やかにするにとどまっており，改善や維持をもたらすほどの効果は明らかとはいいがたい．むしろ，認知症患者においては，

表4 認知症高齢者における認知機能や身体機能に対する運動介入の効果（ランダム化比較対照試験）

報告者	報告年	文献番号	対象・場所など	介入方法の特徴と効果など
Van de Winckel A, et al	2004	25	認知症患者25名	1日1回30分間の運動介入（音楽に基づく）と対照群（会話）にランダムに割りつけて3カ月間の変化を比較した結果，運動群では認知機能（とくに言語流暢性）に改善を認めた．
Rolland Y, et al	2007	26	ナーシングホームに居住のアルツハイマー病患者（中等度～重度）134名	通常介護と週2回の運動プログラム（歩行，筋力増強，バランス，柔軟性など）にランダムに割りつけて1年間実施した結果，ADLの低下は通常介護に比べて運動群では緩やかであったが，行動障害やうつ症状については，群間での差異は認められなかった．
Eggermont LH, et al	2009	27	ナーシングホームに居住の中等度の認知症患者97名	ウォーキング介入群（週5回）と対照群にランダムに割りつけて6週間の介入前後での効果を比較した結果，認知機能の変化に有意な群間での差異を認めなかった．
Kemoun G, et al	2010	28	認知症患者31名	ランダムに割りつけた週3回の運動介入群と対照群で15週間の変化を比較した結果，認知機能の変化に群間での有意差を認め，運動介入群では改善を認めた．また，運動介入群では歩行指標においても改善を認めた．
Venturelli M, et al	2011	29	アルツハイマー病患者21名	ランダムにウォーキング群（週4回）と対照群に割りつけて24週間後の変化を比較した結果，ウォーキング群ではADLや歩行持久性の改善を認め，認知機能の低下についても対照群に比べて緩やかであった．
Vreugdenhil A, et al	2012	30	地域在住の軽度から中等度のアルツハイマー病患者40名	運動介入（介護者とのウォーキングや運動）群と対照（通常介護）群にランダムに割りつけて4カ月間の変化を調べた結果，運動介入群では対照群と比較して認知機能や歩行，生活機能の改善を認めた．
Andersen F, et al	2012	31	軽度から中等度のアルツハイマー病患者187名	刺激療法（身体活動や認知活動，感覚，社会的な介入を組み合わせて週5回）と通常介護および塩酸ドネペジル投与の有無を組み合わせて1年間の経過を比較した結果，すべての群で認知機能が維持されていたものの，認知機能の変化に有意な群間での差異は認めなかった．
Pitkälä KH, et al	2013	32	配偶者介護の下で自宅生活を送るアルツハイマー病患者210名	ランダムに3群に割りつけて（週2回の理学療法士による個別訪問での運動介入群，週2回の集団運動介入群，通常介護群），ADL，身体機能，社会および健康サービス利用料の違いを調べた12カ月後の結果，いずれの群でも運動機能の低下を認めたが，通常介護群での低下速度が有意に速かった．また，社会および健康サービスの利用負担は，通常介護群で高い傾向であった．
Barnes DE, et al	2015	33	認知症患者とその介護者21組	ランダムに割りつけ，週3回の構造化された運動介入を18週間実施して通常介護群と比較した結果，患者の身体機能，認知機能，QOLの他，介護者のQOLも改善の傾向を認めた．
Holthoff VA, et al	2015	34	地域在住（自宅）のアルツハイマー病患者30名	1週間に3回30分間ずつの運動介入（トレーナーの指示）と対照群（カウンセリング）にランダムに割りつけて3カ月間の変化を比較した結果，運動群ではADL能力に改善を認めた．
Lamb SE, et al.	2018	35	軽度から中等度の認知症患者494名（地域）	有酸素と筋力強化を伴う運動群329名と通常ケア群165名にランダムに割りつけて12カ月間の経過を比較した結果，運動介入による認知機能の低下を抑制する効果は認められなかった．

運動介入によってADLの維持や改善，介護者のQOL改善や負担軽減に対する効果のほうが期待されるかもしれない．

2　わが国における認知症予防の実際

- 介護が必要となった主な原因を国民生活基礎調査からみると，2001年には認知症が原因で要介護になった者は10.7％（第4位）であったのが，2016年には18.0％（第1位）となり，今後さらに認知症高齢者の急増が見込まれている．そのため，わが国においてもその予防が急務の課題となっている．
- アルツハイマー病と脳血管疾患が認知症の主たる原因疾患とされているが，これらの疾患の根治療法や予防薬の開発が確立されていない現状においては，非薬物療法によって認知症の発症を予防もしくは遅延させることが可能となるか検討することも重要となる．

1）認知症予防のターゲット

- わが国における**認知症高齢者数**は約462万人（2012年）で65歳以上の高齢者の約15％程度と推定されており，今後10年で1.5倍程度に増大することが懸念されている．また，認知症ではないものの健常ともいいがたい軽度の認知機能低下を有する状態は，**MCI**とよばれ（図1），将来に認知症を発症するリスクが高いとされる．
- 正常な認知機能を有する高齢者における**アルツハイマー病**の発症率は1～2％程度と推定されているが，MCI高齢者では5～15倍程度に上昇することが知られている．わが国においても，地域高齢者の約10～20％程度がMCIに該当することが報告されており，認知症予防を積極的に推進すべき対象者と考えられる．
- MCI高齢者は認知症に移行するリスクが高い一方で，認知機能が回復する可能性が高いことも報告されている．例えば，単一領域での低下を認めたMCI高齢者（詳細は図1を参照）の30～45％が2年後には正常な認知機能へ改善されていたことが報告されている[36]．
- そのため，認知症予防を目的とした取り組みにおいては，とくにMCI高齢者に焦点をあて，認知症の発症抑制や認知機能の向上に対する効果が期待される．

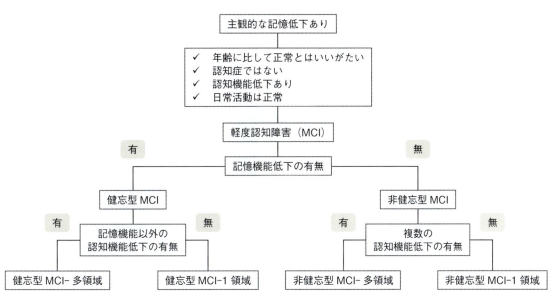

図1　軽度認知障害（MCI）の分類

2) 認知症発症のリスクが高い高齢者のスクリーニング

- 効果的な認知症予防を推進するためには，認知症を発症するリスクの高い高齢者を早期に発見して，予防が期待できる取り組みを促進することが必須となる．
- そのためには，なるべく多くの地域高齢者に対して認知機能のスクリーニングを実施して，MCIの早期発見が可能となるような体制の構築が望まれるが，認知機能の検査方法を含めて，これらの体制が十分に構築されているとはいいがたい．
- これまでに認知機能を多面的に評価するための神経心理検査が数多く開発されており，さまざまな活用が試みられている．
- 地域フィールドにおいて，より多くの高齢者を対象としてスクリーニングを実施するには，簡易に評価が可能な検査が望まれる．しかし，多面的に多領域にわたる認知機能を評価するためには，これらの神経心理検査を組み合わせて実施する必要があり，検査者に専門的な知識や熟練されたスキルが要求される．また，さまざまな側面から認知機能を網羅的に検査するには時間的な負担も大きいために，大規模コホートでの実施は困難な状況であるといわざるを得ない．
- 国立長寿医療研究センターでは，必ずしも神経心理検査に関する熟練した専門的なスキルや知識を必要とせずとも検査の実施が可能となるように，記憶のほか，注意，遂行（実行）機能，処理速度などの多領域にわたる客観的な評価を含む検査をタブレット端末で実施できるツールを開発した（図2，3)[37]．それらを利用し，大規模な地域フィールドでの認知機能のスクリーニング（**高齢者機能健診**）を実施している（図4）．
- 認知症の発症に最も関連する要因は加齢であり，すべての高齢者において認知症予防のための活動が促進されることが望ましい．しかし，効果的な認知症予防を推進するためには，このような機能健診を通じて，より認知症を発症するリスクの高い高齢者を早期に発見して，予防が期待できる取り組みを促進することが必要となる．

3) 認知症予防のための多面的な運動プログラムの概要

- 先行研究において，習慣的な運動（特に有酸素運動）の実施は認知症の予防に効果が期待されている．しかし，MCI高齢者については，必ずしもその効果が十分に確認されているとはいえない．また，わが国の状況を考慮すると，ある特定の集団のみに対して高頻度に長期間の介入を継続することは現実的な方法とはいいがたい．

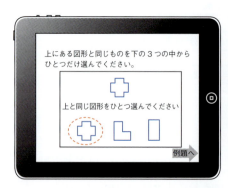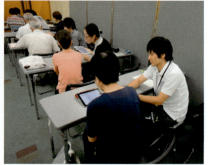

図2　タブレット端末による認知機能検査（サンプル画面）

- そこで，より高い効果を期待するために，**有酸素運動**のみならず，**筋力トレーニング**や**柔軟運動**のほか，**コグニサイズ**（236ページ参照），運動習慣化の促進のための**行動変容**を取り入れた多面的な運動プログラムを推奨している（図5）．このプログラムは，国内の自治体での地域フィールドで実施が可能となるように，特殊な大型器具は必要とせずに，集団で実施するプログラムとなっており，一定期間のプログラム終了後の参加者による自主的な活動継続や自治体としての継続的な支援にも配慮している．

- このプログラムでは，地域在住の高齢者，とりわけ認知症発症のリスクが高い高齢者に対して，運動の習慣化を身につけてもらい，脳の活性化を促す運動を組み合わせて，認知機能を向上させる，もしくは認知機能の低下を抑制することで，認知症の発症を予防することを第一の目的と考える．

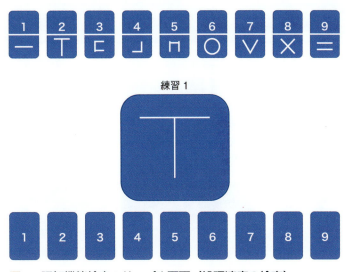

図3　認知機能検査のサンプル画面（処理速度の検査）

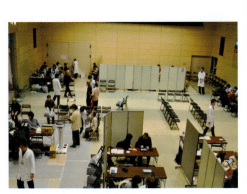

図4　高齢者機能健診の様子

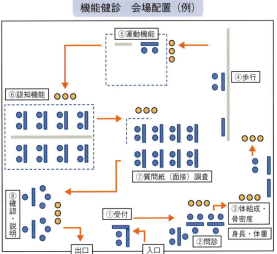

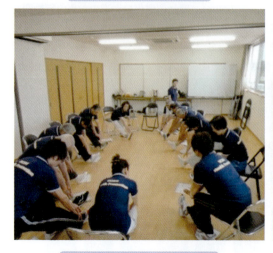
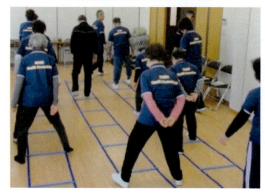
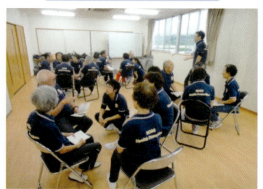

図5　多面的運動プログラム

- 認知機能の向上や脳機能の活性化を促進する運動としては，有酸素運動，筋力トレーニング，認知課題を負荷しながらの運動（二重課題）などの効果が期待されており，これらを組み合わせて，より効率的に脳の活性化を図る．ただし，高齢者の心身機能に対する運動の効果を調べたこれまでの多くの研究の成果から，せっかく得られた効果も運動をやめてしまうと効果は持続しないものと考えられるため，習慣化した運動を継続できるように促すことも重要な要素となる．

4）MCI高齢者に対する多面的なプログラムの効果

- 健忘型MCIを有する地域在住高齢者50名を対象として，週2回，1回90分間，6カ月間の多面的運動プログラムの効果をランダム化比較対照試験で調べた．その結果，記憶機能や脳容量の変化に対して，次のような効果を認めることができた[38]．
- 記憶機能に関しては，論理的な記憶を調べる検査の得点（50点満点）が，運動群では6カ月後に平均得点が3.8点向上し，対照群での平均値の変化は0.5点であり，ほとんど変化がみられなかった．この2群間の変化には統計的に有意な差があったことが認められており，多面的運動プログラムに参加することで，記憶の機能が有意に改善されたことが確認された（図6左）．

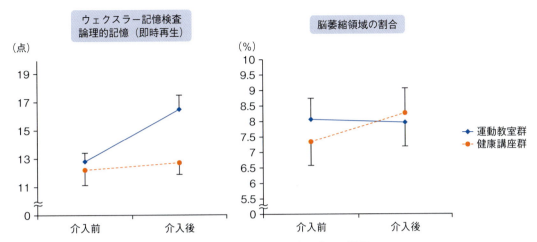

図6　健忘型MCI高齢者の記憶および脳萎縮に対するプログラム効果
ウェクスラー記憶検査は国際的に活用される総合的な記憶の検査である．言語性記憶，視覚性記憶などの記憶の各側面を評価する．論理的記憶の検査では，短い物語を聞いた後にその内容を再生してもらい，一致度合いを評価する．

- また，脳容量の6カ月間の変化を調べたところ，対照群では脳内の容量が低下しはじめている部位の割合が6カ月後に増えている傾向を認めた．一方，運動群では脳内の容量が低下しはじめている部位の割合に変化は認められず，脳の萎縮の進行は抑制されていた（図6右）．

3　認知症予防教室運営のコツと実践例

- 実際に認知症予防の教室を開催および運営するにあたっては，図7のような流れが想定される．可能であれば，効率的に展開できるように行政事業などとの協働によって対象者の参加募集を行ったり，自主化に向けた支援などを考慮しておくことが望ましい．

1）プログラムの構造化

- 認知機能の改善・維持に対して運動介入の効果が報告されているが，より効果的に実践するためには，筋力トレーニングおよび柔軟運動，有酸素運動，脳賦活を促進する運動，健康行動講座などを効率的に組み合わせたプログラム全体の構成を熟慮する必要がある．
- 例えば，全プログラムを10セッションに分けて，第1～2に初級，第3～4に中級，第5～6に上級，第7～8に応用，第9～10に総括などのようにステップアップを意識することも有効となる．また，それぞれのセッションに目的と目標を設定しておく．
- 同様に，1回ごとの教室においても進行計画をあらかじめ立案しておくことが望ましい（図8）．表5に示すように各要素のメニューを取り入れて，円滑な進行に努める．

2）各プログラム構成要素における実践留意点および実践のコツ

■1 筋力トレーニング・柔軟運動

- 有酸素運動などの全身運動を行ううえで，基礎的な身体機能の調整，コンディショニング，ウォーミングアップとしても筋力トレーニングおよび柔軟運動は重要な役割を担う．

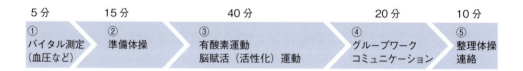

図7 認知症予防教室のプログラム全体の運営の例

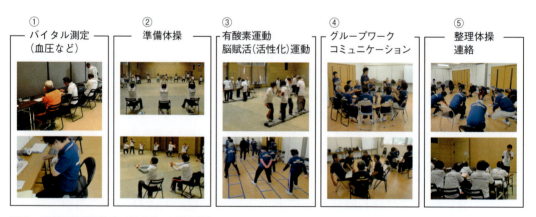

図8 認知症予防教室（1回）の進行例

表5 認知症予防教室のプログラムの構成要素の例

運動の種類	内容
ストレッチング	独自に開発された「リフレッシュ体操」を中心に実施
筋力トレーニング	
バランストレーニング	
有酸素運動	ステップ台昇降運動，屋外歩行，サーキットトレーニング
コグニサイズ	デュアルタスクトレーニング，ラダートレーニング
行動変容技法	歩数の自己管理・目標の自己設定，運動目標の自己設定，対象者同士の情報共有

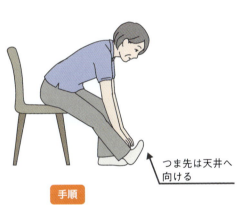
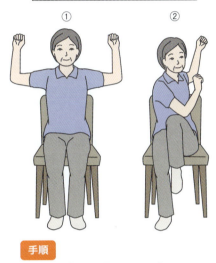

図9 イラストや簡単な実践方法を記載した冊子（サンプル）

- 教室実施日以外での自主的な運動の促進，もしくは教室終了後の継続的な実施も考慮して，特異的な方法である必要はなく，自身でも実践可能なメニューが望ましい．また，イラストや簡単な実践方法が記載された冊子などを活用することも継続につながる（図9）．

- 安全に望ましい方法での運動を習得するためには，指導者からの実施方法の指導や確認は必須であるが，一通りのメニューの指導が終了したら，参加者のなかで順不同に指名して，1人1つの運動メニューをその場で考えて実施・指導することを推奨する．

- 例えば，具体的な方法としては，参加者が円になって椅子に座り，その日に指名された人から右回りに，1人1つの運動メニューを提供していく．そのため，参加者はなるべく多くの運動メニューを把握しておく必要があり，前の人がすでに選択した運動メニューは除外して実施しなくてはならず，全員で準備体操を実施するにあたり，記憶する作業も必要となる．

- また，座位での柔軟運動や筋力トレーニング，立位での柔軟運動や筋力トレーニングなど，

その場の状況に応じた運動メニューを選択する必要が生じる．このような学習を通して，自己流の運動方法に陥ることなく，正しい方法で運動することができるとともに，教室全体を把握しながら状況に応じた運動メニューの選択ができるようになることが期待できる．

2 有酸素運動

- 教室で実施可能な有酸素運動としては，ウォーキングやステップ台を用いた昇降運動などが実践される．
- 導入初期では，安全性を把握してもらうためにも，自ら脈拍の測定を正しくできるようになってもらう．また，自覚的な運動強度の把握のためにBorg（ボルグ）スケール※などを活用し，自らに適した運動強度を理解してもらう．
- 運動強度の設定に対する理解を深めるために，目標の脈拍数を把握してもらうことも有効である．例えば，個々の最大心拍数を求め〔例：207－（年齢×0.7）〕，カルボーネンの式〔（運動時心拍数－安静時心拍数）/（最大心拍数－安静時心拍数）×100＝運動強度（％）〕から運動強度や目標脈拍数を算出して，運動実施時の目安とする．有酸素運動は5分程度から開始して，徐々に時間を延長し，運動強度も徐々に上げていく．
- 有酸素運動終了時には脈拍を測定して，運動強度の確認を行う（図10）．全身状態に合わせながら，運動強度60％程度の有酸素運動を20～30分程度継続して行えるようになることを目標とする．

> **memo** ※ Borg（ボルグ）スケール
> 身体にかかる運動負荷をどの程度の「きつさ」として感じているか（主観的な運動強度）を測定する指標であり，6～20の段階で評価するオリジナルの指標と0～10の段階で測定する修正版が使用されている．

3 脳賦活運動

- 多面的な運動プログラムでは，認知機能の向上を効果的に促進するために主に有酸素運動課題（exercise）に脳活性を促す認知課題（cognitive task）を同時に負荷する**コグニサイズ（cognicise）**を導入している．
- コグニサイズを行う際には，運動課題と認知課題どちらにも同程度の注意を向けて課題を達成することが重要となる．つまり，運動課題のみに集中して認知課題がおろそかになったり，認知課題を答えている間に身体の動きが止まったりしないように双方への注意配分を最大に引き上げることが要求される．
- 例えば，3～4名でグループとなり，ステップ台での昇降運動をしながら，認知課題を同時に遂行する．認知課題としては，順に数を声に出しながら数える（例：順唱課題として1,2,3,4…と順に数を数える，逆唱課題として100,99,98…のように数字を逆に数えるなど）といった比較的容易な課題から計算課題（例：100から3ずつ引き算をしていく）や言語課題（例：しりとり）など難易度を高度にしていくと，より認知機能への負荷が高まる（図11）．
- また，声に出しながら順に数を数えていきながら，3の倍数では声に出さずに手を叩くなどの抑制作業を要するような，より複雑な課題も付加していく．運動課題についても，参加者の能力に応じて座位での足踏みや立位での簡単なステップ運動から開始して，徐々に難易度および負荷を上げていく．
- このような運動課題に認知課題を負荷するトレーニングでは，認知課題に慣れてしまうと脳への刺激は低減してしまうため，慣れてきたら新たな課題に移行していくことが重要となる．

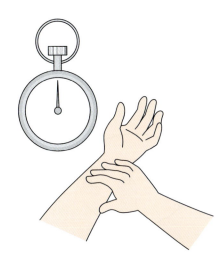

運動強度 50%		年齢（歳）					
		65	70	75	80	85	90
安静時心拍数（拍/分）	60	111	109	107	106	104	102
	70	116	114	112	111	109	107
	80	121	119	117	116	114	112

運動強度 60%		年齢（歳）					
		65	70	75	80	85	90
安静時心拍数（拍/分）	60	121	119	117	115	113	110
	70	125	123	121	119	117	114
	80	129	127	125	123	121	118

運動強度 70%		年齢（歳）					
		65	70	75	80	85	90
安静時心拍数（拍/分）	60	131	129	126	124	121	119
	70	134	132	129	127	124	122
	80	137	135	132	130	127	125

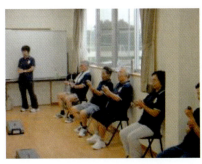

図10　脈拍による運動強度の設定・確認

一方で，過度な負荷によって過大なストレスを生じてしまうと負の影響を与えてしまうため，達成感を味わいながら興味を持続できることも重要であり，適度な負荷を工夫することが望まれる．

4 健康行動変容

- 認知症予防のための多面的な運動プログラムを行う教室においては，集団での運動の実施のみではなく，健康行動の変容および行動強化のために小グループでのディスカッションを取り入れる（図12）．
- まず，教室の初期においては，**目標設定**と**セルフモニタリング**の確立が重要となる．目標を設定する際には，少しずつ到達可能な目標で，できるだけ具体的な行動を設定して，達成感や充実感を味わうことができるようにするとより行動の強化につながるものと思われる．
- 設定した目標を振り返る機会を定期的に設けて，目標に到達できたら賞賛するなどしてモチベーションの向上を促す．目標が到達せずとも決して悲観的になることがないように，目標の修正や新たな目標の設定に対する支援が必要となる．
- さらに，自己の活動状況や行動に対する意識，態度，感情などを自分自身で認識することは，運動および社会活動の習慣化を図るうえで非常に重要となる．
- このような自分自身の状況に関する具体的な気づきを促すセルフモニタリングを有効に活用することで，運動の習慣化を円滑に進めたり，早期に行動を中止することを予防したりすることが期待できる．

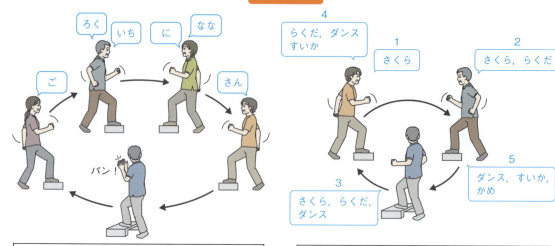

図11 脳活動を促進する運動例

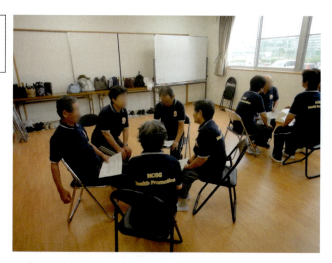

図12 行動変容を促進するグループディスカッション

- 具体的には，現在では自分自身がどれくらい活動的であるのかを知ってもらうために，歩数計などの数値によるモニタリングを行ったり，質問紙などで日常生活における活動の程度（1日のうちで歩行している時間や座ったり寝転んだりしている時間など）を自己評価してもらうことも気づきのきっかけとして非常に有効な方法となる．

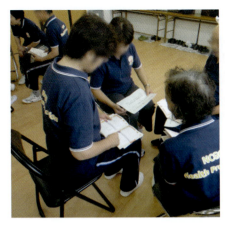
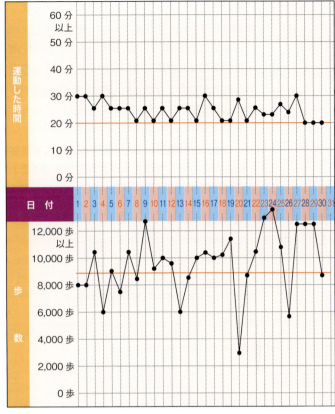

図13 セルフモニタリング
参加者自らで毎月の目標を設定する（赤線）．目標に到達できたかどうかを振り返ってもらう．決して無理な目標設定ではなく，実現可能な目標の設定を推奨する．

- さらに重要なポイントは，自分自身の活動状況の経過を日記やカレンダー，手帳などに記録して振り返ることで励みや反省につながり，活動の習慣化を強化することに結びつく（図13）．また，セルフモニタリングの活用を促す際には，情報量が多くなりすぎずに，比較的継続しやすいこと，図やグラフで示すことができて，変化や経過がひと目でわかりやすいことも重要なポイントとなる．
- 行動が徐々に定着してきたら，より行動の強化が図れるように，周囲との援助関係を高める仲間づくりも有効となる．
- プログラム実施中においても小グループで目標を話し合ったり，宣言したり，さらに活動的になるような方法を考えて共有したりする支援は，参加者同士の共助関係の構築にもつながる．さらに，プログラム終了後の各個人の身体活動および社会活動の習慣化につながるだけでなく，グループとしての自主的で活発な活動の促進にも有益となる．

3）予防教室の運営における留意点

- 予防教室を安全に遂行するためには，体調管理にも十分配慮する必要がある．
- 教室を運営するスタッフによる確認および管理に加え，参加者本人が自身の体調やバイタルの変化に気づけるような意識づけを促すことも重要である．
- 例えば，教室前の血圧，脈拍測定を自身で行えるようになり記録する習慣を身につけたり，運動中の自覚的な強度の把握や脈拍の変化を確認したりする習慣も望ましい．
- また，運動プログラムにおける各要素の導入期においては，特に説明を丁寧に行うことや参

- 加者が続けたいと少しでも思ってもらえるように心がけることが大切である.
- 実際に行われた研究事業では，全体を通しての出席率は85～90％と良好であったが，導入の時期に不参加になる人が多いため，特に配慮が必要であり，参加者が少しでも楽しく，長期間無理なく継続することができるように考慮することも重要な要素となる.
- 高齢者が対象となるため，整形外科疾患を有する者も少なくない．そのため，運動の種目によっては補助したり，負荷を軽減したメニューで実施するなどの柔軟な対応や個別対応を考慮できるようにする.
- 一方で，専門職種のみによる手厚い支援で教室を運営すると，その後の自主化や個人での継続にあたって，支援者の不在が障壁となる恐れもあるため，地域の人的資源の活用のほか，参加者自身の自主性や参加者同士の共助を尊重する姿勢も重要となる.

文献

1) Gao S, et al：The relationships between age, sex, and the incidence of dementia and Alzheimer disease: a meta-analysis. Arch Gen Psychiatry, 55：809-815, 1998
2) Prince M, et al：The global prevalence of dementia：a systematic review and metaanalysis. Alzheimers Dement, 9：63-75.e2, 2013
3) Alzheimer's disease international：World Alzheimer Report 2015（http://www.worldalzreport2015.org）
4) Livingston G, et al：Dementia prevention, intervention, and care. Lancet, 390：2673-2734, 2017
5) Barnes DE & Yaffe K：The projected effect of risk factor reduction on Alzheimer's disease prevalence. Lancet Neurol, 10：819-828, 2011
6) Cassilhas RC, et al：The impact of resistance exercise on the cognitive function of the elderly. Med Sci Sports Exerc, 39：1401-1407, 2007
7) Smiley-Oyen AL, et al：Exercise, fitness, and neurocognitive function in older adults：the "selective improvement" and "cardiovascular fitness" hypotheses. Ann Behav Med, 36：280-291, 2008
8) Liu-Ambrose T, et al：Resistance training and executive functions：a 12-month randomized controlled trial. Arch Intern Med, 170：170-178, 2010
9) Albinet CT, et al：Increased heart rate variability and executive performance after aerobic training in the elderly. Eur J Appl Physiol, 109：617-624, 2010
10) Muscari A, et al：Chronic endurance exercise training prevents aging-related cognitive decline in healthy older adults: a randomized controlled trial. Int J Geriatr Psychiatry, 25：1055-1064, 2010
11) Erickson KI, et al：Exercise training increases size of hippocampus and improves memory. Proc Natl Acad Sci U S A, 108：3017-3022, 2011
12) Mortimer JA, et al：Changes in brain volume and cognition in a randomized trial of exercise and social interaction in a community-based sample of non-demented Chinese elders. J Alzheimers Dis, 30：757-766, 2012
13) Vaughan S, et al：The effects of multimodal exercise on cognitive and physical functioning and brain-derived neurotrophic factor in older women: a randomised controlled trial. Age Ageing, 43：623-629, 2014
14) Tsai CL, et al：The effects of long-term resistance exercise on the relationship between neurocognitive performance and GH, IGF-1, and homocysteine levels in the elderly. Front Behav Neurosci, 9：23, 2015
15) Lautenschlager NT, et al：Effect of physical activity on cognitive function in older adults at risk for Alzheimer disease: a randomized trial. JAMA, 300：1027-1037, 2008
16) van Uffelen JG, et al：Walking or vitamin B for cognition in older adults with mild cognitive impairment? A randomised controlled trial. Br J Sports Med, 42：344-351, 2008
17) Baker LD, et al：Effects of aerobic exercise on mild cognitive impairment：a controlled trial. Arch Neurol, 67：71-79, 2010
18) Lam LC, et al：Interim follow-up of a randomized controlled trial comparing Chinese style mind body (Tai Chi) and stretching exercises on cognitive function in subjects at risk of progressive cognitive decline. Int J Geriatr Psychiatry, 26：733-740, 2011
19) Varela S, et al：Effects of two different intensities of aerobic exercise on elderly people with mild cognitive impairment：a randomized pilot study. Clin Rehabil, 26：442-450, 2012
20) Nagamatsu LS, et al：Resistance training promotes cognitive and functional brain plasticity in seniors with probable mild cognitive impairment. Arch Intern Med, 172：666-668, 2012
21) Suzuki T, et al：A randomized controlled trial of multicomponent exercise in older adults with mild cognitive impairment. PLoS One, 8：e61483, 2013
22) Fiatarone Singh MA, et al：The Study of Mental and Resistance Training (SMART) study—resistance training and/or cognitive training in mild cognitive impairment: a randomized, double-blind, double-sham controlled trial. J Am Med Dir Assoc, 15：873-880, 2014

23) Porto FH, et al : Effects of Aerobic Training on Cognition and Brain Glucose Metabolism in Subjects with Mild Cognitive Impairment. J Alzheimers Dis, 46 : 747-760, 2015

24) Gates N, et al : The effect of exercise training on cognitive function in older adults with mild cognitive impairment : a meta-analysis of randomized controlled trials. Am J Geriatr Psychiatry, 21 : 1086-1097, 2013

25) Van de Winckel A, et al : Cognitive and behavioural effects of music-based exercises in patients with dementia. Clin Rehabil, 18 : 253-260, 2004

26) Rolland Y, et al : Exercise program for nursing home residents with Alzheimer's disease : a 1-year randomized, controlled trial. J Am Geriatr Soc, 55 : 158-165, 2007

27) Eggermont LH, et al : Walking the line: a randomised trial on the effects of a short term walking programme on cognition in dementia. J Neurol Neurosurg Psychiatry, 80 : 802-804, 2009

28) Kemoun G, et al : Effects of a physical training programme on cognitive function and walking efficiency in elderly persons with dementia. Dement Geriatr Cogn Disord, 29 : 109-114, 2010

29) Venturelli M, et al : Six-month walking program changes cognitive and ADL performance in patients with Alzheimer. Am J Alzheimers Dis Other Demen, 26 : 381-388, 2011

30) Vreugdenhil A, et al : A community-based exercise programme to improve functional ability in people with Alzheimer's disease: a randomized controlled trial. Scand J Caring Sci, 26 : 12-19, 2012

31) Andersen F, et al : The effect of stimulation therapy and donepezil on cognitive function in Alzheimer's disease. A community based RCT with a two-by-two factorial design. BMC Neurol, 12 : 59, 2012

32) Pitkälä KH, et al : Effects of the Finnish Alzheimer disease exercise trial (FINALEX) : a randomized controlled trial. JAMA Intern Med, 173 : 894-901, 2013

33) Barnes DE, et al : Preventing loss of independence through exercise (PLIÉ) : a pilot clinical trial in older adults with dementia. PLoS One, 10 : e0113367, 2015

34) Holthoff VA, et al : Effects of physical activity training in patients with Alzheimer's dementia: results of a pilot RCT study. PLoS One, 10 : e0121478, 2015

35) Lamb SE, et al : Dementia And Physical Activity (DAPA) trial of moderate to high intensity exercise training for people with dementia: randomised controlled trial. BMJ, 361 : k1675, 2018

36) Brodaty H, et al : Mild cognitive impairment in a community sample: the Sydney Memory and Ageing Study. Alzheimers Dement, 9 : 310-317.e1, 2013

37) Makizako H, et al : Evaluation of multidimensional neurocognitive function using a tablet personal computer: test-retest reliability and validity in community-dwelling older adults. Geriatr Gerontol Int, 13 : 860-866, 2013

38) Suzuki T, et al : Effects of multicomponent exercise on cognitive function in older adults with amnestic mild cognitive impairment: a randomized controlled trial. BMC Neurol, 12 : 128, 2012

第7章 予防分野のリハビリテーション

3 転倒予防

> **学習のポイント**
> - 転倒予防の必要性について学ぶ
> - 転倒予防のための介入方法と必要な評価方法について学ぶ
> - 転倒予防教室の運営のコツを学ぶ

1 世界の動向（文献レビュー）

- 高齢者に対する転倒予防の取り組みは，1990年以降にアメリカを中心に多く行われるようになり，その有効性は数多く報告されている．

- アメリカやヨーロッパ，アジアの先進国では高齢化に伴い健康寿命の延伸が求められており，転倒予防に対する研究も多く報告されている．研究報告の一部を表1に記す．

- 加齢に伴い筋力は低下し，筋量の減少も生じる．しかし，高齢者への**筋力トレーニング**によって筋力増強の効果が得られるとする研究報告が多い．なかでも，90歳以上の虚弱高齢者に対して高強度の筋力トレーニングを行った結果，筋力や筋量を増加できることがわかった研究により，加齢変化だけではなく可逆的な変化であることが明らかになった[1]．

- 高齢者の筋力低下の背景には，加齢とともに非活動的な生活スタイルによる廃用が指摘されており，生活のなかに積極的なトレーニングを取り入れることが必要である．

- アメリカでの転倒予防に対する大規模的な介入方法の検討では，筋力トレーニングやゆっくりとしたバランストレーニングを含めた複合的な運動介入の有効性が報告された[2]．この報告により，1つの因子に対する介入だけでなく，多因子に対する複合的介入方法が必要であることがわかる．

- 転倒予防の介入効果は，比較的介入の頻度が多く，中等度～高強度の負荷で有効であることが多く報告[2,3,5]されており，低頻度で低強度の介入に対しては一定の見解が得られていない．

- 転倒予防は，運動介入だけでなく，住宅にある段差解消やすべり止めなどの**環境整備**，転倒しやすい箇所に目印をつける，照明を調整するなどの視覚的なアプローチを含めた**包括的介入**が転倒の発生リスクを軽減させることがわかっている[6,10]．しかし，環境整備だけのアプローチでは効果が得られないとの報告がある[4]．

- 運動を中心とした複合的介入によって，筋力やバランスなどの身体機能が向上し，転倒の発生リスクを軽減できるとした報告は多いが，QOLなどの心理面に対する効果は一定の見解が得られていない．これは，対象者の特性や介入期間・介入方法によって異なるためである．

表1 転倒予防に関する取り組みの報告一覧

報告者	報告年	文献番号	対象・場所	介入方法の特徴と効果
Fiatarone MA, et al	1990	1	施設入所の90歳代の虚弱高齢者	8週間の高強度な筋力トレーニングにより，174±31％の筋力増強と，9.0±4.5％の筋断面積の増加を認めた．これにより高齢者に対する筋力トレーニングは効果が得られることがわかった．
Province MA, et al	1995	2	福祉施設入居者や地域在住の高齢者	高齢者の虚弱や転倒による傷害を減らすための介入方法を検討したFICSIT（Frailty and Injuries：Cooperative Studies of Intervention Techniques）の結果によると，筋力強化運動やバランストレーニングを含めた複合的な運動介入で特に高い転倒予防効果が認められた．またゆっくりとした動きを用いたバランストレーニングは転倒の発生リスクを減少させることが示された．これにより複合的な介入の有効性が示唆された．
Buchner DM, et al	1997	3	筋力低下かバランス障害のある68～85歳高齢者	1週間に1回の頻度で24～26週間介入した結果，高強度のマシントレーニングと自転車による持久力トレーニングを実施した群の転倒発生リスクが有意に減少した．これにより筋力と持久力トレーニングにより転倒の発生リスクを軽減させることが示唆された．
Stevens M, et al	2001	4	地域在宅高齢者	看護師による訪問調査と住宅およびその周辺の環境指導を実施したところ，転倒や骨折予防のための効果は得られなかった．これにより環境整備のみでは転倒予防に有効でないことが示唆された．
Shigematsu R, et al	2002	5	地域在住の72～87歳の健常女性	介入群にエアロビック運動を週3回，1回60分，12週間介入した結果，閉眼片脚立位，Functional Reach，歩行時間に有意な向上がみられた．ダイナミックなバランストレーニングは高齢者の身体機能改善に効果的であることがわかった．
Day L, Fildes B, et al	2002	6	地域在宅高齢者	3つの介入（運動，自宅の環境整備，視覚的アプローチ）を単独やそれぞれ組み合わせた介入の効果を大規模的に検証した結果，3つの介入をすべて行った群が一番効果的であり，転倒の発生リスクを軽減できることが示された．これにより，転倒予防には運動の介入だけでなく環境整備や視覚的なアプローチが重要であることがわかった．
Barnett A, et al	2003	7	転倒リスクのある65歳以上の男性	介入群に筋力・持久力・バランストレーニングとホームエクササイズ指導を1年間フォローアップした結果，片脚立位などのバランスが有意に向上し，転倒の発生率が有意に減少したが，健康状態やQOLに変化はみられなかった．運動介入では，身体機能が向上し転倒の発生リスクは軽減できるが，QOLの変化までには至らないことが示唆された．
Lin MR, et al	2007	8	4週間以内に転倒を経験した地域在住の高齢者	対象者を自宅運動群（ストレッチングや筋力トレーニング，バランスなどの複合的運動を2週間に1回の頻度で理学療法士が指導し，週3回を自宅で実施），自宅の環境評価群（保健師が自宅を2週間に1回訪問し，安全性の評価を実施），教育指導群（パンフレットなどで転倒予防に対して教育）に分けて4カ月間追跡した結果，自宅運動群ではQOLの向上がみられ，またバランスや歩行機能も有意に向上した．これらより，介入とホームエクササイズの組み合わせにより，身体機能とQOLの向上が得られることがわかった．
Marsh AP, et al	2009	9	地域在住高齢者	一般的な歩行練習を実施した群とバランスと移動の双方をトレーニングした群で介入効果を比較すると，歩行練習群はわずかな改善に対し，バランスと移動をトレーニングした群は明らかな改善がみられた．これにより高齢者に対してバランストレーニングの効果が得られることがわかった．
Beling J & Roller M	2009	10	地域在住高齢者	個別の転倒リスク評価，運動機能，家屋環境の評価など多因子に対する個別介入を12週間実施した結果，Berg Balance Scaleでは対照群と比較して有意に向上し，転倒の発生リスクを軽減することが示された．これにより，個別的かつ包括的な介入が重要であることが示唆された．
Palvanen M, et al	2014	11	70歳以上の転倒リスクの高い地域在住高齢者	70歳以上の転倒リスクの高い地域高齢者に対して多因子による介入（筋力・バランストレーニング，メディカルチェック，栄養管理，投薬状況の確認，在宅環境の評価と調整）を12カ月間実施した結果，介入した群では対照群と比較して転倒率と転倒による外傷を30％低下させることが示唆された．
Kyrdalen IL, et al	2014	12	転倒リスクの高い地域在住高齢者	転倒リスクの高い地域高齢者に対して筋力とバランストレーニングで構成されたプログラム（オタゴ運動プログラム）を，集団で実施する群と自宅などで個別トレーニングとして実施した群を比較した．12週間の介入の結果，心理的側面（転倒恐怖感やQOLの精神健康感）には差がみられなかったが，筋力やバランス，QOLの身体的健康感において集団で実施した群は改善がみられ，集団エクササイズの有効性が示唆された．
Matsubayashi Y, et al	2016	13	地域在住高齢者	健常な地域高齢者に対して転倒予防を目的とした筋力トレーニングを週1回の集団エクササイズのみ実施する群と，週1回の集団エクササイズに加え週2～3回の自宅でのトレーニングを実施する群に分けて介入した．また，自宅でのトレーニング結果を日誌に記録するセルフモニタリングを実施した．その結果，セルフモニタリングによる自宅でのトレーニングを加えた群では筋力やバランス，移動能力が有意に向上し，セルフモニタリングの有用性が示唆された．

検索キーワード：fall prevention（転倒予防），risk of falls（転倒リスク），motor function（運動機能）．

2 わが国における転倒予防の実際

1）転倒予防の必要性

- 高齢者における転倒は，骨折などの外傷だけでなく，一度転倒を経験することで，その後転倒に対する恐怖心（**転倒恐怖感**）などの転倒後症候群が生じ，ADLや活動範囲の狭小化により要介護状態に陥る．
- そのため，転倒のメカニズムを理解し，包括的な予防に取り組むことが必要である．

1 転倒の発症率

- 高齢者における不慮の事故のなかで，転倒は約60％以上を占めている．
- 65歳以上の在宅高齢者における1年間での**転倒発生率**は約17〜30％であり，年齢が増すに伴い転倒発生率は上昇する[14)15)]．
- 転倒により，5〜15％は骨折や頭部外傷などで入院しなければならない重篤な症候を併発する．高齢者に多発する大腿骨頸部骨折の多くは転倒によるものである．
- 骨折・転倒は介護が必要となった主な原因の第4位（約11.8％）であり，特に女性のなかでは認知症についで第2位（15.1％）となる[16)]．

2 転倒の要因

- 転倒の要因は，**内的要因**，**外的要因**（表2）[17)18)]，**活動要因**に分けられ，3要因が複雑に関連して転倒が発生する．
  - ▶**内的要因**：平衡維持機能の低下によってバランスを崩すことや，運動機能の低下によってつまずきやすくなることなど，本人による身体的要因のことである．
  - ▶**外的要因**：すべりやすい床や段差，すべりやすい履物など，本人の身体的要因に帰属しない環境的要因のことである．
  - ▶**活動要因**：転倒の直接的な原因となるすべての活動を指し，特に自分の身体機能に見合った行動をとらない場合は最も危険である．
- 「高齢者転倒予防ガイドライン」では，11項目の転倒の危険因子をリスクの高い順番にあげている（表3）[19)]．
- 転倒により骨折などの外傷や，**転倒恐怖感**といった転倒後症候群により，身体機能・ADL・活動性が低下し，さらに転倒の危険性が上昇するといった悪循環を形成する（図1）[20)]．

3 運動機能との関係性

①筋力

- 膝伸展筋力と足背屈筋力はADLにおける起居・移動動作能力や歩行能力とも関連が深く，これらの筋力が低下すると転倒のリスクが高くなる．**膝伸展筋力**が体重の35％以下または左右差が顕著な場合は転倒の発生リスクが増加する可能性が指摘されている[21)]．

②バランス機能

- ダンカン（Duncan）らは，虚弱高齢者を対象にした**Functional Reach（FR）** の測定結果より，測定値が10インチ（約25 cm）以上の場合に比べて，9〜7インチ（約24〜16 cm）の場合は2.0倍，6インチ（約15 cm）以下の場合は4.0倍，転倒の発生リスクが高くなると報告している[22)]．

表2 転倒の原因(内的要因と外的要因)

内的要因	外的要因
加齢	すべりやすい床
転倒の既往	1〜2 cmの小さな段差
身体的疾患	電化製品のコード
・循環器系疾患:起立性低血圧,脳血管疾患 など	板間や廊下から畳への移行部
・神経系疾患:パーキンソン病,てんかんなど	固定していない障害物
・筋骨格系疾患:関節リウマチ,骨折など	家財道具の不備・欠陥
・視覚−認知系疾患:白内障など	
薬物の服用	照明の不良
身体機能低下	戸口の踏み段
・筋力低下	すべりやすい履物
・筋の持続力低下	環境の急激な変化 など
・姿勢反射の低下	
・感覚系低下	
認知機能低下	
歩行機能低下	
バランス機能低下	
廃用症候群 など	

文献17,18をもとに作成.

表3 転倒の危険因子

リスク要因	有意/計	相対リスク(またはオッズ比)の平均	範囲
筋力低下	10/11	4.4	1.5〜10.3
転倒の既往	12/13	3.0	1.7〜7.0
歩行機能低下	10/12	2.9	1.3〜5.6
バランス機能低下	8/11	2.9	1.6〜5.4
補装具の使用	8/8	2.6	1.2〜4.6
視覚障害	6/12	2.5	1.6〜3.5
関節炎	3/7	2.4	1.9〜2.9
ADL障害	8/9	2.3	1.5〜3.1
抑うつ	3/6	2.2	1.7〜2.5
認知機能低下	4/11	1.8	1.0〜2.3
80歳以上	5/8	1.7	1.1〜2.5

文献19をもとに作成.

③歩行能力
- 5 m歩行では10秒が転倒の発生リスクの**カットオフ値**として報告されている[23].

④動作能力
- バランス機能を含めた総合的な動作能力を評価するTimed Up & Go Test(TUG)では,転

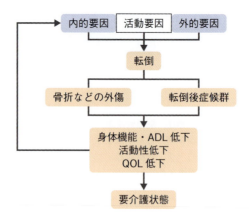

図1 転倒発生の要因と悪循環の形成過程
文献17をもとに作成.

倒の発生を予測するためのカットオフ値として13.5秒が報告されている[24].

④ 感覚系との関係性

- 高齢者では脊髄における有髄感覚神経の減少や感覚受容体の密度の減少により,平衡維持機能の低下をもたらし,転倒の発生リスクが高くなる.

⑤ 自律神経系との関係性

- **起立性低血圧**と転倒は有意な関係性があり,複数回の起立性低血圧を示したものは転倒の発生リスクが2.6倍高くなると報告されている[25].

⑥ 認知機能との関係性

- **認知機能**の低下に伴い転倒の発生リスクが高くなることが明らかになっている.
- 運動機能と認知機能のように性質の異なる2つの機能を要求する**二重課題（Dual task：デュアルタスク）**の低下（例えば,歩行中に会話をすると立ち止まってしまうなど）は,転倒の発生リスクを高める.

2）運動機能の評価

- 高齢者の運動機能を評価するには,**安全性**,**簡便性**,**妥当性**,**信頼性**が必要であり,今の能力やその後の変化を把握するために定期的に実施することが望ましい.以下は,転倒予防の介入時やその効果判定によく用いられる評価項目であり,適切な方法で実施する必要がある.

① 筋力

- **握力**：両下肢を肩幅程度に合わせて開き,両上肢を体側に自然に下げ,安定した基本的立位姿勢をとらせる.測定は利き手にて行い,スメドレー式握力計を示指の近位指節間関節がほぼ垂直になるように握り幅を調節し,体に触れないように肩を軽く外転した状態で力いっぱい握らせ測定する.
- **膝伸展筋力**：筋力測定器を使用し,端座位,利き足を膝関節90°屈曲位にて,足関節内外果中央,内果上縁の高さにおいて発揮された最大等尺性膝伸展筋力を測定する.

② バランス機能

- **FR**：測定肢位は,両下肢を肩幅程度に合わせて開き,利き手上肢を肩関節90°屈曲位で手関

節中間位，前腕回内，肘関節伸展した立位姿勢をとらせる．その状態からできるだけ前方に手が届くにように伸ばしてもらい，第三指尖のスタートポイントからエンドポイントまでの距離を計測する．
- **開眼片脚立位**：開眼にて両上肢を腰にあて，測定スタッフの合図と同時に片足を前方に挙上し，地面から離れた時点で計測を開始する．計測終了の条件として，挙上した下肢が支持脚または床面に触れた場合，支持脚の位置がずれた場合，腰にあてた上肢が離れた場合とする．
- **Berg Balance Scale（BBS）**：座位，立位，歩行時のバランスについて14項目を評価する．得点は1項目0～4点の56点満点である．

3 歩行能力
- **5 m通常・最大歩行時間**：11 mの直線歩行路を設け，「いつも通りの速さで歩くように」（通常歩行時間）または「できる限り早く歩くように」（最大歩行時間）と指示し，歩行開始後3 m～8 mまでの5 mについて所要時間を測定する．

4 複合的動作能力
- **TUG**：測定スタッフの合図と同時に，高さ45 cmの椅子から立ち上がり，3 m歩行し，折り返して，再び椅子に座るまでの一連の動作について，ストップウォッチを用いて計測する．

3) ADLの評価

1 基本的日常生活活動（Basic Activities of Daily Living：BADL）
- **Functional Independence Measure（FIM）**：信頼性と妥当性に優れており，入院患者や施設入所者の転倒を予測の際の補助として利用可能であると考えられている．全18項目からなり，セルフケアや移動など13項目がFIM-運動項目，コミュニケーションと社会的認知5項目がFIM-認知項目に大別される．

2 手段的日常生活活動（Instrumental Activities of Daily Living：IADL）
- **老研式活動能力指標**：ロートン（Lawton）が高齢者の日常生活に必要な活動能力を7つの水準に体系化したなかから，地域で自立するための高度な能力である「手段的自立」「知的能動性」「社会的役割」を評価する尺度であり，その信頼性・妥当性が立証されている．

4) 活動性の評価
- **ライフスペースアセスメント（Life Space Assessment：LSA）**：ベッカー（Baker）らによって提唱され，地域在宅高齢者への信頼性・妥当性が立証されている[26]．個人の生活の空間的な広がりにおける移動を評価する指標である．生活空間の定義は人によって異なるが，一般的には，近隣とは対象者の60％にとって自宅から800 mであり，居住する町からの外出とは対象者の92.5％にとって16 km以上のことを意味する．

5) 精神心理・認知面の評価

1 QOL
- **MOS short-form-36-item（SF-36v2）**：1980年代にアメリカのMedical Outcome Study（MOS）に伴って作成された信頼性・妥当性のある健康に関連したQOL（健康関連QOL，Health Related Quality of Life：HRQOL）の尺度である．さまざまな疾患のある人～健康な人まで測定できるとともに，性別・年代別の国民標準値が算出されているため，対照群と

比較することが可能である．なお，SF-36v2の使用には使用登録が必要である（専用HP：http://www.sf-36.jp/）[27]～[30]．

2 転倒恐怖感

- Fall Efficacy Scale（FES）：ティネッティ（Tinetti）ら[31]によって開発された**転倒恐怖感**に対する尺度であるFESを，ヒル（Hill）ら[32]によってIADLの4項目を追加されたModified Falls Efficacy Scale（MFES）の日本語版がよく使用されている．140点満点とし，スコアが低いほど転倒恐怖感が強いことを意味する．

3 認知機能

- Mini-Mental State Examination（MMSE）：認知症のスクリーニングテストであり，世界中においても広く使用され，24点以上で正常と判断することが多い．認知障害と転倒の発生リスクとの関連性を調べた研究においても多く使用されている．

6）転倒予防の介入を実施するにあたっての注意事項

- 高齢者を対象にすることを念頭に，老年学などの幅広い知識を理解した理学療法士や作業療法士が医療機関との連携を含めて，安全管理面に十分に配慮したうえで実施する必要がある．
- 対象者として除外すべき人や制限を考えるべき基準を明確にし，必要に応じて医師の判断を仰ぐ．特に急性期疾患や循環器疾患，痛みなどの炎症症状がある人には十分注意する．
- 介入前後には血圧や脈拍，体調や痛みなどの**メディカルチェック**を行い，中止基準などに該当する場合は運動を実施しない．
- 対象者には事前の注意事項として，以下の項目を周知する．
  - ▶痛みや疲労に注意する．過用による痛みや疲労は，かえって筋力低下を引き起こす．60歳以上では筋疲労の回復に48～72時間程度が必要とされており，3日に1回の頻度が望ましい．
  - ▶空腹時の運動や運動直後の食事をさける．低血糖症状を引き起こすことがある．特に糖尿病を合併する対象者に注意する．
  - ▶脱水に注意する．運動に伴う発汗は脱水を引き起こしやすいため，水分補給を十分に行う．
  - ▶睡眠不足や体調不良のときは実施しない．めまいや失神を引き起こすことがあるため，無理はしない．

7）転倒予防のための介入

- 転倒予防のための介入には，さまざまな転倒の要因を考慮したうえで包括的な取り組みが求められる．また，対象者の大半は高齢者であり安全面に配慮するとともに，エビデンスに基づいた効果的な介入を行う必要性がある．

1 運動器機能向上プログラム

- プログラムの進め方として，スタート時は負荷と回数は少なくし，対象者が理解しやすい比較的簡単な運動から開始し（コンディショニング期間），徐々に運動量を調節しながら難易度の高い複雑な運動へと移行する（図2）．
- 1回の**運動器機能向上プログラム**は60～90分程度とし，運動の前後には入念なウォームアップとクールダウンを実施する（表4）．
- 筋力強化運動の具体例は 3 転倒予防教室運営のコツと実践例で紹介する．

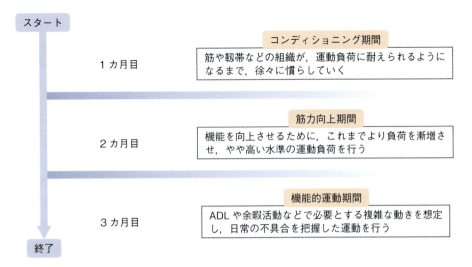

図2　運動器の機能向上プログラムの進め方
文献33をもとに作成.

表4　1回の運動器機能向上プログラムの構成例

	ウォーミングアップ （15分）	運動 （20〜40分）	クールダウン （15分）
コンディショニング期間	ストレッチング	筋力向上運動 ◇強度：比較的楽程度 ◇運動量：4種類×2〜3セット ◇肢位：座位を中心に行う	ストレッチング リラクゼーション
筋力向上期間		筋力向上運動・バランス運動 ◇強度：ややきつい ◇運動量：8種類×2セット ◇肢位：座位を中心に立位も加える	
機能的運動期間		筋力向上運動・バランス運動 ◇強度：ややきつい ◇運動量：10種類×2セット ◇肢位：立位を中心に行う	

❷ 環境整備

- 1〜2cm程度の目立たない段差にはすりつけ板を設置し，段差を解消する．
- 電化製品のコード類はケーブルカバーなどにまとめて，部屋の隅に固定する．
- 滑りやすい床には滑り止めマットを置き，必要な箇所には手すりを設置する．

8）介入の効果

- 高齢者に対する筋力トレーニングは，頻度や期間によって異なるが筋力の増強が認められている．
- 片脚立位などの静的バランスや太極拳やヨガなどを応用したバランス練習によって，バランス機能の向上が認められている．

- 運動と環境整備の包括的な介入によって，転倒の発生リスクが減少することが報告されている[9]．
- ただし，運動介入によるQOLや転倒恐怖感などの精神・心理面に対する効果は一定の見解が得られていない．

9）介入効果を継続させるための工夫

- **参加率**：運動の効果を継続するための指標として参加率が重要となる．参加率を高めるためには，交通手段や安全性，時間などの制約因子に配慮する．
- **集団運動の効果**：集団でのトレーニングにより，転倒予防への共通目標が仲間との相互関係として出現することで参加・活動への意欲が向上し，運動を習慣化させる動機づけとなる．
- **運動の習慣化**：運動を習慣化するためには，運動方法の明確化や効果の提示，また仲間同士の励ましなど運動を継続できる環境の整備が必要である．

3 転倒予防教室運営のコツと実践例

- 新潟県村上市における新潟リハビリテーション大学と村上支部老人クラブ連合会が連携した地域在宅高齢者に対する運動機能向上を目的とした転倒予防教室について紹介する．

1）対象者募集の工夫

- 高齢者は，自己の加齢に伴う身体変化の把握が不十分であることや，自己の身体機能の改善に肯定的な姿勢をもちにくく，また「運動」という言葉に抵抗をもつこともあり，予防をするための行動には結びつきにくい．
- 介入を実施するにあたり，転倒予防を理解するために研修会などの場を設定し，指導者の専門的知識や，運動の方法や効果などの具体的な説明を実施することで，対象者に信頼されることが必要である．
- 対象者の募集には，家族や近隣住民などの周囲からのよびかけや公的な機関からの積極的なよびかけにより，対象者の意欲を高め参加へとつながる．

2）介入方法の実際

- 対象は村上支部老人クラブ連合会を通じてよびかけた65歳以上の地域在住高齢者である．
- 運動器機能向上プログラムは，群馬県地域リハビリテーション支援センターと浅川康吉氏の協力を得て作成した「転ばぬ筋力アップトレーニング」のメニューを基本とし，筋力とバランストレーニングを中心に実施している（図3）．
- 転ばぬ筋力アップトレーニングは，立ち上がりや歩行，階段昇降などの移動に必要な動作や，高いところのものを取る，落としたものを拾うといった生活動作に必要な筋力や体の動きを身につけ，維持することを目的として作成されている．
- 運動中は息を止めずに行い，「1，2，3，4，5，6，7，8」と声を掛けながらゆっくりとした運動を行っている．
- 教室は3カ月間，週1回の頻度で，1回あたり60〜90分とし，開始前後のストレッチング

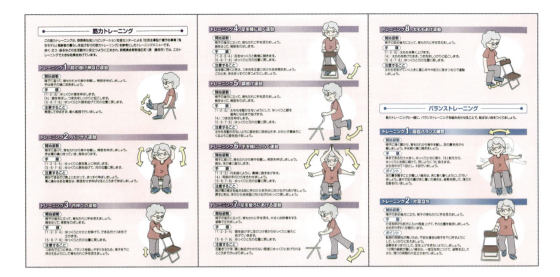

図3 転ばぬ筋力アップトレーニング
「転ばぬ筋力アップトレーニング」冊子より引用.

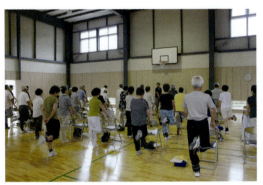 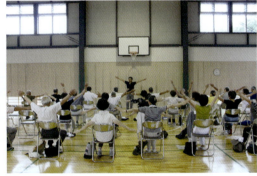

図4 転倒予防教室の様子
指導者は理学療法士であり,参加者の前でデモンストレーションを交えながらトレーニングを進めており,トレーニングの内容を熟知したボランティアスタッフが巡回して運動方法などを個別に指導している.

などのウォームアップとクールダウンをそれぞれ15分,筋力とバランストレーニングを30〜60分としている(図4).

3) 介入方法の工夫

- 介入前後には,筋力やバランス機能などの身体機能や転倒恐怖感・QOLの評価を実施し,参加者に結果をフィードバックしている.これにより自身の状態を把握でき,また介入効果がわかることでモチベーションの維持・向上に結びつけることができる.
- 週1回の教室では,介入効果を得ることが難しく,また運動の習慣化に結びつけることも難しいため,ホームエクササイズの実施を促している.
- ホームエクササイズの促進ツールとして,実施した内容を自ら記録する**セルフモニタリング**を導入している.

図5　セルフモニタリングの記録表
自宅で実施する目標を設定し，その日に実施したトレーニング内容の到達度を4段階で自分自身が評価することにより，運動の習慣化へ結びつけることが期待できる．文献34をもとに作成し，「転ばぬ筋力アップトレーニング」冊子より引用．

- ホームエクササイズの実施状況は，セルフモニタリングの記録表（図5）を教室の際に提出してもらい，指導者がチェックしている．実施状況が優れない参加者には，個別に問題点を洗い出したうえで解決策を導き出し，運動の習慣化につなげるように対応している．

文献

1) Fiatarone MA, et al: High-intensity strength training in nonagenarians. Effects on skeletal muscle. JAMA, 263: 3029-3034, 1990
2) Province MA, et al: The effects of exercise on falls in elderly patients. A preplanned meta-analysis of the FICSIT Trials. Frailty and Injuries: Cooperative Studies of Intervention Techniques. JAMA, 273: 1341-1347, 1995
3) Buchner DM, et al: The effect of strength and endurance training on gait, balance, fall risk, and health services use in community-living older adults. J Gerontol A Biol Sci Med Sci, 52: M218-M224, 1997
4) Stevens M, et al: Preventing falls in older people: outcome evaluation of a randomized controlled trial. J Am Geriatr Soc, 49: 1448-1455, 2001
5) Shigematsu R, et al: Dance-based aerobic exercise may improve indices of falling risk in older women. Age Ageing, 31: 261-266, 2002
6) Day L, et al: Randomised factorial trial of falls prevention among older people living in their own homes. BMJ, 325: 128, 2002
7) Barnett A, et al: Community-based group exercise improves balance and reduces falls in at-risk older people: a randomised controlled trial. Age Ageing, 32: 407-414, 2003
8) Lin MR, et al: A randomized, controlled trial of fall prevention programs and quality of life in older fallers. J Am Geriatr Soc, 55: 499-506, 2007
9) Marsh AP, et al: Should physical activity programs be tailored when older adults have compromised function? J Aging Phys Act, 17: 294-306, 2009
10) Beling J & Roller M: Multifactorial intervention with balance training as a core component among fall-prone older adults. J Geriatr Phys Ther, 32: 125-133, 2009
11) Palvanen M, et al: Effectiveness of the Chaos Falls Clinic in preventing falls and injuries of home-dwelling older adults: a randomised controlled trial. Injury, 45: 265-271, 2014
12) Kyrdalen IL, et al: The Otago Exercise Program performed as group training versus home training in fall-prone older people: a randomized controlled Trial. Physiother Res Int, 19: 108-116, 2014
13) Matsubayashi Y, et al: Low-frequency group exercise improved the motor functions of community-dwelling elderly people in a rural area when combined with home exercise with self-monitoring. J Phys Ther Sci, 28: 366-371, 2016
14) 宮原洋八, 他: 地域高齢者の転倒における関連要因について. 理学療法科学, 20: 259-262, 2005
15) 加藤龍一, 他: 地域在住高齢者の転倒の関連要因と3年後の生存. 日本公衆衛生雑誌, 59: 305-314, 2012
16) 厚生労働省: 平成26年国民生活基礎調査（平成25年）の結果から (http://www.mhlw.go.jp/toukei/list/dl/20-21-h25.pdf)
17)「健康長寿診療ハンドブック 実地医家のための老年医学のエッセンス」(日本老年医学会/編), メジカルビュー社, 2011
18) 鈴木隆雄: 転倒の疫学. 日老医誌, 40: 85-94, 2003
19) American Geriatrics Society, British Geriatrics Society, American Academy of Orthopaedic Surgeons Panel on Falls Prevention: J Am Geriatr Soc, 49: 664-672, 2001
20) 島田裕之: 長期ケア施設の理学療法――介護老人保健施設における機能評価と転倒予防の方法. 理学療法科学, 17: 141-148, 2002
21) Asakawa Y, et al: Relationship between falls and knee extension strength in the elderly. J Phys Ther Sci, 8: 45-48, 1996
22) Duncan PW, et al: Functional reach: predictive validity in a sample of elderly male veterans. J Gerontol, 47: M93-M98, 1992
23) Cwikel JG, et al: Validation of a fall-risk screening test, the Elderly Fall Screening Test (EFST), for community-dwelling elderly. Disabil Rehabil, 20: 161-167, 1998
24) Shumway-Cook A, et al: Predicting the probability for falls in community-dwelling older adults using the Timed Up & Go Test. Phys Ther, 80: 896-903, 2000
25) Ooi WL, et al: The association between orthostatic hypotension and recurrent falls in nursing home residents. Am J Med, 108: 106-111, 2000
26) Baker PS, et al: Measuring life-space mobility in community-dwelling older adults. J Am Geriatr Soc, 51: 1610-1614, 2003
27) Suzukamo Y, et al: Validation testing of a three-component model of Short Form-36 scores. J Clin Epidemiol, 64: 301-308, 2011
28) Fukuhara S, et al: Translation, adaptation, and validation of the SF-36 Health Survey for use in Japan. J Clin Epidemiol, 51: 1037-1044, 1998
29) Fukuhara S, et al: Psychometric and clinical tests of validity of the Japanese SF-36 Health Survey. J Clin Epidemiol, 51: 1045-1053, 1998
30)「SF-36v2日本語版マニュアル」(福原俊一, 鈴鴨よしみ/著), NPO 健康医療評価研究機構, 2004
31) Tinetti ME, et al: Falls efficacy as a measure of fear of falling. J Gerontol, 45: P239-P243, 1990
32) Hill KD, et al: Fear of falling revisited. Arch Phys Med Rehabil, 77: 1025-1029, 1996
33) 厚生労働省: 運動器の機能向上マニュアル（改訂版）(http://www.mhlw.go.jp/topics/2009/05/dl/tp0501-1d.pdf)
34)「介護予防 動ける体をつくる本―にこにこ生活・老化にかつ!」(大渕修一, 竹本朋代/著), 一橋出版, 2005

第7章 予防分野のリハビリテーション

4 作業を用いた健康への貢献

> **学習のポイント**
> - 作業と健康の関係について学ぶ
> - 作業を用いて健康に貢献する方法を学ぶ
> - 作業を用いた健康教室を運営するコツを学ぶ

1 世界の動向

1）作業を用いて健康に貢献するとは？

- 世界作業療法士連盟（WFOT）の定義[1]によると，作業療法は，「作業を通して健康と幸福な生活の促進」に関心をもち，その主な目標は「人々が日常生活の活動に参加することができるようになること」である．
- では，「作業を通して」もしくは「作業を用いて」健康に貢献するとはどういうことなのだろうか．病院や施設でなく，目立った病気や障害がなく地域で生活を営む人に対してどのような貢献ができるのだろうか．

2）作業的に健康であるということ

- 作業へ参加することは人間の基本的なニーズであり，作業療法士は「作業への参加が健康の中心である」という哲学をもった専門職である．ここでいう「作業」とは，人々がしたい，する必要がある，しなければならないことのすべてであり，それらは身体的，精神的，社会的，性的，政治的，スピリチュアルな性質をもち，睡眠や休息も含むとされている[2]．これらの作業を用いて，もしくはその作業を可能にする過程を通して，よりよい生活を実現することが作業的に健康であるといえる．
- しかし，どんな作業にでも参加すればよいというものではなく，作業が病気や障害の原因となることもある．健康には，作業の時間配分やバリエーションについての考慮が必要であるという考えに基づく**作業バランス**という概念や，そのバランスが崩れた状態である**作業不均衡**という概念がある[3]．例えば，多すぎる作業，少なすぎる作業により，かえって健康を崩したり，それが病気を引き起こすことがある．
- また，作業の問題は必ずしも個人の要因だけではなく，所属する集団や社会にも影響され，**作業的公正/不公正**という視点から，作業に参加するための資源や機会へのアクセスについ

- ても考慮する必要がある．
- 作業的不公正の代表的な概念としては，「作業剥奪」「作業周縁化」「作業疎外」があげられる．**作業剥奪**は，個人にとって意味のある作業へのアクセスが長期にわたって遮断されることで引き起こされた状態，**作業周縁化**は，ある社会集団がその他の人々と比較して日常生活の作業への参加について選択や意思決定が否定されたり，制限されたときに生じる状態，そして**作業疎外**は，自分の生活をコントロールできず，意味のなさや目的のなさを経験する状態であるとされている[3]．これらの状態は，身体や精神の障害の有無にかかわらず，地域で生活しているあらゆる人に起こりうることである．
- 以上の視点から，作業療法士は個人にとって重要で価値がある作業が可能となるよう支援したり，作業的に公正な状態となるよう作業を用いることで，人々の健康に貢献することができる．

3）文献レビュー

- 前述したユニークな視点から，作業を用いた健康への貢献について文献レビューを通して考えてみたい．ここでは他の稿で扱う認知症や転倒の予防を図るものを除き，地域に在住する健康な高齢者（各国での高齢者の定義の違いをふまえ60歳以上）を対象としたもののなかで，作業を用いた健康増進，予防に資する介入を行っている研究，ランダム化比較対照試験を中心に9編[4]〜[12]を採用した（表1）．
- 採用された論文の多くは，「日々の生活のなかで持続可能な，個人にとって意味があり，健康的な生活習慣を開発する」ことを主な目的としたライフスタイル・リデザイン（Lifestyle Redesign），またそれを応用したプログラムであり，クラーク（Clark）らの研究[4]は，それ以降の研究に多大な影響を与えていることがわかる．
- 採用された9編の研究で行われたプログラムの介入時間は，どれも1回あたり2時間程度であったが，介入期間は2〜9カ月間と幅があった．
- プログラムの内容は，日々の生活や人生における個人にとって意味ある作業に焦点を当てた会話や討議，回想を集団で行うものや，そのプロセスによって生まれた作業に実際に取り組み参加を促進するもの，日常生活動作を安全に行うために取り組むものであった．
- プログラムに対応して，アウトカムはADLやIADLだけでなく，日常生活の安全度や睡眠時間，健康関連QOLや生活満足度，人生の意味など，活動や参加の側面で多岐にわたり，多くの研究は作業を用いた介入プログラムの有効性を明らかにしていた．

2 地域における作業療法の実際

- 作業療法士が予防期で期待されている活動には，各市区町村保健センターが行う健康教室，地域包括支援センターが行う介護予防事業，健康な高齢者を対象とする老人クラブなどからの依頼による健康指導の講師などがある[13]．
- また，筆者が行った，わが国における健康高齢者に対する作業療法の効果に関する文献レビューによると，地域において運動や健康に関する講話，そして認知症予防としての作業活動の提供が実際に行われている[14]．
- 行政機関などに勤務する作業療法士数[15]から推測すると，これらの活動を専任として行っ

表1 作業を用いた健康への貢献の報告一覧（年代順）

報告者	報告年	文献番号	対象・場所など	介入方法の特徴と効果など
Clark F, et al	1997	4	地域在住の自立して生活する60歳以上の高齢者361名	実験群（9カ月の予防的OTプログラム：Lifestyle Redesign）と対照群（実験群と同等時間の社会活動プログラム，無治療）とにランダムに割りつけ比較した結果，実験群において健康関連QOLや生活満足度が有意に高かった．
Clark F, et al	2001	5	地域在住の自立して生活する60歳以上の高齢者285名	上記実験終了6カ月後の比較（フォローアップ）．6カ月後の時点においても，実験群において健康関連QOLなどが有意に高く，約90％の治療効果が保たれていた．
Dahlin Ivanoff S, et al	2002	6	地域在住で初期の加齢性黄斑変性の65歳以上の高齢者253名	実験群（作業に基づく健康教育プログラム）と対照群（低視力クリニックでの標準的な個別治療）とにランダムに割りつけ比較した結果，実験群が毎日の作業における安全度が高かった．
Clark F, et al	2012	7	地域在住の自立して生活する60歳以上の高齢者460名	実験群（Lifestyle Redesign）と対照群（無治療）とにランダムに割りつけ比較した結果，実験群において健康関連QOLや生活満足度が有意に高く，費用対効果も高かった．
川又，他	2012	8	地域在住の自立して生活する65歳以上の高齢者220名	実験群（人間作業モデルに基づく予防的・健康増進OTプログラム）と対照群（手工芸活動）とにランダムに割りつけ比較した結果，実験群において健康関連QOLが有意に高かった．
Zingmark M, et al	2014	9	地域で介助なしで独居生活をしている77〜82歳の高齢者177名	作業に基づく3群〔活動群（AG）とディスカッション群（DG）と個別介入群（IG）〕と対照群（無治療）とにランダムに割りつけ比較した結果，3カ月後と12カ月後の時点において，すべての群で余暇活動とADLの低下が認められたが，IGとDGは低下の程度が小さかった．
Chippendale T & Boltz M	2015	10	地域在住の60歳以上の認知症でない高齢者41名	実験群（生活史を書く回想法プログラム後にそれを意味ある作業の視点から語り合うプログラム；Living Legends）と対照群（生活史を書く回想法プログラム）とにランダムに割りつけ比較した結果，実験群において人生の意味のスコアが有意に高かった．
Leland NE, et al	2016	11	地域在住の自立して生活する60歳以上の高齢者217名	実験群（Lifestyle Redesign）と対照群（無治療）とにランダムに割りつけ比較した結果，昼寝をしていない実験群と対照群との比較において，実験群の全睡眠時間が有意に延びた．
Mountain G, et al	2017	12	地域在住の自立して生活する60歳以上の高齢者288名	実験群（ウェルビーイングの向上と社会的孤立や乏しい精神的健康による低下予防を目的とした作業に基づくアプローチ；LifeMatters）と対照群（通常ケア）とにランダムに割りつけ比較した結果，実験群において健康関連QOLが高かったが，有意な差は認められなかった．

ている作業療法士は少なく，これらの活動の多くは病院や老人保健施設などに勤務する作業療法士が，行政機関や地域包括支援センターからの依頼を受けて行っているのが現状であると思われる．

- 支援の内容については，社会参加のニーズ把握や活動の場などの地域づくり，地域課題と解決方法の提案といった，作業療法のユニークな視点を十分に生かした取り組みは発展途上であり，エビデンスが十分に蓄積されていないのがわが国の現状である．

3 作業を用いた健康教室運営のコツと実践例

● ここからは，先に紹介した文献レビューでも取り上げた，筆者らが実践している65歳大学[8]と，その応用例を用いて，運営のコツについて紹介する．

1) 作業を用いた健康教室運営のコツ

1 理論を選択する

● 理論は，人々が特定の健康行動に就いたり就かないのは「なぜ」かといったプログラム開発者の疑問に関する答えを引き出すことができる[16]．その際の注意点として，健康教育や健康増進のプログラムの基礎になる単一理論はない[16]ため，解決したい課題に合ったモデルを複数選択する必要がある．健康教室のプログラムを立案するために用いることができる作業療法のモデルとしては，人間作業モデル（3-2)-1参照）があるが，健康教育のモデルとしては社会的認知理論，トランスセオレティカルモデル，保健信念モデルなどがよく活用されている．誌面の都合上，詳しくは関連書籍を参照されたい．

2 地域の情報を集める

● 参加者個人に関心をもつのはもちろんであるが，地域の課題を解決することや地域づくりの観点から，開催する地域の人口統計などとともに，地域の習慣や文化について事前に情報を入手しておくことは重要である．地域診断に役立つサイトとして「介護予防政策サポートサイト」[17]があるので，ぜひ活用してほしい．

3 参加者を集める

● 参加者を集めるためには適切な広報媒体を選択する必要がある．開催する自治体や地域の広報誌はもちろん，チラシやポスター（図1）を作成して，新聞の折り込み広告としたり，回覧板で配布してもらったり，行政の窓口に置いてもらう，民生委員に配布してもらうといった手段がある．数種類を試して，どの媒体を見て参加したかを確認すると，それ以降に開催するときの効率的な募集につながる．

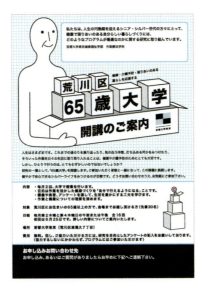

図1　健康教室開催の案内ポスター

4 宿題を活用する

- 健康教室の時間は限られているため，その時間内で生活を見直し，自分にとって作業がもつ意味や価値について考えることは難しい．そこで，作業療法の臨床で用いられている以下の評価法を宿題として活用し，健康教室ではそれらを持参してもらったうえで，参加者同士で考えを共有したり議論の題材とすると活発な教室運営につながる．
- しかし，宿題を活用する際は参加者のヘルスリテラシーに配慮する必要がある．ヘルスリテラシーとは健康や医療に関する情報を入手し，理解し，評価し，活用する力のことである[18]．参加者によってその力は大きく違うため，難しい表現や漢字の使用は控える，わかりにくいところはかみ砕いて説明するなど参加者ごとに配慮しなければならない．

①役割チェックリスト

- 役割チェックリストは，「学生」「勤労者」「家庭維持者」「趣味人/愛好家」など10の役割について，第1部では「過去」「現在」「将来」にそれらの役割を，それぞれ「担っていた」「担っている」「担いたいか」をチェックするよう求め，第2部ではそれらの役割が自分にとって「非常に価値がある」「少しは価値がある」「全く価値がない」かをチェックするよう求めるものである．これらを通してどのような役割を担うことが対象者にとって重要なのか，一緒に考えることができる評価法である[19]．

②作業に関する自己評価改訂版（OSA-Ⅱ）[20]

- OSA-Ⅱ（Occupational Self Assessment Version Ⅱ）は，「生活しているところを片づける」「金銭の管理をする」「他人とうまくやっている」「満足できる日課がある」「自分が大事にしたり好きなことをする機会」など，自分の身の回りの事柄，個人的な興味と価値，習慣や技能，環境についての29の項目を通して，作業療法で取り組むことができる問題領域を確かめる評価法である．それぞれの項目について，作業有能性（「やや問題がある」〜「非常によい」の4段階）と重要度（「非常に大事」〜「非常に大事でない」の4段階）についてチェックするよう求める[20]．

③興味チェックリスト[21][22]

- 興味・関心チェックリストは，マツツユ（Matsutsuyu）ら[21]，山田ら[22]の報告があるが，ここでは山田らが開発した日本高齢者版興味チェックリストを紹介する．日本高齢者版興味チェックリストは「園芸・野菜づくり」「俳句・川柳」「旅行」「山菜・キノコとり」「料理」「グランドゴルフ」など29の活動について，興味のレベルを「興味あり（強い）」「興味あり（少し）」「興味なし」の3件法でチェックするよう求めるものである[22]．

④作業質問紙[23]

- 作業質問紙は，スミス（Smith）ら[23]によって開発された評価法であり，①典型的な一日を想起してもらい，②30分ごとに行っていることを書き出し，③書き出した作業それぞれについてどの程度うまくいったか，どの程度重要なのか，どの程度楽しんだのかなどについてチェックするよう求め，活動パターンの特徴について考えることができる[24]ものである．

5 話の運び方や席の配置を工夫する

- 積極的に発言する参加者がいる一方で，消極的な方もいるので，意見を発言しやすい環境づくりは重要である．セラピストは「発言するときは手をあげる」「他の参加者が発言しているときは黙って聞く」といったことを促し，中立的に支援しなければならない．また，作業と健康の観点から参加者にフィードバックして，自身の洞察を深めてもらい，生活にいかすことができるよう援助する姿勢も求められる．

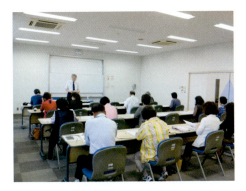
図2　スクール形式

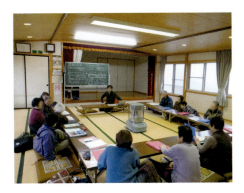
図3　コの字形式

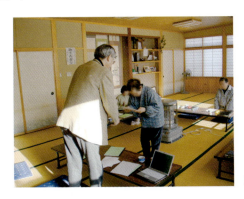
図4　修了式

- 席の配置は，会場や参加者数に合わせる必要がある．例えば，学校のようにすべての机・椅子を講師がいる正面方向に向ける**スクール形式**（図2）や，テーブルをメンバーが囲む**コの字形式**（図3）などがある．

6 楽しんで参加してもらう

- 参加者が継続的に参加できるよう動機づけるためには，単に学ぶだけではなく，楽しく学ぶための演出も重要である．学生としての気分を味わうことができるよう学生証や修了証書を発行したり，卒業式，卒業パーティーを開催すると最後まで健康教室を楽しんでもらうことができる（図4）．

2）作業を用いた健康教室運営の実践例

- 筆者はこれまでに，作業を用いて健康増進や介護予防を支援する方針で，規模や募集方法などさまざまな形態の健康教室にかかわってきた．ここでは①中長期的に行う例（65歳大学），②短縮版として1回で実施する例（通いの場など）を実践例として紹介する．

1 中長期的に行う例（65歳大学）（表2）

- 65歳大学は，作業療法の代表的な概念的実践モデルである**人間作業モデル**（model of human occupation：**MOHO**）の基本的な概念を講義と演習方式で学ぶことができるプログラムである[8]．

- MOHOは，1980年にアメリカの作業療法士であるキールホフナー（Kielhofner）らによって考案され，現在も世界中の作業療法士によって適用，経験的検証が行われている作業療法理論の1つである[24]．MOHOは「作業がどのように動機づけられ，日常生活のパターンへ

表2　65歳大学のスケジュール概要

日程	前半60分	後半60分
1	オリエンテーション	
2	初回評価	興味（講義）
3	興味（演習）	役割（講義）
4	役割（演習）	習慣（講義）
5	習慣（演習）	運動・処理・コミュニケーションと交流技能（講義）
6	運動・処理・コミュニケーションと交流技能（演習）	能力の自己認識（講義）
7	能力の自己認識（演習）	価値（講義）
8	価値（演習）	環境（講義）
9	環境（演習）	人生を振り返るⅠ
10	人生を振り返るⅡ	人生を振り返るⅢ
11	作業の計画，実施	
12	作業の計画，実施	
13	作業の計画，実施	
14	作業の計画，実施	
15	最終評価	卒業式

とどのように組み立てられ，そして，環境の流れのなかでどのように遂行されるのか」を説明し，そのうえで「意味と満足をもたらし，そして身体的および感情的に良好な状態を支援する作業に，人々をどのように就かせることができるのか」という実践のガイドラインを提供する概念的モデルである[24]．

- このMOHOを地域で生活する健康な高齢者と共有することによって，健康にとって重要な作業の促進を図ることができるというアイディアから65歳大学のプログラムは構築された．
- 65歳大学のプログラムは，2部で構成されており，全15回を2週間に1回程度の頻度で行うものである．
- 第1部は，MOHOの基本的構成要素である「能力の自己認識」「価値」「興味」「役割」「習慣」「運動技能」「処理技能」「コミュニケーションと交流技能」「物理的環境」「社会的環境」の10の概念についての講義と，その概念を通して，健康な生活を支える要素や，将来への備えを理解できるような演習を行う．講義と演習を通して，参加者たちは「自分や地域にとって大事な作業は何か」，「健康を促進する，もしくは損なう習慣は何か」などについて学ぶ．第1部の終盤では，参加者は自身の作業を物語的な視点からまとめ，発表する（図5）．
- 第2部は，第1部をふまえて，参加者たちが健康を促進する作業について考え企画し，実施までを行う．
- 65歳大学はMOHOに精通した講師1名とアシスタント1名で行っているが，2人でサポートすることができる1回当たりの参加者数は10〜15人程度である．
- 会場は大学の教室や，公民館などの公共施設の一室を用いた．
- 時間は2時間程度で，参加者の疲労度に合わせて休憩を入れながら行った．
- 第2部で実際に行われた特色ある活動事例を紹介する．

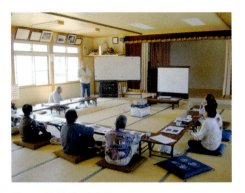
図5　参加者の発表

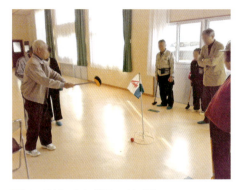
図6　屋内でのグランドゴルフ

- ▶A地区では，山塩の歴史の冊子づくりを行った．A地区は約100年前まで貴重な山塩の産地であったが，水力発電用のダム開発によって，集落がダムの湖底へと沈んでしまい，その山塩の文化を知る人が少なくなってしまったことが課題としてあげられた．そこで，その山塩の文化や歴史を後世に残すために，当時を知るA地区の最年長者にインタビューを行い，当時の村の家の並びや塩焼き小屋の位置を地図で再現したり，現在の様子を写真に収めるなど，役割を分担しながら資料を作成し，完成した冊子をA地区の教育委員会に寄贈するという作業に取り組んだ．
- ▶B地区では，グランドゴルフがさかんで，地域の高齢者は運動だけでなく交流の機会としても楽しまれており，65歳大学の講義と演習を通して，グランドゴルフが地域住民の健康にとって大事な習慣であることがあらためて認識された．しかし，B地区は日本有数の豪雪地帯でもあり，冬の時期はグランドゴルフをすることができず，運動・交流の機会も少なくなってしまうのがこの地区の共通の健康課題としてあげられた．話し合いを進めていくなかで，冬の時期は廃校の体育館を借りてグランドゴルフをすることとし，自分たちで屋内用のルールを決めるなどして，一年を通してグランドゴルフを楽しむことができるようになった（図6）．
- ▶C地区では，参加者たち自身が，年をとり障害をもつことについて興味をもった．自身もいずれ加齢や障害をもつことよって車いすを使うようになるかもしれないが，車いすになじみがないことを課題としてあげ，医療系の大学構内での電動車いすの試乗体験や，近隣の車いす体験施設や近所の公道で介助も含めた操作体験を行い，車いすに関する学びを深めた．
- ●このように，参加者たちは「自分たちの健康にとって重要な作業は何か」を考え，それをふまえた活動を計画し，積極的に取り組み，学びと交流を深めるとともにその過程を楽しんだ．このプログラムをきっかけとして，参加者同士での交流を継続したり，この作業をきっかけに，ボランティア活動をはじめたりするなど，参加の機会が増えた報告もあった．

❷ 短縮版として実施する例（通いの場など）

- ●筆者が住んでいる福島県いわき市は，住民主体の「通いの場」を充実させる目的で，さまざまなコンテンツを住民に提示している．そのなかで医療や介護については作業療法士を含めた専門職の派遣を行っており，運動やそれぞれの専門についての講話など，2時間程度の健康教室を行っている[25]．
- ●この健康教室において，前述の65歳大学の内容を応用し，短縮版として筆者が実施している内容を紹介する．

- ▶ 場所は公民館や集会場，介護施設などさまざまであり，参加者の人数も4〜5人の小さな集団から50人規模の大きな集団まで幅がある．
- ▶ 本稿冒頭で述べた健康と作業の関係を，筆者自身の生活を用いた解説や，事例などもふまえ，高齢の参加者でもわかりやすいよう説明する．
- ▶ その後で，先に紹介した「作業質問紙」などを活用し，参加者に毎日の生活や作業について考えてもらう．
- ▶ ほとんどの参加者が書き終えたところで，記入した内容から興味深い作業を行っている，作業的に健康に思われる参加者をピックアップし，発表してもらう．その発表内容に対し，他の参加者から肯定的な感想や，自分の生活との比較を引き出すよう支援しながら，「作業的な健康」の視点から筆者がフィードバックし，作業へ参加する意識や地域づくりについて考えてもらう機会としている．

■ 文献

1) World Federation of Occupational Therapists：Definition of Occupational Therapy（http://www.wfot.org/aboutus/aboutoccupationaltherapy/definitionofoccupationaltherapy.aspx）
2) 「Willard & Spackman's Occupational Therapy」（Barbara A, et al, eds），Lippincott Williams & Wilkins, 2014
3) 「続・作業療法の視点 作業を通しての健康と公正」（Townsend E, 他/編著，吉川ひろみ, 他/監訳），大学教育出版, 2011
4) Clark F, et al：Occupational therapy for independent-living older adults. A randomized controlled trial. JAMA, 278：1321-1326, 1997
5) Clark F, et al：Embedding health-promoting changes into the daily lives of independent-living older adults: long-term follow-up of occupational therapy intervention. J Gerontol B Psychol Sci Soc Sci, 56：P60-P63, 2001
6) Dahlin Ivanoff S, et al：A health education program for elderly persons with visual impairments and perceived security in the performance of daily occupations: a randomized study. Am J Occup Ther, 56：322-330, 2002
7) Clark F, et al：Effectiveness of a lifestyle intervention in promoting the well-being of independently living older people: results of the Well Elderly 2 Randomised Controlled Trial. J Epidemiol Community Health, 66：782-790, 2012
8) 川又寛徳，他：健康高齢者に対する予防的・健康増進作業療法プログラムの効果 ランダム化比較試験．日本公衆衛生雑誌, 59, 73-81, 2012
9) Zingmark M, et al：Occupation-focused interventions for well older people: an exploratory randomized controlled trial. Scand J Occup Ther, 21：447-457, 2014
10) Chippendale T & Boltz M：Living Legends: Effectiveness of a Program to Enhance Sense of Purpose and Meaning in Life Among Community-Dwelling Older Adults. Am J Occup Ther, 69：6904270010p1-690427001011, 2015
11) Leland NE, et al：Napping and Nighttime Sleep: Findings From an Occupation-Based Intervention. Am J Occup Ther, 70：7004270010p1-7004270010p7, 2016
12) Mountain G, et al：A preventative lifestyle intervention for older adults (lifestyle matters)：a randomised controlled trial. Age Ageing, 46：627-634, 2017
13) 日本作業療法士協会：作業療法ガイドライン（2018年度版）（http://www.jaot.or.jp/wp-content/uploads/2018/07/OTguideline2018-0.pdf）
14) 川又寛徳，他：わが国における健康高齢者に対する健康増進領域の作業療法の効果に関する文献レビュー．作業行動研究, 16, 97-104, 2012
15) 日本作業療法士協会：作業療法白書2015（http://www.jaot.or.jp/wp-content/uploads/2010/08/OTwhitepepar2015.pdf）
16) 「地域に根ざした作業療法」（Scaffa ME/編著，山田孝/監訳），協同医書出版社, 2005
17) 大学病院医療情報ネットワーク研究センター：介護予防政策サポートサイト（http://www.yobou_bm.umin.jp/）
18) 「ヘルスリテラシー 健康教育の新しいキーワード」（福田洋, 他/編著），大修館書店, 2016
19) 山田 孝，他：役割チェックリスト・日本版の検討．作業行動研究, 6, 62-70, 2002
20) 「作業に関する自己評価使用者用手引 改訂第2版」（Baron K, 他/著，山田 孝, 他/訳），日本人間作業モデル研究所, 2004（http://rimohoj.or.jp/OSA-2.pdf）
21) Matsutsuyu JS：The interest check list. Am J Occup Ther, 23：323-328, 1969
22) 山田 孝，他：高齢者版興味チェックリストの作成．作業行動研究, 6, 25-35, 2002
23) Smith NR, et al：The relationships between volition, activity pattern, and life satisfaction in the elderly. Am J Occup Ther, 40：278-283, 1986
24) 「人間作業モデル 理論と応用 改訂第4版」（Kielhofner G/編著，山田 孝/監訳），協同医書出版社, 2012
25) いわき市役所：いわきつどいのガイドブック（http://www.city.iwaki.lg.jp/www/contents/1492385114834/simple/tsudoiguidebook.pdf）

第8章 行政における療法士の役割

学習のポイント
- 行政療法士の役割，アプローチの各々の関係性を学ぶ
- 行政療法士が従事している分野を学ぶ
- 地域包括ケアにおける行政療法士の役割，取り組み事例を学ぶ
- コーディネイトとマネジメントの意味を学ぶ
- 地域評価を学ぶ

行政療法士についての定義はまだ確立されたものがないことから，この章では，行政療法士とは，「国，都道府県，市区町村に雇用されている医療機関（市民病院，国保診療所など）以外の理学療法士および作業療法士のこと」とする．

1 行政療法士の役割機能

- 国に雇用されている公務員を国家公務員，都道府県，市区町村に雇用されている公務員を地方公務員という．国家公務員と地方公務員では司る法律が違うが，すべての公務員は憲法15条2項「全体の奉仕者であって，一部の奉仕者ではない」立場であり，地方公務員法の「地方公務員は，全体の奉仕者として公共の利益のために勤務する」という使命を有している．行政療法士は，そのような使命をもちながら保健，福祉にかかわる業務を担っている．
- 公益社団法人日本理学療法士協会と一般社団法人日本作業療法士協会の合同研究事業である平成21年度地域保健総合推進事業「行政の理学療法士，作業療法士が関与する効果的な事業展開に関する研究」では，「行政理学療法士，作業療法士とは，年齢や障害の有無にかかわらず，個人，または地域全体で主体的に健康づくりに取り組めるよう支援し，地域保健や地域福祉の課題を把握，解決策（事業）を企画立案，結果を評価し，さらにこれらの課題を解決するために必要な社会資源を開発することを中核に置いて，職能を活かし取り組む理学療法士や作業療法士のこと．この前提として，社会人・組織人そして行政職員としての基本能力の研鑽が必須である．」と定義づけている[1]．
- 行政療法士の役割機能としては，図1に表すように5つの機能がある．
- これら5つの機能は図2のように並列な関係で業務が存在している．
- 行政療法士の業務の考え方をもう少し具体的にしたものが図3である．①住民からの個別の相談に応じて②個別に支援すること，これは行政以外の介護保険サービスなどの支援もあて

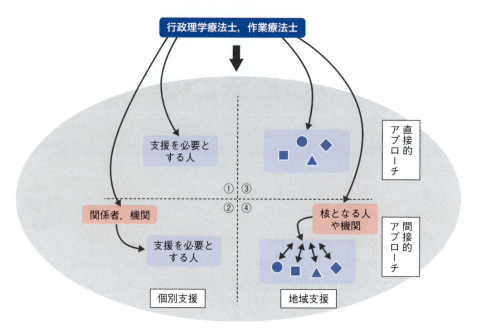

⑤計画策定・事業管理など

①個別支援・直接的アプローチ	個人を対象にした直接的な理学療法，作業療法の実施や相談業務である．「個」を対象として「集団」を手段として利用するアプローチを含む．
②個別支援・間接的アプローチ	直接的業務を行わず，個への支援者やチームに対して支援を行い，間接的に「個」を支える業務である．
③地域支援・直接的アプローチ	共通したニーズをもつ「組織」や「会」などへ，直接的に介入し，その「地域づくり」の支援を実施する業務である．「○○会」などの具体的な集団だけでなく，コミュニティ全体や地域ネットワークづくりも含む．
④地域支援・間接的アプローチ	「地域支援・直接的アプローチ」の「核」となるグループや人へのかかわりを通じ，住民が主体的に地域づくりを発展していくよう，間接的にサポートする業務である．「○○会」などの具体的な集団だけでなく，コミュニティ全体や「地域ネットワーク」づくりも含む．
⑤計画策定・事業管理など	上記4つの役割機能へのかかわりや調査などから地域診断を行い，それに基づいた事業遂行から自治体全体にかかわるさまざまなレベルの計画策定や評価，新規事業の立ち上げ，委託管理などのプロデュース的業務である．

図1　行政理学療法士，作業療法士の役割機能
文献2をもとに作成．

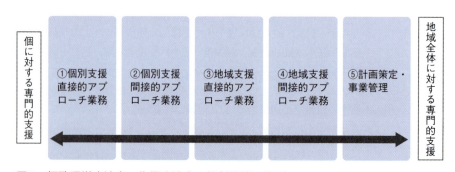

図2　行政理学療法士，作業療法士の役割機能の関係
文献2をもとに作成．

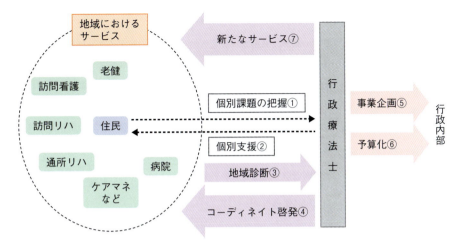

図3　行政療法士の業務の考え方

はまる．しかし，③複数の個別課題から共通する課題を抽出することや，住民を取り巻くさまざまなサービスがうまく連動して機能できているかなどの地域の状況を把握し，不具合があれば，それら④サービス同士を連動させるコーディネイター役として動くことや，地域資源の質の向上が必要な場合などでは研修会など啓発に動く．また，今の資源だけで足りないという課題が見出された場合に⑤事業企画，⑥予算化することで，⑦新たな地域サービスの創出をする．①②の個別支援以外の動きは行政療法士ならではの動きといえる．

2 行政療法士が従事している分野

- 行政療法士は地域保健，地域福祉などに関与するさまざまな分野に配置されている．ここでは，市区町村行政における行政療法士の主な配属先と担当業務について記載する．

1) 子どもに関する分野

- 所属部署としては，子ども家庭支援センターや子ども発達支援センター，肢体不自由児通園施設，知的障害児通園施設，児童デイサービス事業実施施設，地域通園事業実施施設などに配属されている．
- 子どもに関する施策において行政療法士が担う主な業務は表1の通りである．

2) 障害者に関する分野

- 障害者施策の相談窓口となる障害福祉課や障害者課，直接支援業務も行う障害者福祉支援センター，地域支援センターに配属されている．
- 障害者に関する施策において行政療法士が担う主な業務は表2の通りである．

3) 高齢者に関する分野

- 介護保険事業を含む高齢者施策の管理部署である介護保険課や高齢者課，高齢福祉課や直接支援業務も行う地域包括支援センターや高齢者福祉センターに配属されている．また，老

表1 子どもに関する施策

療育，訓練，通所サービス	児童デイサービス事業
保育所，幼稚園，学校などの巡回相談	ケースマネジメント事業
関係施設の他職種への技術支援	在宅訪問相談業務（訪問指導）
乳幼児健診事業（親子教室など）	子育て講座，講演会
就業前訓練指導	補装具，住宅改造相談業務
就学後適応訓練指導	行事，社会参加活動支援
専門職連携，地域サービス会議	子育て，母子施策に関する企画（子育てプラン計画など）など
発達相談業務	

表2 障害者に関する施策

地域リハビリテーション推進事業	補装具交付事業関連業務
日常生活用具給付事業	住宅改造相談支援
身体障害者(児)の機能訓練事業	地域活動支援事業
通所，通園施設における訓練などの支援	児童デイサービス
総合相談事業	ケースマネジメント事業
訪問による在宅相談支援	介護予防事業
障害認定調査業務	身体障害者手帳交付事業
地域サービス調整関連	障害者福祉施策の企画（障害者計画策定など）など

表3 高齢者に関する施策

介護予防事業	高齢者の総合相談
住宅改修相談業務	福祉用具相談業務
地域ケア会議	ネットワークづくり
訪問による相談業務	介護認定調査業務
介護認定審査会業務	認知症予防
高齢者福祉施策の企画（高齢者福祉計画，介護計画策定など）など	

人保健施設や訪問看護などの介護保険による事業実施事業所にも配属されている．
- 高齢者に関する施策において行政療法士が担う主な業務は表3の通りである．

4）その他

- 地域住民全体を対象とした保健所や保健センター，小規模自治体などでは，総合相談として住民課への配属もある．また，学校教育に関する部署，特別支援教育の部署への配属もある．
- 担当業務のなかには，リハビリテーション資源のコーディネイト役である**地域リハビリテーションコーディネイター**（災害時対策も含めて）などがある．

3 地域包括ケアにおける行政療法士の役割

- わが国の人口構造のなかで，一番多い年齢層の1947〜1949年生まれが後期高齢者となる2025年は，それまで世界中のどの国も経験したことがない状況が訪れるとされ，そのための対策として求められているのが，**地域包括ケアシステム**である．
- 具体的には図4に表されているように，おおむね30分以内に必要なサービスが提供される**日常生活圏域**（具体的には中学校区）を単位として，高齢者が重度な要介護状態となっても，住み慣れた地域で自分らしい暮らしを人生の最後まで続けることができるように住まい・医療・介護・予防・生活支援が一体的に提供される地域包括ケアシステムを2025年までに実現することが求められており，このシステムは市区町村行政が中心となって構築する役割と

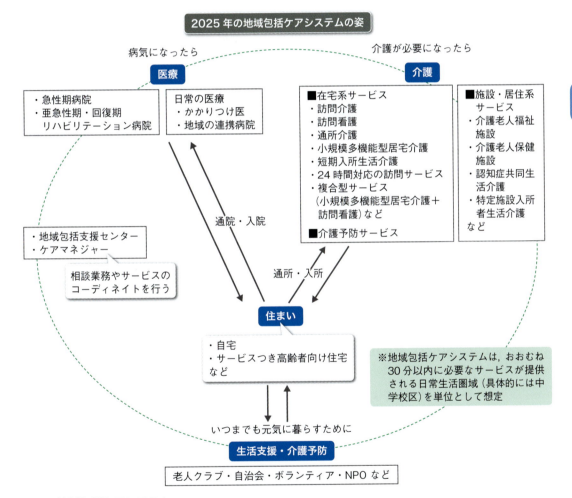

図4　地域包括ケアシステム

住まい・医療・介護・予防・生活支援が一体的に提供される地域包括ケアシステムの実現により，重度な要介護状態となっても，住み慣れた地域で自分らしい暮らしを人生の最後まで続けることができるようになる．人口が横ばいで75歳以上人口が急増する大都市部，75歳以上人口の増加は緩やかだが人口は減少する町村部など，高齢化の進展状況には大きな地域差を生じている．地域包括ケアシステムは，保険者である市区町村や，都道府県が，地域の自主性や主体性に基づき，地域の特性に応じてつくり上げていくことが必要である．文献3をもとに作成．

- なっている．
- 地域包括ケアには5つの構成要素があるとされている．

1）地域包括ケアの5つの視点による取り組み

- 地域包括ケアを実現するためには，次の5つの視点での取り組みが包括的（利用者のニーズに応じた❶～❺の適切な組み合せによるサービス提供），継続的（入院，退院，在宅復帰を通じた切れ目のないサービス提供）に行われることが必須である．

❶ 医療との連携強化
- 24時間対応の在宅医療，訪問看護やリハビリテーションの充実強化．
- 介護職員による痰の吸引などの医療行為の実施．

❷ 介護サービスの充実強化
- 特別養護老人施設といった介護拠点の緊急整備．
- 24時間対応の定期巡回・随時対応サービスの創設など在宅サービスの強化．

❸ 予防の推進
- できる限り要介護状態とならないための予防の取り組みや自立支援型の介護の推進．

❹ 見守り，配食，買い物など，多様な生活支援サービスの確保や権利擁護など
- 一人暮らし，高齢夫婦のみ世帯の増加，認知症の増加をふまえ，さまざまな生活支援（見守り，配食などの生活支援や財産管理などの権利擁護）サービスを推進．

❺ 高齢期になっても住み続けることのできる高齢者住まいの整備
- 一定の基準を満たした有料老人ホームと高齢者専用賃貸住宅を，サービス付高齢者住宅として高齢者住まい法に位置づけ．
- この5つの要素にどのように取り組むかは，その地域の課題に合わせて，市区町村が決めていくことになっている．そのためのさまざまな予算が市区町村の権限で執行できるように位置づけられている．この5つの要素のすべてに行政療法士は関与することができる．

4 地域包括ケアの取り組み事例

- 大阪府大東市では，地域包括ケア研究会が地域包括ケアシステムの必要性を提言する以前から，**地域リハビリテーション活動の一環として医療連携をはじめとした地域包括ケアシステム構築を進めている．**
- ここで，1市町村の取り組みとして大東市における実践例を紹介する．大阪の東部にある大東市は人口121,337人，65歳以上が32,125人・高齢化率は26.48％（2018年3月末現在）の都市である．市には高齢者福祉担当として理学療法士1名，作業療法士1名，健康づくり担当として理学療法士1名，スポーツ振興担当として理学療法士1名，療育担当として理学療法士1名，作業療法士2名の計7名が配置されている．
- **生活圏域**は1圏域であるが，エリアを西部・中部・東部の3カ所に分け，各エリアに委託型地域包括支援センターを設置している．

1）ケアマネジャーに対するリハビリテーション教育

- 介護保険制度以前は大東市の理学療法士や作業療法士が直接市民から受けていた相談も，介護保険制度が導入されてからはケアマネジャーを通しての相談が増えてきていた．介護保険サービスである通所リハビリテーションや訪問リハビリテーション，住宅改修や福祉用具の導入など，ケアマネジャーの知識の有無がケアプランを左右する．
- 福祉職が多いケアマネジャーたちにとって，リハビリテーションや住宅改修，福祉用具は苦手分野とされ，それらの教育をケアマネジャーに行う必要がある．
- 大東市では，ケアマネジャーの職能団体として，2001年度に大東市ケアマネジャー研究会が発足している．
- ケアマネジャー研究会では月1回の会合の際にさまざまな研修を行っており，**リハビリテーション教育**もその一環として市の理学療法士や作業療法士が行っている．また，市域に新たに参入してきたリハビリテーションサービスはケアマネジャー研究会で紹介するようにしている．近年では，市域のすべての訪問看護ステーション，訪問リハビリテーションの理学療法士，作業療法士，言語聴覚士を集めて，それぞれの事業所の紹介を行うなど，ケアマネジャーたちにリハビリテーションサービスへのアクセスがしやすいような環境づくりも行っている．

2）理学療法士，作業療法士，言語聴覚士の同職種連携

- 専門職連携が必要と声高にいわれているが，大半の療法士が勤務する医療現場，また近年増加の一途をたどっている新たな療法士の勤務先となっている介護現場，それぞれの現場において療法士同士の連携ができているだろうか．
- 現在の医療におけるリハビリテーションは急性期，回復期，生活期というステージごとに医療機関も療法士の担当も代わることがほとんどとなっており，生活期に介護保険のリハビリテーションに移行することも多くなっている．
- 医療保険，介護保険の制度も目まぐるしく改定され，それぞれの分野の療法士たちは，自分の分野以外の制度についていけなくなっている．また，養成校での実習地はほとんどが医療現場であることから，介護保険のリハビリテーションについては机上の知識しかもち合わせていない療法士が多くなってしまっている．
- 医療と医療，医療と介護のリハビリテーションの連携課題に対して，大東市では2004年度から，大東市を含む**二次医療圏**である「北河内圏域地域リハビリテーション関係者会」を開催している．北河内は7市によって構成されており，その内の6市に行政療法士が配置されているという圏域になっている．このことから，行政療法士の会として「北河内行政職地域リハビリテーション関係者会議」を発足させ，この行政療法士を中心にそれぞれの市域の医療や介護現場の療法士を集めて関係者会を開催してきた[※]．当初数年は任意団体として大東市の理学療法士個人が事務局を担っていたが，2006年からは「大阪府地域リハビリテーション推進事業」の一環として実施されていた「北河内圏域地域リハビリテーション連絡協議会」の実務者部会として公的に位置づけられている．現在は行政療法士以外のメンバーも交えて運営委員を構成し，年4回の研修会の企画運営を行っている．
- 同職種連携のための会であった関係者会であるが，近年は地域包括支援センターやケアマネジャー，医師，看護師，医療ソーシャルワーカーなど医療や介護のリハビリテーションに関与する多職種の参加も増えてきており，専門職連携をテーマとした研修会も行っている．

> 　※　北河内圏域地域リハビリテーション関係者会運営委員構成メンバー
> ・急性期の病院（理学療法士）・回復期病院（作業療法士）
> ・医療機関の訪問リハビリテーション（作業療法士）
> ・介護の訪問看護ステーション（理学療法士，作業療法士）
> ・2市の行政職員（理学療法士，作業療法士）

3）介護予防活動：住民主体の介護予防

- 高齢者の虚弱化を予防するために，各地で介護保険法**地域支援事業**における**介護予防事業**が実施されている．
- 介護予防教室は一定期間だけで終了すると継続的な開催が難しいが，住民による自主活動の場は，介護予防の効果を持続するだけでなく，近隣の住民同士の交流が深まり，見守りなどの互助の関係が築かれ，地域の福祉力が高まる効果が表れている．体操教室の参加者が近隣の高齢者に教室への参加を促し，高齢者の閉じこもりの予防となっている．
- 大東市では，2005年に市オリジナル健康体操「大東元気でまっせ体操」の普及を開始し，住民による体操教室が毎週のように開催されている．2018年6月現在，市内113カ所で約2,200人（高齢者人口の6.8％）が参加している．そのなかで**二次予防対象者**の割合は35.8％，要支援1～要介護5までの高齢者も162人参加している（図5）．2006年以降**虚弱高齢者**である二次予防対象者と元気高齢者である一次予防対象者を分けて事業を実施する方針であった厚生労働省が，大東市のような住民主体の地域づくりによる介護予防事業の効果を評価し，2015年には国の介護予防事業の考え方の方針を変更した（図6）．

■1 介護予防の大切さを住民に知ってもらう啓発活動と介護予防相談会

- 住民による体操教室の立ち上げのためには，まず，なぜその活動が必要なのかを住民に理解してもらうことからはじまる．
- 介護予防という言葉は2000年の介護保険導入とともにつくられた言葉であることから，ほとんどの住民は意味を知らないという前提で啓発活動を考え，**啓発活動**の材料は自分自身の地域のこととして考えられるように，できるだけ身近な事柄や数字で伝えた．
- 「なぜ介護予防が必要なのか」を，住民と一緒に考える機会をもつという啓発活動が重要である．ただ「介護予防は大切なのです」と伝えるだけでなく，どういう行動や活動が必要なのかまで伝えなければ意味がない．講座を聞いた人が「自分は何をすればいいのか」を，できるだけ具体的に伝えること，それも「あ，これならできそう」という，お手軽感がポイントである．とかく啓発活動は，「いい話を聞かせてもらった」止まりになりがちであるが，やり方次第では，地域活動や1人1人の**行動変容**を起こす起爆剤となりうるのである．
- 「大東元気でまっせ体操」が開催できていない地域には，「介護予防相談会」を実施している．校区福祉委員や老人クラブに働きかけ，閉じこもりや気になる高齢者を集め，体力測定や口腔機能評価，栄養評価を実施し，自分の体力などを実感してもらったうえで運動の効能や介護予防の必要性を説明する．相談会に参加した高齢者の虚弱高齢者の割合などを地域役員などと共有し定期的な地域住民主体の介護予防教室開催につなげている．

■2 介護予防につながる住民活動を増やす

- どこの自治体でも住民活動をつくることに苦労している．大東市も同様であった．成功のポイントはこちらから「やってほしい」とお願いをするのではなく，住民や地域から「やらせてほしい」の言葉を引き出すことである．自ら「やりたい！」と思ってもらうことから住民

基本情報（2018年3月31日現在）		
地域包括支援センター設置数	直営	0カ所
	委託	3カ所
総人口		121,337人
65歳以上高齢者人口		32,125人
		26.48%
75歳以上高齢者人口		15,208人
		12.53%
第7期1号保険料		6,380円

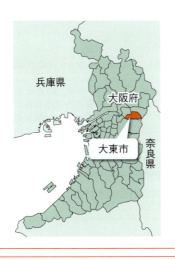

介護予防の取り組みの変遷

- 2004年度に地域ケア会議で地域ぐるみの介護予防の必要性を提言
- 2005年度に虚弱者も参加できる「大東元気でまっせ体操」を開発し，一次・二次予防対象者の枠組みにとらわれず，自治会，町内会単位で住民主体での活動の場の普及に取り組む
- 老人会のイベントなどで介護予防について普及啓発
- 住民主体の活動の場の育成および世話役を養成
- 体操教室後に民生委員，校区福祉委員，世話役が集合．地域の虚弱高齢者情報を共有し，具体的な対策を検討する

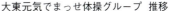

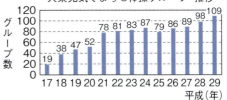

65歳以上高齢者の参加者のうち毎月参加している者の割合	6.8%
65歳以上高齢者の参加者のうち二次予防事業対象者である参加者の割合	35.8%

※要支援1〜要介護5の高齢者162人が含まれる

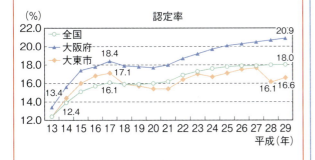

専門職の関与の仕方

- 介護予防の啓発は保健師とリハビリテーション職のペアで行う
- 体操教室の立ち上げの際には体操指導と体操ビデオの提供および世話役の育成を保健師，理学療法士，作業療法士，管理栄養士が行った
- 身体障害や関節痛により体操を同じようにできない方に対しては，市のリハビリテーション職が訪問し，痛みがでない運動法を指導した
- 認知症や高次脳機能障害，精神障害などで集団活動に不具合が生じたときには地域包括支援センター職員が出向いて，認知症の方への対応方法などを世話役に指導した
- 世話役から活動の脱落者について地域包括支援センター職員に連絡が入った場合には，職員はその原因を明確にしたうえで個別に対応する（例：認知症の方への対応，不仲の場合には教室の変更）

図5　大東市の介護予防事業

住民が主体となって取り組む介護予防事業を市内全域で展開している．虚弱高齢者が元気高齢者の支えで元気を取り戻し，小学校の下校時の見守り隊に参加するなど社会活動が広がっている．介護予防活動を通して，見守りや助け合いなど地域の互助の力が育っている．文献4をもとに作成．

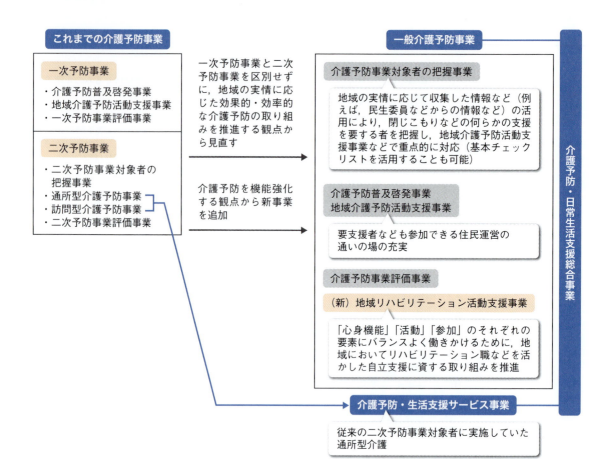

図6　これからの介護予防
機能回復訓練などの高齢者本人へのアプローチだけではなく，地域づくりなどの高齢者本人を取り巻く環境へのアプローチも含めたバランスのとれたアプローチができるように介護予防事業を見直す．元気高齢者と二次予防事業対象者を分け隔てなく，住民運営の通いの場を充実させ，人と人とのつながりを通じて参加者や通いの場が継続的に拡大していくような地域づくりを推進する．リハ職などを活かした自立支援に資する取り組みを推進し，介護予防を機能強化する．文献5をもとに作成．

活動ははじまる．

- 例えば，「参加者が増えない，参加していた人が減ってきた」というような団体には「介護予防のために体操をやりましょう」ではなく，「みなさんがやっている今の活動に体操を加えると，いつまでも元気で継続することができます．それに参加者も増えますよ」という具合に団体が求めているものにマッチングさせることが大切なのである．その地域や団体がどういったことを求めているのか，またどういった情報を提供するとよいのか，それを探るのが地域評価，分析である（地域評価については 5 -2)- 1 で詳しく述べる）．

❸ 住民活動の要となるサポーターの養成

- 地域活動の大きな原動力，要となる**サポーター**の養成も欠かせない．
- サポーターにも「地域住民を取りまとめて自ら何かをはじめることができる人」から，「だれかがリーダーとしてまとめてくれるなら手伝う」という人までさまざまである．後者がほとんどかもしれない．まだ活動はできていないけど「何かをやりたいが，何をやればよいのかわからない」という，地域に埋もれている力を掘り起こすことこそ，地域活動の広がり，地域力の強化につながるのである．地域に元気高齢者はたくさんいる．でもそのほとんどは情

- 報がうまく届いていないことや，自信がないことで力を発揮できていない．徐々に「サポーターとしてやってみたい」という気持ちになってもらうプログラムが必要である．
- 「大東元気でまっせ体操」のグループ活動の場ではサポーターと参加者の名札の色を変えている．参加者は赤色，サポーターは緑色である．最初は参加者であった高齢者が元気になってサポーターになる．緑色になって今度は参加者のお世話をする側になるのである．すなわち元気の見本が目の前に存在するのである．
- 他にも「地域活動を活発にやっている人は**生活動作機能**の低下が少なく，かつ長生きする」というような高齢者の追跡データを紹介することや，実際に地域でサポーターをしながら，いきいきと生活をしている人に登場していただき，自分のサポーターとしての活動の感動のエピソードなどを語ってもらうことなども効果的である．
- また，サポーターのモチベーション維持，向上のための継続支援が地域の力の低下を防止する．モチベーションが下がらないようにするには，各地のサポーター活動の報告会や情報交換，悩み相談会，新たな情報提供，技術提供（新しい体操やレクリエーションなど）をすることで，また新たな気持ちでサポーター活動に取り組める工夫が必要である．
- またサポーターの意欲向上のためには活動への賞賛も効果的である．「あなたの力があってこそ，こんなに元気になりました」などの地域の高齢者からの言葉が発信されるような場の設定などもサポーターの満足感，やりがいにつながる1つの方法である．

5 行政療法士が備えるべき知識と技術

1）コーディネイト力とマネジメント力

- マネジメントは一般に"管理"と訳されるが，経営管理理論から生み出されたさまざまなマネジメント理論には，"管理"という意味合いの他にも，"評価・分析・選択・改善・回避・統合・計画・調整・指揮・統制・組織化"などさまざまな要素を含んでおり，これらを総合した概念であり，マネジメントされるべき対象は「ヒト」「モノ」「カネ」「情報」の4つである．
- 1900年代後半には顧客ニーズや市場ニーズが注目されマーケティングという概念が生まれた．さらに，4つのリソースにマーケティングの概念を加え企業活動を最適化するための経営戦略論へと発展している．
- マネジメントによく用いられているのが**SPDCAサイクル**である（第1章-2 図3参照）．

1 S（SURVEY）：計画や目標を立てるために必要な調査，**地域評価**

- 地域課題を探るための評価．
- 個人の居宅生活に留まることなく地域全体を評価する視点・手法が必要となる．

2 P（PLAN）：計画および方針，目標・戦略

- 地域評価から見えてきた課題解決のためにどうするのか．
- 目標はできるだけ具体的にすることが必要．具体的でなければ，漠然としていて，目標を達成できたのか，できなかったのかの判断ができない．できれば，数値化し期間も設定する．

3 D（DO）：計画に基づき事業を実施

- 目標，戦略を立てることができれば，次に実行となる．

- ここでのポイントは広報である．どのように対象者を集めるのか，その広報媒体は対象者に伝わる内容となっているか，心が動かなければ体は動かず，行動には結びつかない．
- 介護予防の場合，高齢者は小さな文字は読まない，読めないし，文字ばかりのチラシは読む気にもならない．
- もともと，文字を読み込んで，ポストに投函できるようなしっかりした人よりも，それすらできない高齢者の方がリスクが高い．
- そういうリスクの高い高齢者にどのようにして情報を届けるか，紙媒体がダメなら，直接手渡しのときに説明する機会はないか，などの工夫が必要となってくる．
- その際に，他の事業で高齢者への個別訪問事業をやっている場合などは，その事業と連動させることもあり．

4 C（CHECK）：実施した事業を評価，行政評価

- 事業目標にあった**事業評価**ができているか．事業が何に影響したのか，どういう効果をもたらしたのか，を評価する．
  ①参加者数と質（対象者が参加しているか）
  ②参加者の変化（個別の評価と集団としての評価）
  ③事業の広がり（政策的意味）
  ④事業参加による経済効果（コストパフォーマンス）
  などの視点による評価が求められる．

5 A（ACTION）：行政評価の結果を受けて事業および施策の見直し

- 事業評価の結果を受けて，事業の見直しを行う．臨床場面で行うモニタリングから治療計画を修正変更する作業にあてはまるものである．この事業の見直しを怠ると，いつまでも効果が出ない事業の継続となってしまう危険性がある．

2）地域評価からPをはじめる

- SPDCAサイクルのSを具体的にみていこう．①地域診断の計画，②情報収集・整理，③地域アセスメント，④課題の整理と特定，⑤計画という手順がある．
- この手順をふむことなく，行きあたりばったりで計画することや，国などのガイドラインにのっとることが先行すると，対象となる地域住民に受け入れられない事業となる危険性がある．地域には，歴史や風土など，その地域独特の地域性がある．自分の対象となる地域を知るには，地域評価をはじめ，さまざまな情報収集が欠かせないということである．
- 情報収集には**1**地域評価・分析，**2**法的施策的情報の整理，**3**これまでの取り組み，関連事業の確認，**4**対象となる者の状態把握，**5**関係機関，関係者からの情報収集の5つの情報が必要となる．これらの情報には量的データ（人口動態統計などの統計データ，アンケート調整結果など数値化されたデータのこと）と質的データ（インタビューや懇談会など住民の生の声の他，事務局や担当者がふだん感じていることなど）が混在する[6]．

1 地域評価・分析

- その対象となる地域，対象群の生活，活動，行動状況などを知る必要がある．療法士の臨床でいう，評価を個人の身体機能ではなく，地域に対して行うものである．身体機能評価なくして，治療計画を立て，治療を進めることができないのと同様に，地域評価を抜きにして，計画・方針を決めると，住民の求めているサービスを提供できるとは限らない．健康教室を

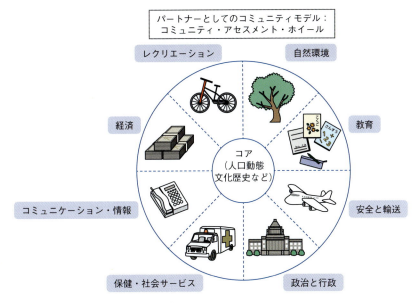

図7 コミュニティ・アズ・パートナー
文献8, 9をもとに作成.

開催しても，参加者が集まらないなどとなる押しつけ，空回り事業の原因である．

- 行政をはじめ，さまざまなビッグデータや統計資料など既存資料が存在する．これも地域を知るうえで大切な要素となる．地域に存在するさまざまなデータとして**コミュニティ・アズ・パートナー**の視点を例にあげる（図7，表4）[7].
- 高齢者を支援する事業を企画するには，高齢者を取り巻く環境や地域の資源を知る必要がある．地域に使えそうな資源となる「もの」や「ひと」はいるのか，なければつくることが必要となる．今ある形のままでは使えないのであれば，それに機能を加える，形を変えることも必要である．

2 法的施策的情報の整理

- 自治体の事業にはどれも法的裏づけがある．多くの市区町村は国や都道府県が施策を出してきたから事業を開始するパターンが多くなっているが，本来は地域評価から見えてきた課題の解決のために事業は開始するものである．国や都道府県の補助金や交付金のどれがどのような形でその事業に使えるか，補助金や交付金の要綱などを知ることが必要である．

3 これまでの取り組み，関連事業の確認

- 自治体はその時代時代にさまざまな事業を行っている．そのなかにはうまくいった事業，あまりうまくいかなかった事業があるはずである．同じ失敗をくり返さないために過去の事業の振り返りは大事なことである．また事業を新たにつくる前に，他分野を含めすでに行われている事業や取り組みをつくり変える方が効果的，効率的な場合もある．

4 対象となる者の状態把握

- 事業の対象の状態把握も欠かせない．介護予防事業では高齢者が対象となるが，例えば虚弱高齢者はどのように虚弱化したのか，そのために何が困っているのか，また何をあきらめてきたのか，これからどうなりたいのか，何を大切に思っているか，どうなりたくないのか，など虚弱高齢者の求めているものが何なのかを知り，それに沿った事業となっていなければ，

表4 コミュニティ・アズ・パートナーモデルによるアセスメント視点の例

領域	項目	データの例	アセスメントの視点の例
自然環境	地形	面積, 位置, 地形, 住環境	高齢者にとっての住みやすさなど
	気候	気候, 気温, 降水量	
教育	学校教育	学校数, スクールバス	学校を核とするコミュニティ活動の状況など
	社会教育	生涯学習教室	
安全と輸送	交通手段	バス, 鉄道, 免許返納率	高齢者の日常の交通の便, 災害時の避難・救助体制
	災害時の安全	危険地域, 災害時要援護者	
政治と行政	政策	まちづくりの方針, 基本計画	介護予防の位置づけ, 施策基幹産業の状況, 高齢者の社会参加・就労の状況など
保健・社会サービス	介護サービス	各サービスの事業所数	機能低下に応じた教室の設置・開催状況, 参加状況, 身近な地域で開催, アクセスしやすさ
	介護予防	予防事業対象者数	
		プログラムの実施回数	
		参加状況	
コミュニケーション・情報	地区組織	町会・自治会の活動状況	高齢者の交流・活動の場の充足状況, 各種活動への参加のしやすさ, アクセスしやすさなど
	集会所	公民館, 集会所などの施設数, 配置状況	
	老人クラブなど	種類, 数, 加入率, 参加率, 活動状況	
	サロン	数, 参加率, 活動状況	
経済	産業	産業別人口, 失業率	介護予防の位置づけ, 施策基幹産業の状況, 高齢者の社会参加・就労の状況など
	高齢者の就業状況		
レクリエーション	娯楽施設	数, 配置, 稼働状況	高齢者の身近な場所の有無, アクセスしやすさ
	スポーツ施設		

虚弱高齢者の参加にはつながらない.

5 関係機関, 関係者からの情報収集（先進事例の収集含む）

- 事業企画には, 他市区町村での成功例や関係機関からの情報収集も必要である. 特に地域団体の事務局からの情報は使える情報が多い.

文献

1）「平成20年度地域保健総合推進事業 行政の理学療法士, 作業療法士が関与する効果的な事業展開に関する研究 報告書」平成21年3月
2）「平成21年度地域保健総合推進事業 行政の理学療法士, 作業療法士が関与する効果的な事業展開に関する研究 報告書」平成22年3月
3）厚生労働省：地域包括ケアシステム（http://www.mhlw.go.jp/stf/seisakunitsuite/bunya/hukushi_kaigo/kaigo_koureisha/chiiki-houkatsu/）
4）厚生労働省：介護予防の取組（http://www.mhlw.go.jp/file/05-Shingikai-12601000-Seisakutoukatsukan-Sanjikanshitsu_Shakaihoshoutantou/0000028040.pdf）
5）厚生労働省：新しい介護予防事業（http://www.mhlw.go.jp/file/06-Seisakujouhou-12300000-Roukenkyoku/0000074692.pdf）
6）「保健師活動強化コンサルテーション事業 報告書」社団法人日本看護協会, 平成23年3月
7）「実践につながる住民参加型地域診断の手引き 介護予防編」公益社団法人 全国国民健康保険診療施設協議会, 平成26年3月
8）「Community As Partner : Theory and Practice in Nursing」（Anderson ET & McFarlane JM, eds）, Lippincott Williams & Wilkins, 1995
9）「地域看護診断 技法と実際」（金川克子/編）, 東京大学出版, 2000

第9章 地域の防災と災害支援

> **学習のポイント**
> - 災害時のチーム医療について学ぶ
> - リハビリテーション支援の概要について学ぶ
> - リハビリテーション専門職としての役割を理解し，災害に備えるべき知識と技術を学ぶ

1 災害時のチーム医療（リハビリテーション専門職の役割）

1）災害時の医療活動

- わが国は，世界有数の地震大国として知られている．それゆえ，数多くの自然災害を経験してきており，災害に対応すべく医療・介護支援体制が整備されてきた．
- 阪神・淡路大震災では，超急性期における被災地内での必要な医療行為を行えなかったために生じた「防ぎうる災害死」が問題となった．そのため，超急性期医療に対応すべく**災害派遣医療チーム**（Disaster Medical Assistance Team：DMAT）の重要性が認識されるようになった．
- 新潟県中越地震では，被災者が車中で長期間寝泊りすることによって発症した**深部静脈血栓症**（Deep Vein Thrombosis：DVT），心筋梗塞・脳梗塞，生活不活発病[※1]などが二次被害として問題視された[1)]．
- 東日本大震災では，慢性期の医療・介護の不足が問題となった．その対応として，東日本大震災リハビリテーション支援関連10団体が大きな役割を担った．その経験をもとに，現在は**大規模災害リハビリテーション支援関連団体協議会**（Japan Rehabilitation Assistance Team：JRAT）として，災害時のリハビリテーション活動の必要性の啓発ならびに研修活動を行っている（図1）．さらに，都道府県単位でも組織化が進んでおり，29都道府県にて地域JRATが組織され（2017年11月現在），有事に備えた研修活動などが行われている[2)]．しかし，災害リハビリテーションについては，いまだ確立された状態ではなくさまざまな課題解消に向けて取り組んでいる状況である（表1）．
- 継続した支援を続けていくためには，いかに地域包括ケアシステムに支援活動を移行していくかが重要である．

> ※1 生活不活発病
> 生活不活発病（廃用症候群）とは，過度の安静や活動性の低下により，呼吸循環機能や消化機能の低下，筋の萎縮や関節の拘縮など全身的に機能が低下することである．

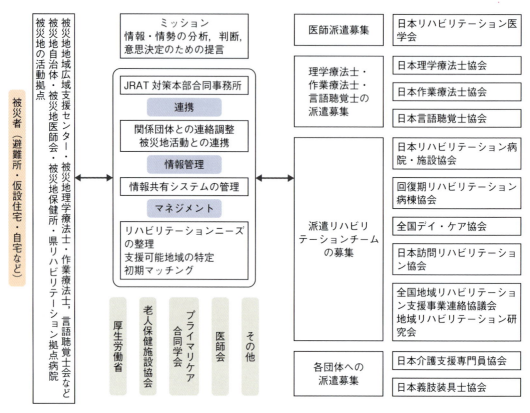

図1 大規模災害リハビリテーション支援関連団体協議会（JRAT）の構成と連携
文献2をもとに作成．

表1 災害リハビリテーションの確立に向けての課題

1. 災害救助法におけるリハ関連職の明確な位置づけ
2. 地域防災計画におけるリハの位置づけに向けた働きかけ
3. JRAT活動のための財政基盤の確立
4. JRATとしての災害リハ対応体制の強化（合同対策本部の立ち上げ，関係者の連絡体制など）
5. 災害リハ支援チームの育成と組織化（コーディネーターフォローアップ研修，都道府県・ブロック単位のチーム研修，シミュレーショントレーニング，DMATなどとの合同研修，データベース化，メーリングリストの構築など）
6. 全国規模でのネットワーク化（情報網の確立）
7. JRAT HPの充実（広報，資料などダウンロード，掲示板機能など）
8. 災害リハの重要性の啓発（各団体，関連学会，行政，医療保健福祉関係者，メディア，市民）
9. DMAT，JMAT，医師会などとの連携強化
10. 災害支援必要機材などの備蓄
11. 大規模災害リハビリテーション支援マニュアルの改訂
12. JRAT活動の国際的発信・災害リハ支援における国際連携

文献3より引用．

2）災害と防災の定義[4]

- **災害**とは，「暴風，竜巻，豪雨，豪雪，洪水，崖崩れ，土石流，高潮，地震，津波，噴火，地滑りその他の異常な自然現象または大規模な火事若しくは爆発その他その及ぼす被害の程度においてこれらに類する政令で定める原因により生ずる被害」をいう．
- 災害は，自然災害（地震，津波，台風，水害，噴火，土砂災害など）と人的災害（環境汚染，火災，事故，テロなど）に分けられる．
- **防災**とは，「災害を未然に防止し，災害が発生した場合における被害の拡大を防ぎ，および災害の復旧を図ること」をいう．

3）災害発生時の医療[5]

- 災害発生時に必要とされる医療は災害の種類や地域特性によって大きく異なる．
- 阪神・淡路大震災では倒壊事故による外傷やクラッシュ症候群などの急性期の対応が求められ，傷病者が多数発生した．
- 東日本大震災では，死亡者のほとんどが津波による水死であり，倒壊などによる傷病者は少なかった．しかし，避難生活が長期化したために糖尿病などの慢性疾患患者に対する投薬治療や，人工透析患者への対応が問題となった．
- 熊本地震や全国各地で発生している豪雨災害では，行政機関やDMAT，JRATに代表される諸機関が過去の経験をもとに，より迅速な支援の連携をとりながら支援活動が行われた．
- 効果的な医療・介護支援を行うためには，情報の一元化・共有化をはかり被害状況の把握に努めることが重要となる．災害対策の中心は，行政機関が担うこととなる．
- 被災地の状況は，時間経過とともに日々刻々と変化していく．災害時のニーズや必要な医療は**災害フェーズ**に合わせて考える．
- 災害発生からの期間に応じて，第1～4期までのフェーズ※2に分類される（表2）．

> 　※2　災害フェーズ
> 災害は，発生からの時間的な経過などから，いくつかのフェーズに分類できる．これは，あくまでニーズの把握や支援活動を円滑に行うための便宜的な分類であり，公的に統一された分類ではない．本書では，リハビリテーションニーズの視点から，「大規模災害リハビリテーション対応マニュアル」[5]を参考に述べている．

■ 第1期（被災混乱期）

- 被災直後～72時間までの期間を指し，**救命・救助が最優先**される時期である．
- DMATが派遣され，局地災害，広域災害，激甚広域災害のそれぞれに応じた活動が行われる．活動期間は移動時間を除いたおおむね48時間とされている[6]．
- 救命とは，**一次救命**（Basic Life Support：BLS）と**二次救命**（Advanced Life Support：ALS）に分けられる．BLSとは，呼吸と循環をサポートする一連の処置であり，ALSはBLSのみでは心拍が再開しない傷病者に対して，薬剤や医療機器を用いて蘇生を試みる行為を指す．
- 必要に応じて，受傷した被災者の**トリアージ**と初期処置，治療を行う．トリアージとは，傷病者の緊急度や重傷度を判断し，搬送や治療の優先順位を決定することである（図2）．傷病者が同時多発的に発生する災害では，限られた条件のなかで，少しでも救命の可能性が高い傷病者を優先的に救命し，社会復帰へとつなげることが目的である[6]．

表2 災害フェーズ分類とその対応の概要

災害フェーズ	第1期	第2期	第3期	第4期
期間	被災～72時間	4日目～1カ月末	2～6カ月	6カ月以降
復興への道	被災混乱期	応急修復期	復旧期	復興期
被災地状況	ライフラインの破綻 交通手段の破綻 情報網の破綻 行政機能の混乱 食料・物資不足 医療機能の混乱 医療器具不足 薬品不足 被災者の避難所避難	ライフラインの復活 主な道路網回復 情報網の復活 行政機能の集約 備蓄品配給 支援物資確保 避難所の管理運営 避難者帰宅 仮設住宅建築・移行	避難所集約化 福祉避難所移行 仮設住宅生活	避難所退去 仮設住宅の孤立化対策
災害医療	救命・救助	救護	仮設診療・巡回診療	地域医療再生
現地スタッフ	病院・診療所医師・看護師・PT・OT・ST →			病院・診療所医師・看護師・PT・OT・ST
支援チーム	DMAT	JMATなど		地域医療再建支援
スタッフ	救急医・看護師・薬剤師 診療放射線技師 臨床検査技師 臨床工学技士・PT・OT・ST・事務	総合医/専門医 看護師 薬剤師 PT・OT・ST・事務		
	救急隊員・消防士・自衛隊員	消防士・自衛隊員・警察		警察
任務内容	受傷者の救命・救助・トリアージ 入院患者の後方搬送	避難所診療機能 衛生管理（感染・中毒・熱中症・低体温症等対策）	訪問・巡回診療	
災害リハ	初動対応	応急対応	生活始動	地域生活支援
現地スタッフ	リハ医・看護師・PT・OT・ST（県士会員） →			リハ医・看護師・PT・OT・ST・介護スタッフ・地域住民
コーディネイト	災害コーディネイター 保健所（保健師）	地域リハ支援センター	協議会 地域リハ広報支援センター	行政（保健所）
支援チーム	DART	JRAT		CBRT
スタッフ	リハ医・看護師・PT・OT・ST・社会福祉士	リハ医・PT・OT・ST・リハ看護師 介護福祉士・（管理）栄養士 介護支援専門員 社会福祉士 （歯科医師・歯科衛生士）		リハ医・訪問診療医 訪問看護師・訪問介護士 訪問リハスタッフ （管理）栄養士・介護支援専門員 歯科医師・歯科衛生士
任務内容	状況把握・情報収集・集約 入院患者の後方移送支援 避難所の環境整備	リハ対象者の把握 被災生活の支援 避難所生活による不活発病予防 障害児・者リハ支援 病院・施設リハ機能支援	現地従事者の支援 帰宅者孤立化の対策 集落孤立化の対策 訪問リハ・デイケア	地域リハ活動 仮設住宅生活の支援 自宅生活の再建支援 帰宅者支援 集落コミュニティ支援 地域生活の再建 安定化支援 生活不活発病の予防
福祉用具・機器支援	杖・車いす・簡易ベッド・ポータブルトイレ・福祉用具・義肢・装具など			適正化
活動組織	医師会・歯科医師会・看護協会・PT・OT・ST士会など			
心のケアチーム	精神科医・臨床心理士・OTなど			
ボランティア	社会福祉協議会・NPOなど			

PT：理学療法士，OT：作業療法士，ST：言語聴覚士．JMAT：Japan Medical Association Team，DART：Disaster Acute Rehabilitation Team，CBRT：Community-Based Rehabilitation Team．文献5をもとに作成．

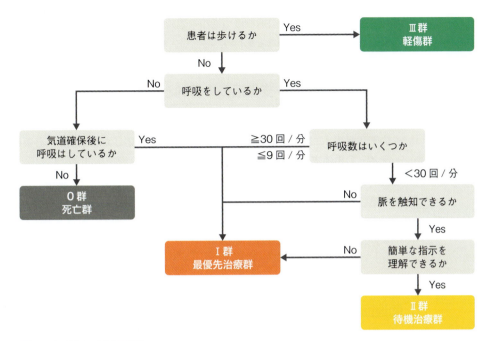

図2 トリアージの手順

2 第2期（応急修復期）

- 被災4日目〜1カ月末までの時期を指し，**救護が優先**される時期である．
- 救護とは，負傷者や疾病者を保護し，看護・治療することを指す．
- 被災により自宅生活が困難になったものが避難所での生活を送ることになる．基本的なライフラインの状況を確認し，利用可能な資源を活用した環境調整を行う．
- ライフラインとは，電気，ガス，水道（上・下水道施設）などの生活に必要不可欠であるインフラ設備を指す．さらに，電話やインターネット環境などの通信設備も重要なインフラ設備として捉える．
- 居住スペースや行動範囲の制限などから活動性の低下を招き，健康障害（生活不活発病など）が懸念される．

3 第3期（復旧期）

- 被災2〜6カ月までを指し，**仮設診療や巡回診療活動**が行われる時期である．
- 大規模災害の場合，被災地域の多くの医療機関が被災前の水準まで医療機能を回復するには長い時間を要する．そのため，仮設の診療所を開設し医療の提供が行われる．
- 避難所は，被災者の年齢層や設置された地域によって求められるニーズが異なる．そのため，それぞれの避難所の特性を理解し，それに対応した支援を提供することが重要である．

4 第4期（復興期）

- 被災から6カ月以降の時期を指し，**地域医療の再生**を行う時期である．
- 避難所から仮設住宅または新居への移住が進む時期である．仮設住宅の構造や立地上の特徴を評価し，介入を検討する．

- 行政機関では，従来の公的制度の活用や臨時的な支援サービスを提供し，それらの制度を紹介し法的手続きの説明などを行う．さらに，地域包括ケアシステム内での支援活動への移行を行う．

4）リハビリテーション支援活動の目的と意義

- 災害時におけるリハビリテーション支援活動は，**心身機能面と活動面の評価**，**生活不活発病の予防対策（二次障害予防）**，被災者の生活環境に応じた**環境調整**，必要に応じた**コミュニティーの再建支援**が大きな役割である．
- 被災者の身体的な機能回復を目的とした運動療法などではなく，発災による健康被害の発生や重症化の防止を重視しなければならない．そのためには，個別に対する関節可動域運動や筋力強化運動などではなく，集団体操や生活活動のなかで活動性を上げる環境調整を行うことの方が，はるかに効果的である．
- リハビリテーションの支援対象は，被災者を含む被災地域の住民全体であり，**医療・介護保険制度の対象者に限定されるわけではない**．

5）関連団体・行政などとの連携

- 災害時の支援活動においては，関連団体や被災自治体，国などの行政機関との連携が必須である．
- 被災地域において**地域JRAT**が組織化されている場合，行政ならびにJRAT本部とも連携をとりながら支援活動の中心的役割を担うことが望ましい．
- 避難所など現場レベルでのキーパーソンは，各種制度の利用や行政機関との連携については避難所の施設長であり，医療・介護に関する連携は行政保健師が想定される．しかし，このキーパーソンだけにすべての役割を担わせるのは困難であり，地域における**災害医療コーディネイター**の存在が重要となる．
- 地域における災害医療コーディネイターは，主に被災者のニーズの把握とともに，物資やサービス提供のマッチングを行うことである．地域JRATが組織化されている場合には，平時から有事を想定して，効率的な支援が行えるよう行政，医療，ボランティア団体などと連携確認などの活動を行っている．

6）災害支援チームのあり方

- 災害支援チームはボランティア活動であり，**ボランティアの4原則（自発性，無償性，利他性，先駆性）**を理解したうえで活動に参加する必要がある（表3）．
- 被災地域の行政や自治体職員ならびに医療・介護関係者すべてが被災者である．

表3 ボランティアの4原則

自発性（自主性，主体性）	誰かに強制されるものではなく，あくまで自分の意志によってはじめる活動である
無償性（無給性，非営利性）	報酬を目的としたものではない
利他性（公共性，公益性）	個人的な利益を目的としたものではない
先駆性	目の前の課題に対して，率先して問題解決に取り組む

文献7をもとに作成．

- 役割的に災害支援に携わってはいるが，過度の負担を強いることがないよう配慮することを忘れてはいけない．あくまで「できる範囲での支援」をすることも重要である．
- ボランティアの窓口は，**地域JRAT**または都道府県士会が担うことで円滑な支援活動を行うことができる．ボランティアの窓口が多岐であると，余計な混乱を招いてしまう恐れがある．
- ボランティアチームは，期限つきで活動している．そのため，過度な支援を行うとチームが撤退したあとに，同程度の支援の継続は大きな負担となる．そのため，必要量に応じた適切な量の支援を行うことが必要である．

7）情報の一元化と共有化[5]

- 適切な支援のためには，**情報の一元管理と共有**が重要である．
- 収集された情報は，真偽を精査し公的機関の災害対策本部と情報共有することが望まれるが，超急性期では情報共有をすることが困難である．
- 災害対応の情報の一元化と共有化業務の中心は，行政機関が担うことになる．地域JRATが組織化されている場合には，行政機関と連携して情報共有がなされる．
- 情報の管理は，電気や通信設備の状況によっても異なる．もし，これらのインフラ利用が可能であるならば，パソコンでの情報管理や，ホームページによる情報発信も有効な手段である．

2 リハビリテーション専門職ができる災害支援[5]

1）リハビリテーション職の専門性について

- 理学療法士・作業療法士の主な役割は，被災地域におけるリハビリテーションに関する**マンパワーの提供**と**住環境調整**，**生活不活発病の予防**，**コミュニティーの再建支援**である（表4）．
- 被災地の状況は，時間経過とともに刻一刻と変化していく．その状況変化に伴い被災者のニーズも変化していくため，変化に応じた支援が必要になる[9]．
- 実際に理学療法士や作業療法士が専門性を発揮して災害支援にかかわるのは，**第2期（応急修復期）**以降である．
- 被災地域において，必要な理学療法・作業療法知識の提供や具体的な実施指導を通して，**被災者の生活不活発病の予防**ならびに被災後，**身体機能が低下した者への回復支援**を目的とする（表5）[10]．

表4 災害時のリハビリテーション専門職の役割

①	一時的に理学療法士・作業療法士の配置密度を高め，地域のリハビリテーション機能の穴埋めをする．
②	理学療法・作業療法の提供を通して，住民が安全に安心して生活できる能力を確保する．
③	理学療法・作業療法の提供を通して，治療の中断を最小限に抑える．
④	不必要な発症や身体能力の低下，精神活動の低下を増やさないよう，予防に励む．

文献8をもとに作成．

表5　災害フェーズと各期におけるリハビリテーション専門職の活動

フェーズ	第1期 被災混乱期	第2期 応急修復期	第3期 復旧期	第4期 復興期
活動目的	救命補助業務	二次障害の予防	移行	継続
活動内容	・搬送補助 ・事務補助 ・生活不活発病予防	・ニーズ調査 ・生活不活発病予防 ・避難所の管理・運営またはその補助	・避難所の集約化 ・福祉避難所への移行 ・仮設住宅の環境整備 ・生活相談・指導 ・現地スタッフへの引き継ぎ	・避難所閉鎖 ・健康支援の継続 ・集団対応 ・生活相談・指導 ・住環境整備 ・現地サービスの自立

- 災害支援にあたって，リハビリテーション専門職の専門性を発揮することは重要である．しかし，専門性に固執するあまり，活動に制限を生じることは有益ではない．ときには，業務調整員としての役割や，単純な清掃活動を担うことも厭わない支援が大切である．

2）評価と情報の管理・共有[5]

- 行政機関が，情報の一元管理と共有の役割を担う．
- 統一した評価スケールを使用することが望ましいが，理学療法士・作業療法士に特有な評価スケールの使用は，他の医療職種や一般行政職には情報が伝わりにくい．そのため，初期対応時には専門用語をできるだけ用いずに，要点だけを記載する．
- 東日本大震災では，避難所の多くは被災地域のスタッフだけで支援活動を行うことは困難であり，ボランティアスタッフが大きな助けとなった．その結果，スタッフが週替わりで交代する場合もあり，理学療法・作業療法の評価所見（関節可動域検査，徒手筋力検査，バランス能力の評価，ADLの自立度，社会参加の状態など）を被災者全員に実施し，情報を管理・共有することに非常に苦慮した．

3）各災害フェーズでのリハビリテーション専門職の役割

■1 第1期（被災混乱期）

- 救命・救助活動が最優先されるため，リハビリテーション専門職が救命に直接関与する機会は少ない．多くの場合は，搬送補助や事務補助などの**救命補助業務**を担う．
- 支援活動は，リハビリテーション専門職としての専門性に固執する必要はない．どのような役割であっても，率先して行うことが求められる．
- 被災者には，生活不活発病予防に関する広報や啓蒙活動を行い，**二次被害**を起こさせないよう介入する．
- 日常的に行われている理学療法・作業療法評価を行うことが困難な時期である．まずは，被災者の行動を観察し，明らかに介入が必要な対象者をピックアップすることからはじめる．
- ハイリスク者がいた場合には，まずは施設内で情報を共有し，重点的な介入を行う．必要に応じて行政機関と連携し，医療行為を提供できるようにする．

■2 第2期（応急修復期）

- リハビリテーション専門職としての介入は，**生活不活発病予防と環境調整**である．
- 避難所には多くの被災者が入所し，体育館のような広いスペースで共同生活を送ることとな

表6 深部静脈血栓症（DVT）のスクリーニング検査

検査名	方法	診断
リスク因子	問診，可能であれば医学情報記録から確認する．	DVTの既往がある者，高齢者（60歳以上），肥満，糖尿病や循環器障害の慢性疾患がある者，脳卒中の既往がある者，妊婦，被災時に外傷を受けた者などはハイリスク群として捉える．
周径計測	テープメジャーを用いて，下腿の左右差を計測する．	2 cm以上の左右差があれば，陽性とする．
圧痕テスト	対象部位を，母指の指腹にて10秒以上圧迫する．	圧痕が残れば陽性とする．
ホーマンス試験	膝を軽く押さえ，足関節を背屈させる．	下腿部に痛みが出現すれば，陽性とする．
ローウェンベルグ試験	下腿部に血圧測定用のカフを巻き加圧する．	最高血圧と最低血圧の中間程度の圧迫で痛みを生じれば，陽性とする．

上記のうち，複数の検査で陽性反応がみられる場合には医師に連絡し，超音波検査による確定診断を受ける必要がある．DVTと診断された場合には，速やかに治療を行い肺塞栓症などの重篤な障害を防止するよう対処する．

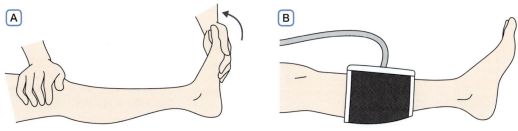

図3 ホーマンス試験（A）とローウェンベルグ試験（B）

A）膝を軽く押さえ，足関節を背屈させると下腿部に痛みが出現する場合を陽性とする．B）下腿部に血圧測定用のカフを巻き加圧する．最高血圧と最低血圧の中間程度の圧迫で痛みを生じる場合を陽性とする．ただし，両試験とも陽性率はおおよそ50％程度であるために，確定診断のためには超音波検査が必須である．文献1をもとに作成．

る．そのため，1人あたりのパーソナルスペースも限られ，プライバシーへの配慮が困難な場合が多い．

- プライバシーの確保には，衝立を用いて仕切りをつくることも有用である．ダンボールなどで簡易的に作成したもので代用することも可能である．
- 生活不活発病として，まず対応すべきは，**深部静脈血栓症（DVT）**である．リスク因子の確認と各種理学療法・作業療法評価を行い，DVTのスクリーニング検査を行う（表6，図3）．
- リスク評価を行い運動が可能と判断された被災者には，積極的に運動を行うよう介入する．そのためには，理学療法・作業療法プログラム選定のフローチャートを用いて，安全にかつ効果的に介入することが求められる（図4〜8）．
- 各避難所の施設長や保健師と情報を共有し，**ニーズの把握と介入方法**を検討する．
- 被災者の生活不活発病の予防には，身体活動量の確保が重要である．個人でウォーキングや体操などを促すよりも，1日のタイムスケジュールの中に集団での体操の時間を設けるなど，団体生活サイクルのなかにとり入れるよう調整すると継続しやすい．

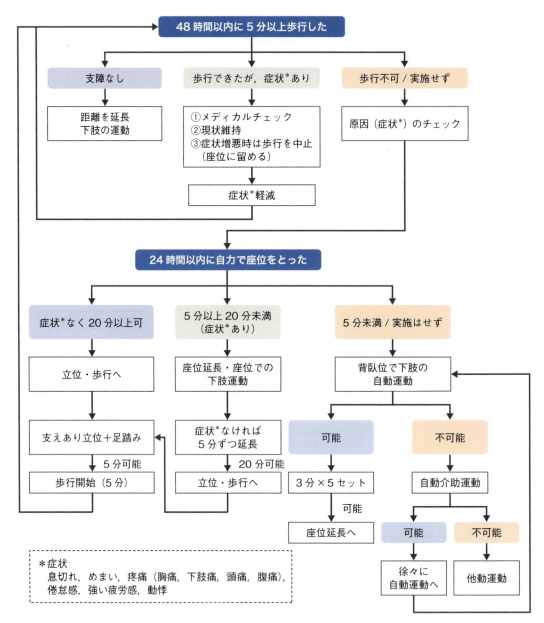

図4 運動療法プログラムの選定フローチャート
症状の有無を確認しながら，対象者の身体状況に見合った安全な運動療法を選定することが重要である．常に再評価を行い，運動の負荷量が適切になるよう考慮する．文献11をもとに作成．

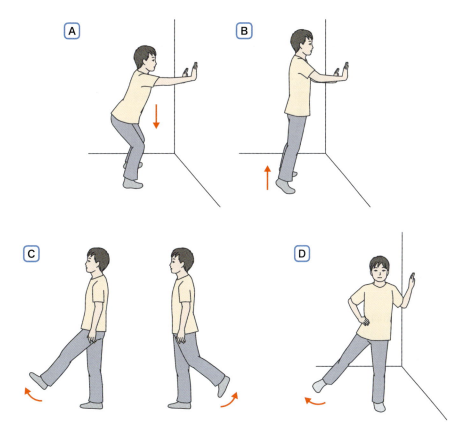

図5 5分以上歩ける場合の運動療法例

各運動10回×3セット×2〜3回/日．**A）**スクワット．壁に手をつき，両足は肩幅程度に開く．転倒に注意しながら，スクワット運動を行う．**B）**踵上げ．壁に手をつき，両足は肩幅程度に開く．転倒に注意しながら，足関節の底屈運動を行う．**C）**足あげ（前後）．軸足側の手を壁につき，転倒に注意しながら，足を前後に大きく動かす．このとき，体幹は傾けないように注意する．**D）**足の外開き．軸足側の手を壁につき，転倒に注意しながら，股関節の外転運動を行う．このとき，体幹は傾けないように注意する．文献12をもとに作成．

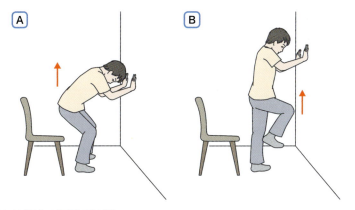

図6 20分以上座れる場合の運動療法例

各運動10回×3セット×2〜3回/日．**A）**壁に手をついての立ち上がり練習．椅子座位で前方の壁に手をつき，立ち上がり練習を行う．**B）**壁に手をついての足踏み運動．壁に手をついて，足踏み運動を行う．文献12をもとに作成．

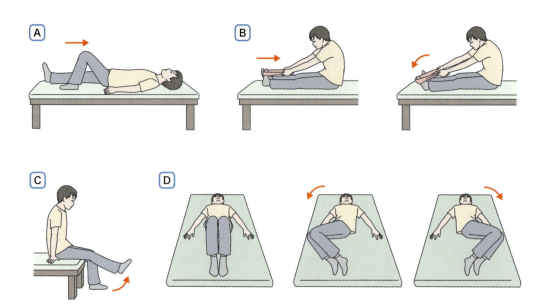

図7　5分以上座れる場合の運動療法例

各運動10回×3セット×2〜3回/日．**A)** 下肢の屈伸運動．背臥位で，下肢の屈伸運動を行う．**B)** 長座位での足関節の底背屈運動．長座位で，足底にタオルを掛ける．左図：上肢でタオルを引きながら，介助運動にて足関節背屈を行う（アキレス腱のストレッチング）．右図：上肢でタオルを引きながら，自動運動にて足関節の底背屈を行う（抵抗運動）．**C)** 膝関節の伸展運動．椅子やベッドなどで端座位を取り，膝関節の伸展運動を行う．**D)** 体幹の回旋運動．背臥位で，膝を立てて左右にゆっくり体幹を回旋させる．文献12をもとに作成．

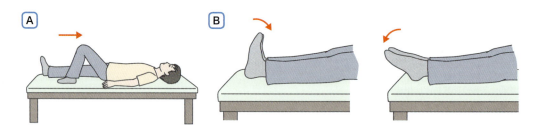

図8　座れない場合の運動療法例

各運動10回×3セット×2〜3回/日．**A)** 下肢の屈伸運動．背臥位で，下肢の屈伸運動を行う．**B)** 背臥位での足関節の底背屈運動．背臥位で，自動運動にて足関節の底背屈運動を行う．運動はできるだけゆっくり大きく行う．文献12をもとに作成．

《セルフケアの評価と介入》（表7）[5]

①食事（栄養面，摂食・嚥下機能）

- 栄養面では，避難所には必ずしも十分な量や栄養素を考慮した食事があるとは限らない．
- 避難所での生活では，水分の摂取量が減少し脱水を引き起こすリスクが高い．脱水症状は，DVTのリスクを高める恐れもあるため，水分摂取を可能な範囲で促すことが必要である．
- 義歯は，被災した際に紛失することも考えられる．そのため，必要性を検討のうえ，義歯を作成することも視野に入れる．
- 誤嚥のリスクがある場合には，食事形態を考慮する必要がある．誤嚥性肺炎を引き起こさないよう，十分な配慮が必要になる．

表7 第2期におけるセルフケアの評価と介入

項目	評価内容	介入	チーム員
食事 ・栄養面	・食事量，栄養素の偏り，水分量	・食事メニューの検討 ・水分摂取の促し	栄養士 管理栄養士
食事 ・摂食 ・嚥下	・義歯の有無 ・誤嚥リスクの把握	・義歯の必要性の検討 ・特殊食形態（刻み食，ミキサー食）の検討	歯科医師 歯科衛生士 理学療法士 作業療法士 言語聴覚士
排泄	・排泄動作の評価 ・排泄設備の環境評価	・排泄動作の指導 ・手すり設置や段差解消などの検討 ・屋外仮設トイレもしくはポータブルトイレ使用	看護師 理学療法士 作業療法士
更衣・整容	・気温に適した衣服があるか ・洗面所の環境確認	・冬期間は衣類だけでなく，毛布などで体温調整に配慮する	看護師 理学療法士 作業療法士
清潔 ・入浴 ・洗濯	・身体の衛生状況の確認 ・洗濯を行う場所について	・夏季は汗をかきやすいため，衛生状態にも配慮する ・清拭に関する助言 ・洗濯を行うスペースやルールを協議する	看護師 理学療法士 作業療法士
睡眠	・寝具の状況	・寝具類が足りているか ・簡易衝立や簡易ベッドの必要性の検討	看護師 理学療法士 作業療法士
移動	・移動手段の評価（車いす，杖，装具の使用など） ・環境バリアの評価（動線，段差など）	・必要な介護用具を手配する ・杖が必要な場合には，代替品で対応することも考慮する ・必要に応じて環境調整を行う	理学療法士 作業療法士

すべての項目において，行政と地域JRATが連携して対策本部として情報を集約し，ニーズを把握していることが望ましい．施設管理者は必要とする物資やサービスがある場合には本部と連携することで，スムーズな支援が可能となる．

②排泄
- 多くの場合，避難所は体育館や公民館などの公的施設に設置することが多く，施設内のトイレが使用できる場合が多い．ただし，施設が古い場合はトイレが和式の場合が多いため，環境調整が必要になることが多い．
- 仮設トイレを設置する場合，**動線**を考慮して設置場所を検討する必要がある．ただし，動線が短いほど有用であるとは限らない．居住スペースとトイレが近すぎると臭気の問題が発生する．また，東日本大震災の避難所では，あえて動線を遠くすることによって，活動性の維持を考慮した配置にしたケースもあった．

③更衣・整容
- 被災者が，それぞれ十分な衣服をもち合わせているとは限らない．そのため，冬期間では毛布なども用いて体温調節を行う必要がある．
- 衝立などを用いてパーソナルスペースをつくり，更衣を行う際のプライベートに配慮することが望ましい．それぞれの被災者に提供できる資材がない場合には，共同の更衣スペースを設けるなど配慮が必要である．

④清潔（入浴，口腔ケア，洗濯）
- 入浴は，日常のセルフケアとしては重要な項目であるが，ライフラインが十分ではない場合は困難である．しかし，清潔を保つために清拭などにより衛生状態を確保できるよう配慮する．洗面所の使用方法のルールや洗濯場所の確保など，共同生活を送るうえで最低限のルールを決めておくことは，被災者間のトラブル防止にも重要である．
- 歯ブラシなどの物資の不足や給水制限などがある場合，口腔ケアを怠りがちである．口腔環境の悪化は誤嚥性肺炎などの原因にもなり，避難による二次障害防止の観点からも清潔に保つことは重要である．
- 体育館などの避難所は，室内の温度調節を十分に行うことが難しい．夏季はエアコンの使用を望むことはほぼ不可能であり，窓や扉を開閉することによって室内温度を調整することとなる．しかし，網戸などの設備が整っていなければ害虫の侵入を許すことにもなり，公衆衛生面への配慮も必要になる．

⑤睡眠
- 可能な限り，**パーソナルスペース**が確保できるよう環境設定を行う．資材があれば，衝立を用いてスペースを確保できるよう配慮する．
- 可能であれば床面から **20〜30 cm** 程度の高さを確保できると，埃から身を守ることが可能である．また，ベッドの用意が難しいようであれば，床面にダンボールを敷くだけでも，断熱作用とクッション性が確保できる．

⑥移動
- 被災前の移動能力や補助具の使用の有無の情報収集を行い，可能な限り被災前と同じような環境を整えることが望まれる．しかし，杖や靴などの道具が十分にあるとは限らないため，代用品などを用いて一時的に対応することも必要である．
- 車いすが必要な場合には，可能な限り早急に確保できるよう行政機関と調整する．1人1台の使用が困難であっても，各施設に数台確保することが望ましい．
- 夜間，トイレに移動する場合も想定し，照明の確保や，施設内のバリアの環境調整も必要である．

3 第3期（復旧期）

- 復旧期では，**基本なセルフケアの確認と助言**が中心となる．
- 避難所から**仮設住宅**へ入居する被災者が増える時期である．
- 東日本大震災では，要介護者のレベルに応じて要介護者避難所の設置が行われた．当該避難所には，リハビリテーション専門職が重点的に介入し，効果的に生活不活発病の予防に介入することができた．

《セルフケアの評価と介入》（表8）[5]

①食事（栄養面，摂食・嚥下機能）
- 避難所に必要な食料品や水が十分に供給できる交通網が回復している時期である．各避難所のニーズを評価し，適切な食料や用具（自助具など）を提供できるよう調整する．
- 体重などから，**被災者の栄養状況を管理**することが重要である．

②排泄
- 衛生面の確認を行い，**清潔を保つ**よう心がける．

表8 第3期におけるセルフケアの評価と介入

項目	評価内容	介入	チーム員
食事	・栄養状態 ・食事動作の評価	・体重測定などによる栄養状況の管理 ・自助具の提供	栄養士 管理栄養士 理学療法士 作業療法士
排泄	・排泄設備の環境評価 ・排泄状況の確認	・排泄動作の指導 ・ポータブルトイレ使用の再検討 ・薬剤の必要性の検討	看護師 理学療法士 作業療法士 薬剤師
更衣・整容	・気温に適した衣服があるか ・洗面所の環境確認	・気温に応じた衣服があるか確認し，必要に応じて提供する	看護師 理学療法士 作業療法士
清潔 ・入浴 ・洗濯	・身体の衛生状況の確認 ・洗濯を行う場所について	・入浴施設の環境調整 ・入浴動作の指導	看護師 理学療法士 作業療法士
睡眠	・寝具の状況	・寝具は傷んでいないか ・睡眠を阻害している要因はないか	看護師 理学療法士 作業療法士
移動	・移動手段の評価（車いす，杖，装具の使用など） ・環境バリアの評価（動線，段差など）	・必要な介護用具を手配する ・杖が必要な場合には，代替品で対応することも考慮する ・必要に応じて環境調整を行う	理学療法士 作業療法士

- 必要に応じてポータブルトイレなどの物品の調整を行う．
- 排泄状況も確認し，薬剤の必要性なども保健師，看護師，薬剤師などと連携のうえ，使用の検討を行う．

③更衣・整容

- 必要な衣料品も確保できる環境が整っている時期である．被災直後と比べて気温が変化していると思われるので，ニーズに応じた衣服を提供するよう調整する．

④清潔（入浴，口腔ケア，洗濯）

- ライフラインが復旧し，入浴も可能な時期と思われる．
- 入浴施設の環境調整や入浴動作の指導を行う．必要に応じて福祉用具の提供を行う．
- 以前より，生活に必需な品物も手に入れやすくなり，口腔内もセルフケアが可能になっている時期である．必要に応じて，むし歯や歯周病などの診察・治療も行う．

⑤睡眠

- 寝具は，空調環境が不十分な環境で長期にわたり使用すると，湿気により傷みやすい．湿気は，皮膚トラブルを招く原因となり，褥瘡の発生を助長する場合がある．
- 夜間に排尿のため移動する足音などで睡眠を阻害する場合があるため，頻尿の被災者はトイレに近い場所に移動させるなど，動線を考えた居住スペースの配置を考慮する．

⑥移動

- インフラの復旧に伴い，公共交通機関を利用した外出の機会も可能となる．

4 第4期（復興期）

- 避難所が閉鎖され，ほとんどの被災者が**集合仮設住宅や新居**などに移る時期である．
- 仮設住宅は，基本的に短期間の居住を想定して設置されている．そのため，季節に応じた空調設備や環境構造まで考慮されてつくられているわけではない．その季節や入居者の身体状況に応じた環境が整えられているか，介入の必要があるかを評価する．
- ボランティアによる支援から，その地域の自主性や主体性と地域の特性や資源に基づいた地域包括ケアシステムのなかで，継続した支援が行われるよう支援活動を移行していく必要がある．

3 防災訓練でリハビリテーション専門職が備えるべき知識と技術

- 防災とは，災害の発生を防ぐことを意味している．
- **防災訓練**では，災害防止だけではなく，発生した被害をできるだけ少なくさせる**減災**の知識と技術も含む．
- 災害発生後，いかに**迅速**に**適切**に対応できるかが重要である．そのためには，日頃から防災訓練に参加するなどして地域住民の生活を把握し，行政機関や関連団体との連携を深めることは重要である．

1）一般的な防災知識と技術

1 避難訓練

- まずは，おのおのが自分の身を守ることを優先することが大切である．安全に避難できるよう，**避難場所**や**経路の確認**を行う．

2 初期消火訓練

- 避難する際に，火事を起こさぬよう出火防止処置を行う．万一，火災が発生した際には，消火器などを用いた初期消火を適切に行えるよう消火技術を身につける．

3 救出・救護訓練

- 救出訓練では，家屋などが倒壊してしまった際に下敷きとなった被災者を救出する技術を身につける．
- 救護技術として，止血方法や骨折に対する固定方法などの応急救護の知識と技術を身につける．
- 心停止や窒息といった生命の危機的状況に陥った被災者を救命する場合，①心停止の予防，②早期認識と通報，③BLS，④ALSと心拍再開後の集中治療の4要素が救命の連鎖として重視されている[8]．
- BLSには，胸骨圧迫と人工呼吸による **CPR** と **AED** が含まれ，だれもがすぐに行える処置であるが，心停止患者の社会復帰においては大きな役割を果たす[12]．

2）リハビリテーション専門職として備えるべき防災知識と技術

- 以下の❶～❸は行政機関が中心となって行うが，リハビリテーション専門職としても身につけておきたい知識と技術である．リハビリテーション専門職としての専門的知識と技術が特に求められるのは，❹生活不活発病の予防である．

❶ 情報収集・伝達訓練

- 災害時における**情報の収集と共有**は重要である．行政機関や公的団体から提供される情報が，どのように発信されるのかを確認しておく．そして，その情報を被災者間で共有する手段を検討しておく．

❷ 避難所運営訓練

- 大規模災害が発生した場合，被災者の多くが避難所で生活することになる．避難所として開設できる体育館などの施設を選定しておき，運営までの一連の流れをシミュレーションする．

❸ 給食・給水訓練

- 近隣住民へ救援物資や食料の配給をするための一連の流れをシミュレーションする．避難所に備蓄してある調理機材を点検しておくことも重要である．

❹ 生活不活発病の予防

- 限られた環境下で，安全にかつ効果的に運動や活動を提供し，**生活不活発病の予防**に努めることが必要である．
- 長期間の不動や脱水状態は，**血栓形成のリスク因子**である．適切な評価を行わずして運動を行えば，すでに形成された血栓が遊離し，肺塞栓症などの重篤な病態を引き起こす恐れがあるため，注意が必要である．
- 災害時に運動療法プログラム選定のフローチャートを用いて，安全にかつ効果的に介入することが求められる（図4～8）．

文献

1) 小野部純：深部静脈血栓症．理学療法の歩み，24：35-41，2013
2) 大規模災害リハビリテーション支援関連団体協議会（http://www.jrat.jp/）
3) 里宇明元：災害に備える－大規模災害リハビリテーション支援関連団体協議会（JRAT）の活動．地域リハビリテーション，10：80-85，2015
4) 内閣府：災害対策基本法（http://www.bousai.go.jp/shiryou/houritsu/001-1.html）
5) 「大規模災害リハビリテーション対応マニュアル」（東日本大震災リハビリテーション支援関連10団体『大規模災害リハビリテーション対応マニュアル』作成ワーキンググループ／編），医歯薬出版，2012
6) 浅野直也，他：災害派遣医療チーム（DMAT）における理学療法士の支援活動．理学療法ジャーナル，49：197-204，2015
7) 一般社団法人日本作業療法士協会災害支援ボランティア活動マニュアル（http://www.jaot.or.jp/wp-content/uploads/2014/07/volunteer-manual1.pdf）
8) 下田栄次，隆島研吾：県士会（公益法人）の地域支援・防災システム構築と理学療法・士の役割．理学療法ジャーナル，49：205-212，2015
9) 「JRC蘇生ガイドライン2010」（日本蘇生協議会，日本救急医療財団／著），へるす出版，2011
10) 梶村政司：大規模災害時の日本理学療法士協会としての支援体制と理学療法・士の役割．理学療法ジャーナル，49：189-195，2015
11) 公益社団法人日本理学療法士協会：医療者向け災害時の理学療法マニュアル（http://www.japanpt.or.jp/upload/japanpt/obj/files/activity/japanquake2011_leaflet_b2.pdf）
12) 公益社団法人日本理学療法士協会：災害時に体力をおとさないためのリハビリ（http://www.japanpt.or.jp/upload/japanpt/obj/files/activity/japanquake2011_leaflet_a2.pdf）

第10章 地域での起業と社会貢献

1 地域で求められる療法士の起業

学習のポイント
- 日本の起業にかかわるマクロトレンドを学ぶ
- 療法士が地域で起業する意味を学ぶ
- 起業に必要なステップを学ぶ

1 起業とは

- 本書における**起業**という言葉の共通認識を得るために，起業の定義について触れていきたい．広辞苑で「起業」と調べると，「新しく事業を起こすこと」と書かれている．さらに「事業」の意味を調べると，「社会的に大きな仕事，一定の目的と計画に基づいて経営する経済的活動」と書かれている．つまり，社会的に意義のある新しい大きな仕事を起こし，一定の目的と予実管理（予定と実績の管理）のもとに活動することが「起業」である．
- 起業にも，個人事業主・合同会社・株式会社など，さまざまな種類があるが，本稿においては，療法士が企業価値として数百億・数千億円を超える株式会社をつくることを想定して書いている．
- また，本稿で表現している「地域」とは，医療機関や施設以外の保険外サービスの場面（予防事業やヘルスケア事業）と定義する．

1）日本の開業率と国際比較

- まずは療法士業界という小さな視点で物事を述べるのは危険であるため，日本社会全体の起業の傾向について触れていく．
- 起業の傾向に関して**開業率**というデータがあり，そのデータの算出方法は総務省・厚生労働省・法務省により異なる．今回は，厚生労働省の「当該年度に雇用関係が新規に成立した事業所数を，前年度末の雇用保険適用事業所で除したもの」という定義を用い，諸外国と比較をした（図1）[1]．
- 日本と各国において統計の方法が異なるため，単純に比較することはできないが，日本の開業率が低迷状態であることは明らかである．
- 開業率にかかわる因子は，起業する支援制度などの環境が整っているか，周囲に起業家がいるか，など多種多様である．

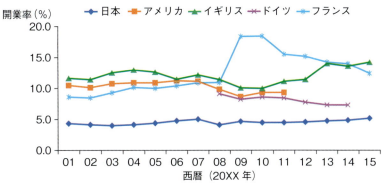

図1　日本の開業率の諸外国との比較

日本　　：厚生労働省「雇用保険事業年報」（年度ベース）
アメリカ：U.S. Small Business Administration「The Small Business Economy」
イギリス：Office for National Statistics「Business Demography」
ドイツ　：Statistisches Bundesamt「Unternehmensgründungen, -schließungen：
　　　　　　Deutschland, Jahre, Rechtsform, Wirtschaftszweige」
フランス：INSEE「Taux de création d'entreprises」
をもとに作成.

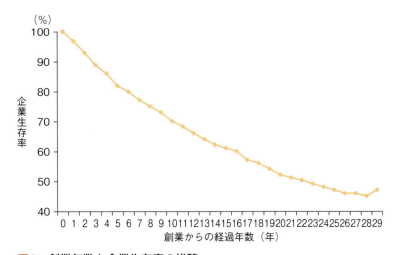

図2　創業年数と企業生存率の推移

（注）
1．創設時からデータベースに企業情報が収録されている企業のみで集計.
2．1980～2009年に創設した企業の経過年数別生存率の平均値をとった.
3．起業後，企業情報がファイルに収録されるまでに一定の時間を要し，創設後ファイルに収録されるまでに退出した企業が存在するため，実際の生存率よりも高めに算出されている可能性がある.

文献3をもとに作成.

2）企業生存率

- これまで起業に関して述べてきたが，起業する道を選ぶことは決して楽ではなく，むしろ一生苦労する道を選ぶようなものであると筆者は考えている．そのリスクも同時に理解してもらうべく，企業が倒産する確率のデータをここに示す[2]．

- これは**企業生存率**と表現されているが，創業後20年で企業生存率は約5割，つまり2社に1社は20年後には倒産している（図2）．

3) 全国における起業家の推移と起業の目的・きっかけ

- 中小企業庁の調査によると，1979〜2012年にかけて，緩やかな減少傾向にはあるものの，毎年20万人から30万人の起業家が一貫して誕生している[4]．その起業の目的は，人によりさまざまである（図3）．
- 一方で，起業志望者に関しては，1979年において169万人だった頃から，2012年は83万人と約半減している．
- 実際の起業家がどのようなことをきっかけに「起業を考えはじめたのか」「起業を決心したのか」の情報は，起業を意識している療法士の学生には参考にしてほしい（図4）[5]．

4) 療法士が地域で起業する意味

■ 療法士が起業する目的とは

- これまで日本における起業のマクロトレンドについて述べてきたが，ここからは療法士が地域で起業する意味について考えていきたい．
- 療法士が起業する場合，「健康・予防という観点から社会貢献をしたい」もしくは「専門的な技術・知識などを活かしたい」という目的が多くを占めると筆者は推察している．
- これらの目的は，地域における健康課題（介護予防・認知症予防・ロコモティブシンドロー

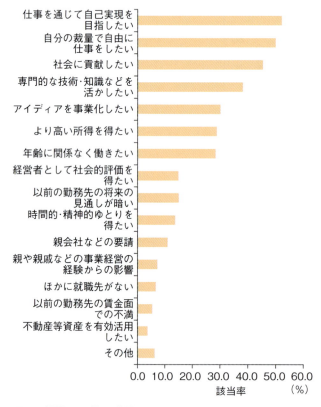

図3　起業の目的・動機

（注）複数回答であるため，合計は100％にならない．
文献5をもとに作成．

ム予防など）のニーズともマッチするため，地域から求められるニーズと療法士の起業の目的はマッチしやすいと考えている．
- 療法士でもある筆者の創業のきっかけの1つとなった体験は，仕事で忙しく，仕事をやめないと病院受診さえもできなかったという腰痛患者のリハビリテーションを担当したことであった．
- このような臨床や地域の現場で健康にかかわる課題を，肌で感じて，その課題解決のために起業するということは，非常に療法士に馴染みやすい起業のしかたであり，意味のある起業だと考えている．
- 療法士が起業した場合と，療法士でない者が健康関連で起業した場合のメリット・デメリットをまとめた（表1）．

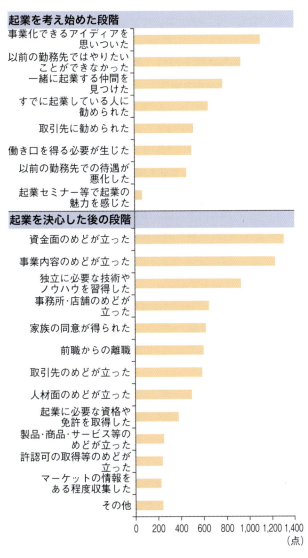

図4 起業に踏み切ったきっかけ

（注）第1位を3点，第2位を2点，第3位を1点として計算した．
文献5をもとに作成．

表1　起業家が療法士である場合とそうでない場合のメリット・デメリット

	起業家が療法士の場合	起業家が療法士でない場合（一般のビジネスマンを想定）
メリット	・健康にかかわる専門的知識がある． ・原体験として臨床現場などで課題を感じることができる． ・マーケット・イン※の発想がしやすい環境にいる． ・医師など医療関連職種の協力が得られやすい．	・経営やビジネスの常識があるため，経営は軌道に乗りやすい． ・一般企業などで働くビジネスマンと知り合いが多いため，事業運営に必要な人材を集めやすい．
デメリット	・経営全般に関する知識がない． ・療法士的な観点しかないと，組織を成長させにくい．	・健康に関する知識がないため，専門職の協力者を探す必要がある． ・正しい専門知識なのかを，自身では吟味できない． ・市場の感覚とはかけ離れたプロダクト・サービスを開発してしまうことがある（プロダクト・アウト思考※）．

※300ページ参照．

2 健康関連市場の盛り上がり（地域から求められているもの）

①療法士が着目すべき市場

- 療法士の起業を後押しする要素として，健康関連市場の盛り上がりがある．
- 特に日本は超高齢社会であり，かつ生活習慣病などの慢性疾患が疾病構造の大部分を占めるため，日本において療法士が介入できるチャンスは大きい．
- 今後，療法士が起業して参入する可能性の高い市場として，ヘルスケア市場・医療関連市場・介護福祉関連市場がある．
- ヘルスケア市場に関しては，日本再興戦略でも「健康寿命の延伸」が目標として掲げられているように，今後，最も重要視されている領域である[6]．市場規模に関しても，2013年16兆円・2020年26兆円・2030年37兆円と市場成長率も非常に高い[6]．このヘルスケア領域では，**IoT**（Internet of Things）や**ウェアラブル**，**ICT**（Information and Communication Technology）機器を利用する予防の取り組みが当たり前の時代になっている．特に，生活習慣病や慢性疾患に対して遠隔でモニタリングやアプローチができるため，テクノロジーを利用することのメリットは大きい．
- 医療関連市場に関しては，医療機器が中心であるため療法士として参入することは稀であるように思えるが，海外ではリハビリテーションに利用するロボットやゲームなどを開発する起業家兼療法士は少なくない．しかし，市場の動向をみると，医療機器のなかでのリハビリテーション機器の市場は限定されており，かつ医療機関の病床数も年々減少しているため，起業するドメインとして選択をするには慎重な姿勢が必要である．
- 介護福祉関連市場に関しては，超高齢社会のわが国において，療法士がかかわる意義は大きい．しかし，競合事業者が多いため，経営としては厳しい戦いを強いられる可能性が高い．また，高齢化率は今後も上昇するとみられているが，実数を見ると，高齢者は大幅な増加はしない（図5）[7]．つまり，いまこの介護福祉関連市場に勝負をかけるのは，時期が遅すぎると筆者は考えている．

②市場の捉え方

- これまでは療法士が参入する可能性の高い健康関連市場について述べてきたが，市場を評価する際は，その市場の大きさ，かつ自分が行う事業の潜在市場の大きさ，**年平均成長率**（Compound Average Growth Rate：CAGRと表現される）の調査・分析は必須である．

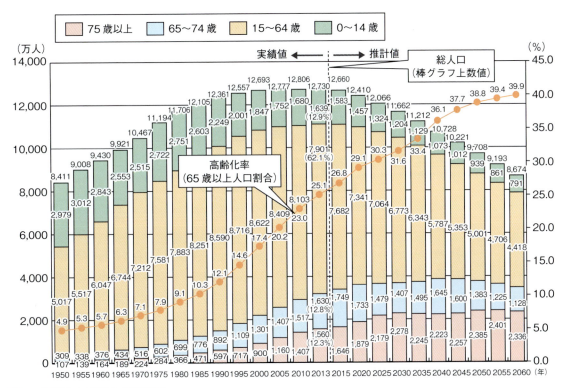

図5 高齢化の推移と将来推計
文献7より引用.

- 例えば市場規模が1兆円のなかでの自社のシェア率1％と,市場規模10億円のなかでのシェア率1％では,100億円と1000万円という大きな違いが出ることは明らかだ.そのため,できる限り大きな市場を狙った方がよい.
- しかし,大きな市場だからといって一概によいとは限らない.例えば,2020年のヘルスケア市場の規模が26兆円あるとしても,実際に自分たちがリーチできるポテンシャルを考えるとその市場100％をカバーできるわけがない.そのため,自社がアプローチできる推定市場は小さくなる.かつ,リーチできたとしても,そのなかの100％が自分たちのサービスや製品を購入してくれるわけではないため,さらに市場は小さくなる.このように最終的に自分たちの潜在市場がどの程度大きいかは起業前にチェックすることをお勧めする.
- 一方で,小さな市場でも非常にニッチなサービスを行うと,単価を上げられるだけでなく,そのセグメント市場でのシェア率が高くなり,収益性が担保できることがある.そのため,起業家としてどのような経営戦略を描くかにより,狙う市場や市場の分析方法は変わってくる.
- また,市場成長率に関しては,マイナス成長の市場で起業することは,縮小する経済のなかでの勝負になるため,年々経営状況は悪化する可能性が高い.自分が起業しようとしている市場の年間成長率は調査・分析しておくべきである.

3 療法士が起業の際に陥りやすいワナ

- これまで,療法士が起業するにあたりマクロな視点で,起業に必要な概要を述べてきた.しかし,起業家になるためにはマクロな視点だけでなく顧客の視点に寄り添えるミクロな視点も必要である.

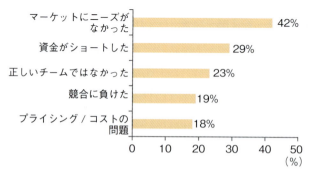

図6 新興企業が倒産した理由トップ5
文献8をもとに作成.

- 特に療法士に多いのが,ある程度臨床経験を積むことにより,自身の経験や臨床スキルが社会から評価される・必要とされると勘違いし,起業して失敗することである.これは,療法士が起業の際に最も陥りやすいワナである.
- 一般的にこれは**プロダクト・アウト思考**とよび,「よい製品・サービスをつくったから顧客は買ってくれる」という考え方である.特に失敗した大企業に多い考え方である.大企業はブランド力があるためまだしもよいが,一般の療法士にそれほどのブランド力はないため,この思考のままでは起業したものの顧客がいないという状況に陥りかねない.
- 実際に,倒産理由の第1位(42％)が「マーケットにニーズがなかった」である(図6)[8].
- 顧客は決して,あなたが理学療法士だから,作業療法士だから,あなたのサービスを買うわけではない.顧客は,自身の課題を解決してくれる解決策にお金を払っているだけで,あなたの療法士という国家資格や培ってきた知識・技術の恩恵を受けたいからお金を払うわけではないのである.
- つまり,顧客にとっては自分の課題を解決してくれる製品・サービスはすべて購入する可能性のある選択肢となる.
- そのため,あなたは「なぜ,顧客は他の事業者ではなく,私から製品・サービスを購入するのか」と自問しなければいけない.この問いに対する答えを導き出すために必要なのが顧客の視点に立ったミクロな視点である.「顧客の課題は何か?」という顧客の視点に立った考え方を,**マーケット・イン思考**とよぶ.

2 起業に必要なステップ

- 本項では,実際の起業にあたり必要なステップを示す.ただし,これはあくまで,株式会社設立の一例であり,実際にはさまざまな起業のしかたがあることを念頭においてほしい.

1) チーム

- まずは,一緒に起業する仲間集めからはじめることをお勧めする.
- 一人よりも共同創業者がいた方が,事業のパフォーマンスが163％よく,時価総額も25％高くなることがわかっているからだ[9].

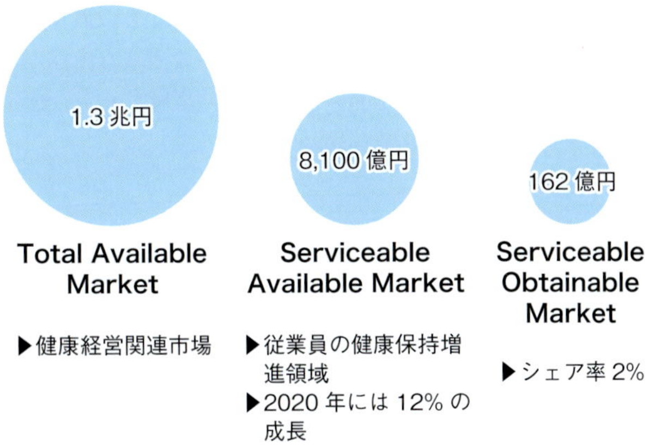

```
        1.3兆円              8,100億円          162億円

    Total Available      Serviceable          Serviceable
        Market          Available Market      Obtainable
                                                Market
    ▶健康経営関連市場      ▶従業員の健康保持増
                           進領域              ▶シェア率2%
                        ▶2020年には12%の
                           成長
```

図7　市場規模の分析方法の一例

- ただ，倒産の理由の第3位が実はチームが不適切であったこともわかっているため，チーム選びは起業前に最も慎重にすべきである[9]．
- 創業前には，創業者間契約を締結しておくことで，今後の事業のリスクヘッジをしておくべきである（共同創業者が辞める際に，株式の価格や買い取りなどで揉めるケースが非常に多い）．

2） マーケット

- ともに創業するメンバーが決まれば，次はどのようなマーケットを攻めるかを考えよう．
- 先述したが，市場規模が◯兆円あります！と言うのは早計である．自社がアプローチ可能なマーケット規模を算出しなければいけない．
- その方法として，Total Available Market（TAM：実現可能な最大の市場規模），Serviceable Available Market（SAM：目標市場のシェア），Serviceable Obtainable Market（SOM：自社が取得できるSAMのシェア率）の順に市場分析を行うとよい（図7）．

3） プロダクト・サービス

- マーケットが決まれば，そのマーケットにある顧客の課題の分析に入る．
- 何をプロダクト・サービスとして開発するかの前に，顧客の定義をして，その顧客の課題をしっかりと分析したり，ヒアリングをしたりする．なぜなら，前述したように顧客はあなたの考えたプロダクト・サービスにお金を払うわけではないため，課題を特定することにまずは注力しなければいけないからである．
- 課題が特定できたら，プロダクト・サービスを開発するステップに進めるため，ここで法人登記し，起業することを推奨する．つまり，1）〜3）までは，お金をかけずに進めることができる．

4） 資金

- 創業には法人の登記代金約25万円程度とあとは資本金があればよい．
- 資本金は1円から可能だが，事業計画から約半年間必要な運転資金を算出し，その程度の金額を資本金にすることが望ましい．

- 創業初期の資金の集め方は自己資金，銀行からの借り入れ，投資家からの調達，地方自治体の創業支援制度の資金を利用するなどさまざまな方法がある．
- 特に学生や若いうちは制度による支援が手厚いため，海外の起業研修や創業支援制度などを調査するとよい．

3 おわりに

- 本稿では，日本の起業のマクロトレンドという大きな枠組みを始点に，地域という市場にフォーカスしたときの療法士における起業の方法について説明した．
- 2018年現在，日本ではまだ療法士が起業するということは多くないが，本書籍を読んでいる学生諸君が社会に出るときには，それが当たり前になっているかもしれない．
- 特に，「医療費の高騰」「超高齢社会」「健康寿命の短縮」といったようなさまざまな健康にかかわるキーワードが社会にあふれている今，療法士が医療機関などではなく地域で起業する社会的意義は大きい．

文献

1) 中小企業庁：2017年版 中小企業白書（http://www.chusho.meti.go.jp/pamflet/hakusyo/H29/PDF/h29_pdf_mokujityuu.html）
2) 中小企業庁：2010年版 中小企業白書（http://www.chusho.meti.go.jp/pamflet/hakusyo/h22/h22_1/h22_pdf_mokuji.html）
3) 株式会社帝国データバンク：COSMOS2企業概要ファイル
4) 総務省統計局：平成29年就業構造基本調査（http://www.stat.go.jp/data/shugyou/2017/index.html）
5) 起業に関する実態調査，『「経済成長の源泉たる中小企業に関する調査に係る委託事業」報告書』（帝国データバンク），p8，2011（http://www.meti.go.jp/meti_lib/report/2011fy/0023223.pdf）
6) 日本経済再生本部：日本再興戦略2016-第4次産業革命に向けて-（https://www.kantei.go.jp/jp/singi/keizaisaisei/pdf/zentaihombun_160602.pdf）
7) 内閣府：平成28年版高齢社会白書（http://www8.cao.go.jp/kourei/whitepaper/w-2016/zenbun/28pdf_index.html）
8) CB Insights：The Top 20 Reasons Startups Fail, 2018（https://www.cbinsights.com/research/startup-failure-reasons-top/）
9) Quora：Is it good for a startup to have multiple founders and how many founders can a start up company have?, 2016（https://www.quora.com/Is-it-good-for-a-startup-to-have-multiple-founders-and-how-many-founders-can-a-start-up-company-have）

第10章 地域での起業と社会貢献

2 理学療法士の起業の実際

学習のポイント

- 起業するために必要な準備について学ぶ
- 地域包括ケアシステムに貢献する起業の実際を学ぶ
- 保険外事業の実際を学ぶ
- 運営上のリスクについて学ぶ
- 理学療法士が起業することによる社会的意義を学ぶ

1 起業の準備[1]

1）意志と覚悟

- 理学療法士に限らず，起業を考えるときにはその目的が何より重要であり，理学療法士としての経験や専門資格，役職は起業における十分条件であるが必要条件ではない．
- 起業を志すすべての理学療法士はこのことを十分に理解したうえで，起こした業によって利益を生むこと，その利益を再投資することでより有益な財やサービスを創出すること，そして，それを継続するという強い意志と覚悟が求められる．
- あくまで十分条件である数多の資格や豊富な経験をいかに活用するかという計画よりも，目的を達成し続けるという確固たる意志と覚悟こそが起業前に必要な準備のはじまりである．

2）事業計画書の作成

- **事業計画書**には創業者およびメンバーのプロフィール，理念，事業の目的，事業概要，自社サービスの強み，競合他社の状況などを整理して記載する必要がある．
- 養成課程において経営学を学ぶことがない理学療法士にとっては，事業計画書の作成は起業における最大の難所となる．
- 事業計画書を作成するうえで最も重要になるのが資金計画であり，図1のようなフォーマットを使用して月次で1年以上の計画を立てる．
- 資金計画については現金としての資金というだけでなく，資金の流れを含めた事業計画を作成する必要があり，多くの理学療法士にとってはこれが大きな参入の障壁となる．
- 対策としては，多額の費用を支払って経営コンサルタントに依頼するという方法もあるが，そうしない場合は地道に勉強するのみである．

- 売り上げ予測は設定した単価で想像しうる最高の売上と，資金がショートしない程度の超低空飛行になる売上，そしてこれらのちょうど真ん中にくる売上の３パターン程度のシミュレーションを作成する．
- 作成した資金計画が実際にどのような推移を辿っているかを確認することが何より重要であり，月次資金計画書を作成する際には図１のように予算と決算の２列作成する．決算の欄に実際の金額を投入して，随時計画を修正しながら次月の売り上げや経費の予測の精度を高めていくためである．
- 具体的な必要金額については事業によって異なるが，通所介護事業所などの公的保険事業では，サービス提供の対価として受け取る介護報酬や診療報酬が振り込まれるのは２カ月後の月末であるため，起業当初から４～５カ月程度の運転資金を用意する必要がある．
- 資金計画を含む事業計画を立案するためには簿記の知識を身につけておく必要があり，日本商工会議所が管轄する簿記検定３級程度のテキストブック[2]などを用いて簿記の基本を理解するところからはじめることをお勧めしたい．

開業計画シミュレーション【月次収益計画】

事業所名:

1．基礎情報（想定）

スタッフ数:	
坪数:	

2．人件費明細（月額想定）

理学療法士	
介護職員A	
生活相談員	
合計	

3．月次収支計画

項目	2018年4月 予算	2018年4月 決算	2018年5月 予算	2018年5月 決算	2018年6月 予算	2018年6月 決算	2018年7月 予算
a.予想利用者数							
（要支援1）							
（要支援2）							
（要介護1）							
（要介護2）							
（要介護3）							
（要介護4）							
延べ人数小計							
1日平均人数							
b.客単価							
（要支援1）							
（要支援2）							
（要介護1）							
（要介護2）							
（要介護3）							
（要介護4）							
①現金売上							
②保険請求売上【売掛】							
③お茶・おやつ代売上							
④フィットネス売上							
⑤月間売上高合計							
給料手当（人件費）							
法定福利費（社会保険）							
水道光熱費							
家賃							
⑥販売管理費合計							
⑦月間営業利益（⑤-⑥）							
g.減価償却費加算（＋で記載）							
h.ローン返済額（－で記載）							
⑧月次現金収支 {（当月①+③+④＋2か月前②）-⑥}+g+h							
⑨月間現金残高 前月⑨+（（⑥-⑦）＋g+h）							

図１　月次収支計画書

2 地域包括ケアシステムに貢献する起業の実際

1)「共助」「公助」「自助」「互助」4つのセグメンテーション

- 少子高齢,人口減少時代の新たな社会保障政策である地域包括ケアシステムの特徴は,これまでの医療,介護保険制度を中心とした「共助」や「公助」に加えて,地域の社会資源を活用する「互助」,そして,市場サービスなどを活用して自身の健康を自身で維持する「自助」の4つにセグメンテーションされ(第2章 図8参照),地域社会全体で健康づくりを担保するしくみになっている.
- 地域の医療機関や介護施設に所属する多くの理学療法士は,「共助」「公助」の範囲でその役割を果たしているが,「互助」と「自助」へのかかわりについては資金や人材の確保,広告方法など,さまざまな課題が山積であるために参画できる理学療法士は少ない.
- 筆者はこのような社会的課題を解決することを目的に起業し,通所介護事業所を拠点として,これまでの「共助」「公助」でのかかわりに加えて,「互助」「自助」についても一体的に運営している.以下にその運営の実際を供覧する.

2) 地域密着型通所介護事業所の運営 (図2)

- 2016年より,定員18名以下で小規模型通所介護事業所と分類されていた事業所は地域密着型通所介護事業所(以下,**地域密着デイ**)として運営することとなり,地域包括ケアシステムにおける「互助」の場としての社会資源という役割を担っている[3].
- 筆者が運営する事業所は定員10名,利用時間は3時間で営業しており,全利用者に対する

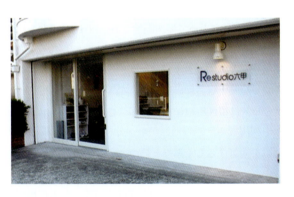
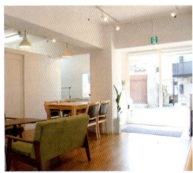
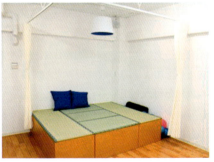
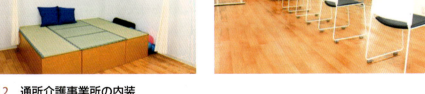

図2 通所介護事業所の内装

- 理学療法士による個別対応，および担当の理学療法士によって作成された個別のメニューを社会福祉士や介護職員がサポートしながら実施している．
- 運動については特殊な器具は用いず，ゴムチューブやボールなど，100円ショップで購入可能な身近な物品を用いて行っており，自宅でもできる運動や日常生活のコツなどを利用者自身に身につけてもらうよう促している．
- 地域密着型デイは介護保険法に基づいて運営しており，介護保険による自己負担割合の軽減を受けることができる「共助」と，生活保護受給者については利用料が全額減免される「公助」によるサービスに分類される．
- 以前の小規模型通所介護事業所との違いは，地域包括ケアシステムにおける地域の社会資源として位置づけられており，地域住民の代表者として民生委員や自治会長などが参加する**運営推進会議**の開催が義務付けられている点である．
- 運営推進会議は事業所の運営状況をはじめ，事業所の特徴や利用者の声などを地域住民と共有することを目的に設置されており，いわゆるデイサービスとしての機能に加えて，理学療法士などの専門職種が地域に所属していることを周知させることができ，地域住民向けの健康増進や各種予防事業の開催などに貢献することができる．
- 運営推進会議を開催することで，これまでの通所介護事業所が担っていた「共助」「公助」の役割に加えて，「互助」の役割を担う拠点であることを地域住民と共有することができる．

3）総合事業による通所介護サービスの運営（図3）

- **総合事業**（介護予防・日常生活支援総合事業）は，従前の介護保険制度において認定された要支援者と，地域包括支援センターで基本チェックリストによるアセスメントや面談を経て，予防の取り組みが必要と認定された総合事業対象者（以下，事業対象者）を対象に**市区町村**が管轄する事業である．
- 2016年度より全国の一部市区町村によって順次開始され，2018年4月1日からは全市区町村で開始された．
- 各市区町村の裁量で利用者に対する訪問および通所サービスの内容や料金体系を決定することとなり，地域の実情に即したサービス提供が期待されている．
- 国が管轄してきた各種サービスは市区町村に完全に移管されたが，各市区町村の対応能力に差があるために利用状況や利用者ニーズの把握が不十分であることが懸念される．
- 本来の目的である予防効果を検証するしくみなどについては各事業所に委ねられているのが現状である．
- 筆者は介護予防と自立支援という総合事業の目的を達成すべく，介入前後のアセスメント内容の標準化を図り，アセスメントの結果に基づいて個別性の高い運動プログラムの立案を行っている．
- フレイル，サルコペニア対策としては四肢筋肉量の測定が可能な体組成計を導入して，運動介入による効果検証を行っている．また，認知症予防の取り組みとして認知課題と運動課題の2重課題エクササイズ（コグニサイズ）を導入している．
- これまでの通所介護事業所では，要介護度が改善して介護認定の更新の際に自立と認定されることでサービス利用が終了となることを，利用者も事業者もリスクととらえる傾向があったが，筆者が運営する総合事業対応通所介護事業所では積極的に利用終了をめざすしくみを提案している．

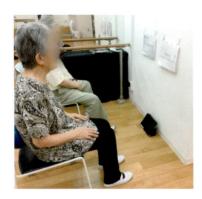
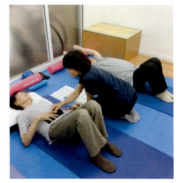
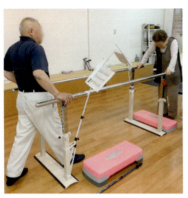
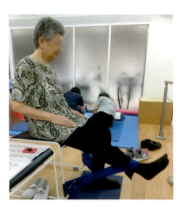

図3　総合事業による通所介護サービスの運営

- 通所サービスの利用を終了して自立を促すためには，終了した後に運動を継続する方法や場所と，何かあれば相談できる専門職種との関係が必要となる．
- 弊社では，4カ月でサービス利用を終了できる4カ月集中プログラム（以下，集中プログラム）を新設した．集中プログラムでは，1週間当たりの利用回数を規定より1回多く（要支援1の場合は通常週1回のところを週2回利用，要支援2の場合は週2回のところを週3回）して，集中的な運動習慣による身体機能改善を図っている．
- 利用終了後の運動継続が可能になるように，利用者が居住する地域で行われている体操教室といった互助の場の開催状況を理学療法士が把握し，あらかじめ体操教室の運営者らと連絡をとって利用者がスムーズに地域に戻れる取り組みをはじめている．
- 集中プログラム修了者については，四肢筋肉量測定や各種体力測定を永続的に受けられるように案内することを計画している．
- また，地域の集いの場に理学療法士が訪問して体操教室や体力測定のイベントなどを実施することで，「共助」に含まれる総合事業と，「互助」に含まれる集いの場での健康づくりの両方にかかわることができる．
- 「互助」は相互に支え合っているという意味で「共助」と共通点があるが，費用負担が制度的に裏付けられていない自発的なものであることから，単一の事業として運営することは困難である．
- 「共助」と「互助」，あるいは「自助」と「互助」の組合わせによって，それぞれ相乗効果が期待でき，地域に根差した事業体として活動することができる．

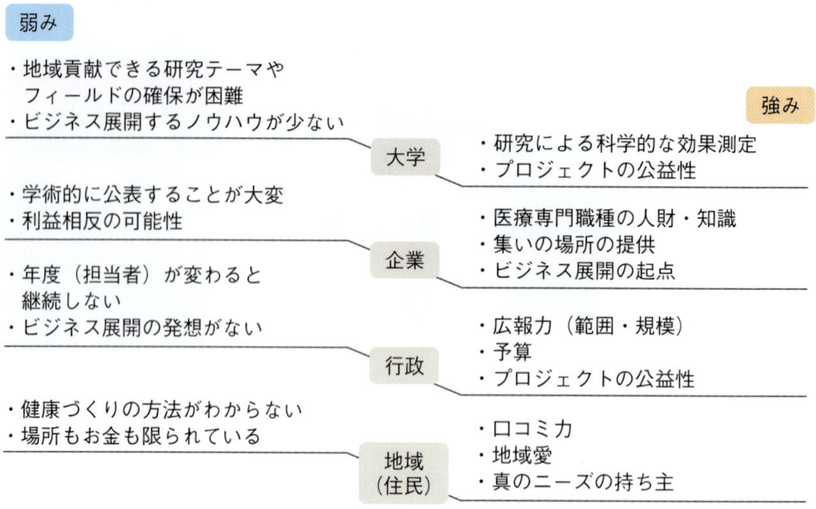

図4 「互助」メンバーの強みと弱み

弱み
- 地域貢献できる研究テーマやフィールドの確保が困難
- ビジネス展開するノウハウが少ない

大学

強み
- 研究による科学的な効果測定
- プロジェクトの公益性

弱み
- 学術的に公表することが大変
- 利益相反の可能性

企業

強み
- 医療専門職種の人財・知識
- 集いの場所の提供
- ビジネス展開の起点

弱み
- 年度（担当者）が変わると継続しない
- ビジネス展開の発想がない

行政

強み
- 広報力（範囲・規模）
- 予算
- プロジェクトの公益性

弱み
- 健康づくりの方法がわからない
- 場所もお金も限られている

地域（住民）

強み
- 口コミ力
- 地域愛
- 真のニーズの持ち主

4)「互助」を事業化する難しさ

- 「互助」の取り組みは前述の通り，「共助」のように公的な資金の担保がないために，場所や人員の確保に難渋することがある．
- 互助は地域住民主体で運営することを前提にされているが，先頭に立って指揮を執るリーダーには健康に関する専門知識や事業を継続する意志が求められ，地域住民だけで運営するには相当の障壁が存在する．
- 予算や場所の確保，専門職種の配置などの課題を解決しながら地域住民の「互助」による健康づくりを推進するためには，各市区町村レベルの担当課の働きかけが必須となる．
- 取り組みが地元に根付くためには，行政による単年の予算だけではなく，「互助」による取り組みに参画することを強みにできる地元企業がかかわることも重要な視点である．
- 「互助」を構成するメンバーに地元大学や研究機関が参画することで，「互助」の場における各種アセスメント項目の選定や結果の解釈を学術的に行うことができ，身体機能に関する効果や医療経済的な効果を科学的に検証することが可能になる．
- 「互助」による取り組みには，地域住民，行政担当課，企業，大学の四者が構成メンバーとして参画し，それぞれの強みと弱みを各メンバーが共有して地域課題を解決する四方よしのコンソーシアムを構成することが求められる（図4）．
- 筆者が運営する地域密着型デイでは，隔週の土曜日（土曜日はデイサービス休業日）に同店舗を利用して，地域住民の方々を対象とした健康づくりに資するコミュニティスクールを開講している（図5）．
- 参加対象は高齢者に限らず，子育て世代の女性やその子どもたちも参加できるように設定し，介護予防や健康的な体づくり，子どもの栄養や怪我の予防などに関する講義と，これらに即した各種体操やストレッチングなど，毎回テーマを変えて実施し，世代を越えたつながりを構築することを目的としている．
- 講義内容やアセスメント項目の選定，結果の解釈などには地元大学の協力を得て実施しており，参加者に対して学術的に分析した結果をフィードバックしている．

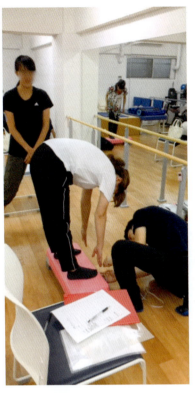
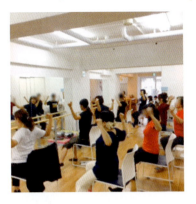
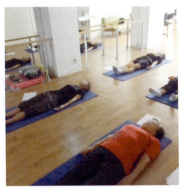

図5 コミュニティスクール

- 「互助」への取り組みに際し運営助成金の募集がある市区町村もある．それだけで運営可能な金額ではないが，金額の多寡ではなく，行政に認定されることが参加者に対する安心感を与えること，また，行政担当者との連携がとりやすくなるなどの利点が多いためにぜひ応募されたい．

3 保険外事業の実際

1）保険外事業を行ううえでの注意点

- 「共助」や「公助」の場において医師の指示のもとで役割を果たしてきたわが国の理学療法士にとって，医師の指示がない業務にかかわることは制度上の課題に加えて，実際のリスク管理のうえで課題が多い．
- 2013年の厚生労働省医政局通知[4]によって，「理学療法士が行う介護予防事業等において，理学療法士の名称を使用すること，およびその際には医師の指示が不要である」ことなどが示されたことで，理学療法士が予防活動に参画することの制度上の障壁は取り除かれた．
- 厚生労働省医政局通知はあくまでも予防の領域に限ることであり，障害のあるものに対するリハビリテーションを医師の指示なしに実施することは，従前と同様に許されていない．
- 予防を目的とした保険外サービスの提供を事業化する際には，対象者のリスク管理や症状悪

化時の対応などを想定したうえで，医師との連携を構築することは必須要件と捉えて事業計画を作成することが望ましい．

2）地域密着型デイを拠点とした「自助」サービスの実際

- 筆者が運営する地域密着型デイは16時30分までの営業であるが，17時からはパーソナルフィットネススタジオとして運営している．
- さまざまな年代の利用者が肥満予防や介護予防，筋力・柔軟性低下の予防を目的として訪れて，理学療法士が個別にそれぞれのニーズに沿った運動指導を行っている．
- 膝関節や股関節の術前リハビリテーションとして利用する方もおられ，この場合は利用者の同意のうえで主治医と連携し，禁忌事項や詳細な指示を仰ぎながら運動を実施している．
- 増悪する痛みや変形などがみられる場合は必要に応じて医療機関への受診を進言する．また，介護保険サービス利用の手続きについての説明などを行うこともある．

3）ソフトウェアを用いた「自助」「互助」への参画

- 「自助」による健康づくりは，簡便で効果的に行えることが重要である．筆者は，公営の体育館などに併設するトレーニングセンターで，個別のニーズに対応したトレーニングプログラムの作成と，達成レベルに応じたプログラムのレベルアップなどが自動的にできるソフトウェアの開発・監修を行っている（図6）．
- これは「自助」による健康づくりに理学療法士の視点を導入し，各トレーニング施設既存のトレーニングマシンと，身体部位別の自重トレーニングを組合わせた施設ごとのオリジナルメニューが立案できるようになっている．
- このシステムをタブレット端末に搭載して地域の集いの場に設置することで，住民主体の「互助」による運動を継続できるしくみを提案している．
- 「互助」による健康づくりを効果的に継続することを目的としているため，1人1回当たり200～300円程度の利用料を設定して，日頃の運営は住民主体で行い，定期的な体力測定や体操教室などのイベント時に理学療法士が出務する取り組みを検討している．

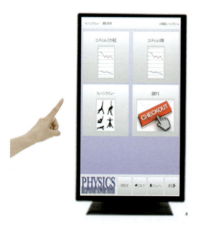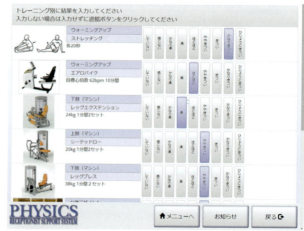

図6　トレーニング施設における運動プログラム立案システム

4 運営に伴うリスク

- 企業リスクは**純粋リスク**と**投機的リスク**に大別できる．
- 純粋リスクは，火災や自然災害，人為的なミスに起因するリスクであり基本的にマイナスのリスクである．
- 投機的リスクは，政治的や経済的な社会情勢の変化に伴うリスクであり，マイナスのリスクになる場合もあるが企業にとっては利益を生むこともあり得る．
- 地域包括ケアシステムに貢献する事業を展開するにあたり，大きなリスクとしてあげられるのは投機的リスクに含まれる社会保障制度の改正である．
- 社会保障制度は原則的に医療保険は2年に1度，介護保険は3年に1度の頻度で改定されることになっているが，介護保険においては消費税増税に伴う改定や，介護職員処遇改善加算の増額など，3年に1度という原則から外れて改定することが続いている．
- 社会保障制度の改正については各種専門職団体と厚生労働省との駆け引きに加えて，政治情勢などによって大きく方針が変わることがあるため，社会保障費を原資としている事業体にとっては永続するリスクとなる．
- 「自助」については，原資は受益者がすべて負担する，いわゆる自費に当たるので，社会保障政策に左右される投機的リスクは低いが，不十分なアセスメントや不適切な方法でのアプローチで損害を与えてしまうことや，各種関連法規に抵触するリスクなどの純粋リスクが高まる可能性がある．
- 純粋リスクのうち，人的リスクについては4助のすべてに当てはまるリスクであり，これまで医療機関や介護施設などで勤務していた理学療法士を，起業したての零細企業が採用する際には，給与水準や休暇の取り方などの福利厚生において許容範囲以上に譲歩してしまい，経費が増大して経営を圧迫する可能性がある．
- 人的リスクには経営者自身の健康リスクも含まれることを忘れてはならない．理学療法士が起業する場合，理学療法士としての業務以外にも経営者として必要な業務をこなすためには，自分自身の健康を害することが最大のリスクであるということをしっかりと認識しておく必要がある．
- 新たに知的財産や技術革新などについての特許関係が発生した場合には，地元の商工会議所や取引金融機関などに相談すれば，弁理士などを紹介してくれるのでぜひ活用されたい．せっかくの技術革新が他社に先に特許申請されれば，利益を得る機会を損失するだけではなく，特許使用料を請求される可能性もあるためにぜひ検討するべきである．

5 理学療法士が起業する社会的な意義

- 理学療法士及び作業療法士法が施行されてから半世紀以上が経った現在，対象となる障害像や理学療法士の社会的な位置付け，そして，人口分布や社会保障費の増大など，施行当時では想定できなかった社会が訪れている．
- 理学療法士は医療，介護といったこれまでの職域に加えて，健康増進，予防，教育，研究，産業保健などあらゆる方面に活動範囲を広げており，起業することは職域拡大に大いに貢献する．

- 地域包括ケアシステムは，これからのわが国の社会保障政策の中心政策であり，医師や各種医療専門職との連携可能な理学療法士が起業することは，「自助」「互助」「共助」「公助」のすべてに貢献できる可能性がある．
- 理学療法士による起業は，対象者のさまざまなニーズに応えることができる新たな選択肢であると考える．

■ 文献

1）「高齢者理学療法学」（島田裕之/総編集，牧迫飛雄馬，山田 実/編），医歯薬出版，2017
2）「超スピード合格！日商簿記3級テキスト＆問題集 第4版」（南 伸一/著），成美堂出版，2016
3）山口良太：地域力に貢献する理学療法士の可能性〜地域包括ケアシステムにおける「互助」「自助」へのアプローチ〜．理学療法兵庫, 22, 11-15, 2016
4）厚生労働省：理学療法士の名称の使用等について（通知），医政発1127第3号，平成25年11月27日

第10章 地域での起業と社会貢献

3 作業療法士の起業の実際

> **学習のポイント**
> - 地域で起業して作業療法を展開する意義について学ぶ
> - 地域のネットワーク構築の意味やその方法について学ぶ
> - 実際の地域での作業療法について学ぶ

1 起業するにあたって

1) 心構え

- 地域で起業するにあたっては,単に自身がしたいことをするのではなく,地域で求められることを実践できるよう計画していくことが必要である.
- 起業するうえでは,人・物・金・情報のマネジメント能力が求められる(表1).
- 地域で求められることを実践するには,情報をしっかり収集しその地域の特性を捉える,いわゆる**マーケティング**が重要である.
- マーケティングでは,その地域の事業計画(医療・介護・福祉の総合計画を含めたもの),人口,高齢化率,世帯数,広さ,公共交通機関,公共施設,商業施設,地域文化,など幅広く情報を収集して,住民の生活をイメージできるようにする.
- 作業療法士が地域で求められたときには,その役割を最大限発揮するために,日頃から自己研鑽しておく.
- 作業療法の知識・技術はもちろんのこと,事業にかかわる制度の理解・他職種の役割や業務内容・地域資源とその役割・自治体や各種団体との位置づけ・自治体における介護福祉についての事業計画など,地域を多面的に捉えて整理しておく.

表1 経営の4つの資源

人	役員(取締役),社員,協力してくれる仲間,行政,職能団体,他職種,税理士,顧問弁護士など
物	事務所,施設,備品,機材,事業に関する各種保険,災害時保険など
金	資金,納税,助成金,顧問料など
情報	医療保険制度,介護保険制度,障害者自立支援法,児童福祉法,労働基準法,PL法,個人情報保護法など

2) 斬新な考え方（創造すること）

- 生活期での作業療法を展開していくには，現状をどのように過ごしていくかよりもこれからの生活をどのようにつくっていくかの発想が大切である．
  - ▶例えば，ある街で銭湯がすべて閉館し，利用していた一人の高齢者が次にとった行動は，スポーツジムの会員になることであった．スポーツジムの送迎を利用し，運動できる機会と入浴を確保したのである．
  - ▶月額にかかる費用も計算して，銭湯代にかかっていた費用よりも低コストで，毎日行けるコースを選択した．
  - ▶運動と入浴だけでなく自然と交流の場としても活用でき，世代の違う人との会話をも楽しむことができた．
- 高齢者の新たな着眼点で，自分たちが行ったことのないところにも出向いてみる．その考え方と行動は見習うべき点である．
- 環境が変わったとしても，目的を達成するためにあらゆる手段を考え実行する．そうすることで，新たな作業療法の展開も見えてくる．
- 思考回路は柔軟にし，常にアンテナをはって得た情報をつなぎ合わせて，新たな発想を生み出していくことが生活期での作業療法であり，対象者・住民のために役立つものへと成熟していくのである．

3) 人としての自己管理

- 専門職としての自己研鑽は言うまでもないが，作業療法の知識・技術向上だけでなく，自身の日常生活管理，ストレスコントロール，職業倫理，礼節，人間関係などを成熟させることは，自己管理として必要である．
- 何より，自身を俯瞰的視点で評価し課題を設定し実行できるかが重要である．生活期リハビリテーションでは，所属先が違う他職種・同職種と協業するので，求められる専門性を発揮するため自己を安定させる管理能力が必要である．
- 自身の言動により，周囲にどのような影響を与えているかも常に振り返る必要がある．必要だと思って専門性を発信していても，受け取る側が求めている回答でなければ単なる自己満足でしかなく，他職種からは受け入れてもらえない．同職種であっても所属先が違えば理解しがたいこともある．
- 相手にとって自分がどのように捉えられているか，常に俯瞰することが必要である．

2 生活行為向上マネジメント（MTDLP）の有効活用

- MTDLP（Management Tool for Daily Life Performance）は，日本作業療法士協会が2008年度から厚生労働省老健局老人保健健康増進等事業の研究補助金を基盤に，国民にわかりやすく作業を伝えるために，基準となる1つの作業療法の枠組みづくりをはじめたものである[1]．
- MTDLPは，パッケージ化された4つのシートと3つのサブシートを活用し，「その人にとって意味ある作業・生活行為」に焦点を当てて，自立支援に資する包括的マネジメントツール

として開発された．

- 「困りごと」や「諦めてしまったこと」の聞き取りからはじめ，本来本人が大切にしている作業を導き出し，対象者とともに生活行為の目標を明らかにする．また，対象者の達成度と満足度も聴取しておく．
- 対象者から具体的な生活目標を導き出せない場合は，サブシートの興味・関心チェックシート[2]（図1）を活用するとよい．
- 心身機能・構造，活動と参加，環境の3つの視点から作業遂行の問題を生じさせている要因と現状能力（強み）に分けて分析し，各カテゴリーの予後予測より，おおよそ3カ月程度で達成できる目標（合意目標）を対象者とともに設定する．
- 対象者とこの過程を共有し取り組むことで，一方的に支援されるのではなく，ともに取り組み自身の変化を実感でき，次なる目標も自ら導き出すことができる．
- 達成可能な合意目標の設定ができたならば，作業療法士がその生活行為工程を分析し，段階付けしたプログラムを立案していく．その際には，具体的に誰がどのような支援をするかまでも記載していく．
- プログラムを実施した3カ月後には，達成度と満足度を再度聞き取り振り返りをする．それにより，生活行為自体の振り返りだけでなく，次なる目標も見つけることができる．
- これらのシートを活用して，作業療法士の思考過程を他職種と共有し連携することで，生活課題と目標を統一することができ，スムーズな支援と協業につながる（図2）．

3 SPDCAサイクル

- PDCAサイクルは，Plan（計画），Do（実行），Check（評価），Action（改善）であるが，業務全体をこのサイクルにのせて実施していくだけでは，企画倒れになってしまう．
- Survey（情報収集とその分析・評価）をはじめに実施することで現状把握ができ，そのうえで何をすべきかが考えられる．
- これをくり返すことで，業務効率が図れ，目的も再確認し，次の課題へ向かうことができ，組織全体が成熟していき高位な目標になっていく（図3）．
- 作業療法の業務では，このサイクルが実行できても，記録や他職種への報告・連絡・相談など間接業務では抜け落ちることがある．どの業務においてもこのサイクルを意識することが必要である．
- 地域で多職種のケアチームで協業する際にも，これをくり返すことでチーム力が増しケアの質も向上していく．まさに，地域資源の成熟をめざすものである．
- 前述したMTDLPもこのPDCAサイクルの要素が組込まれている．

興味・関心チェックシート

氏名：＿＿＿＿＿＿　年齢：＿＿＿歳　性別（男・女）　記入日：H＿＿＿年＿＿＿月＿＿＿日

表の生活行為について，現在しているものには「している」の列に，現在していないがしてみたいものには「してみたい」の列に，する・しない，できる・できないにかかわらず，興味があるものには「興味がある」の列に○を付けてください．どれにも該当しないものは「している」の列に ✕ をつけてください．リスト以外の生活行為に思いあたるものがあれば，空欄を利用して記載してください．

生活行為	している	してみたい	興味がある	生活行為	している	してみたい	興味がある
自分でトイレへ行く				生涯学習・歴史			
一人でお風呂に入る				読書			
自分で服を着る				俳句			
自分で食べる				書道・習字			
歯磨きをする				絵を描く・絵手紙			
身だしなみを整える				パソコン・ワープロ			
好きなときに眠る				写真			
掃除・整理整頓				映画・観劇・演奏会			
料理を作る				お茶・お花			
買い物				歌を歌う・カラオケ			
家や庭の手入れ・世話				音楽を聴く・楽器演奏			
洗濯・洗濯物たたみ				将棋・囲碁・ゲーム			
自転車・車の運転				体操・運動			
電車・バスでの外出				散歩			
孫・子供の世話				ゴルフ・グランドゴルフ・水泳・テニスなどのスポーツ			
動物の世話				ダンス・踊り			
友達とおしゃべり・遊ぶ				野球・相撲観戦			
家族・親戚との団らん				競馬・競輪・競艇・パチンコ			
デート・異性との交流				編み物			
居酒屋に行く				針仕事			
ボランティア				畑仕事			
地域活動（町内会・老人クラブ）				賃金を伴う仕事			
お参り・宗教活動				旅行・温泉			

生活行為向上マネジメント　© 一般社団法人日本作業療法士協会
本シートは，この著作権表示を含め，このまま複写してご利用ください．シートの改変は固く禁じます．

図1　興味・関心チェックシート
文献2より引用（日本作業療法士協会より許可を得て掲載）．

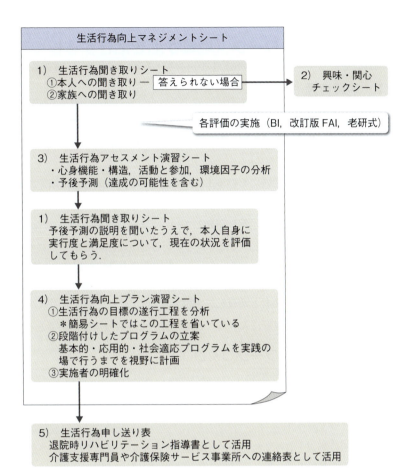

図2　生活行為向上マネジメントのプロセス

文献1より引用.

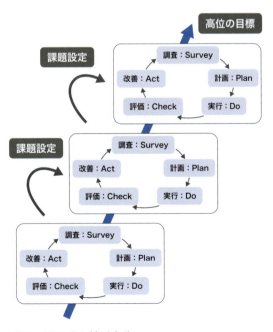

図3　SPDCAサイクル

第10章-3　作業療法士の起業の実際

4 地域のネットワーク（地域が活き活きするしくみづくり）

1）地域資源

- **地域資源**には，各種制度での助成やサービス，自治体独自の助成やサービス，ボランティア団体，趣味活動の教室，町内会，公共交通機関，公共施設，商店街，スポーツ施設，娯楽施設などがある．
- 対象者のその地域における生活スタイルは多様であり，地域資源を利用するにあたっての窓口や利用方法の情報ももっておくことで，対象者のADL・IADLを広げていくヒントになる．
- 地域資源の情報は，常に更新していくことは欠かせない．
- しかし，対象者にとっては不足している地域資源もある．「他にもその資源を必要としている人が多数いるかもしれない」「あった方がより他の住民にとっても住みやすい地域になるのかもしれない」といった状況を自治体へ要望として挙げていくことや，近隣のボランティア団体や民間事業者と共有して実現していくことで地域が活性化できる．
- 地域づくりを視野に入れることで発展的な作業療法を提供できる．

2）活きたネットワークづくり

- 地域でのネットワークは，市区町村の介護事業所連絡協議会，リハビリテーション職種協議会，多職種連携協議会，ボランティアサークルや町内会，商店街での集まりなど，多数存在するであろう．
- その情報をもっておくことも重要だが，まずは関連する団体へ参加することでその地域を知ることができ，頼れる職種や住民と出会える．
- また，それらに参加し続けていることで，他の協議会，団体，サークル同士とつながることができ，地域に貢献できる幅が増え相乗効果が期待できる．
- それらのネットワークが形として存在するだけでなく，対象者や住民が継続して活用できるよう啓発するとともに，作業療法士が住民のごとく，わがことのように活動参加していくことが，生活期の作業療法において重要である．

■ 事例紹介

- 1つの事例として，「おおた高齢者見守りネットワーク」通称「みま〜も」がある．
- 「みま〜も」は東京都大田区で2008年1月に大田区の高齢者を見守るネットワークをつくる会として発足した．
- 2006年は地域包括支援センターが設立され，高齢者の自立支援にむけた介護予防ケアプランや介護予防事業の推進が強化された年だったが，地域包括支援センターの職員も少なく，職員たちは日々の業務に埋没してしまい地域全体が見えなくなってきていた．
- 図4からわかるように，①「気づきのネットワーク」として町内会や商店街，銀行，コンビニ，百貨店までも含めた地域で高齢者に気づく視点をもった住民やそこで働く人たちがおり，②「支援のネットワーク」として医療機関や地域包括支援センター，介護事業所，社会福祉協議会など行政が主体となって構築された専門機関（専門職）のネットワークがある．
- 気づく視点をもっている人たちと，地域で高齢者を支える専門機関（専門職）をつなげて見守りのネットワークを構築することがみま〜もの柱となった．

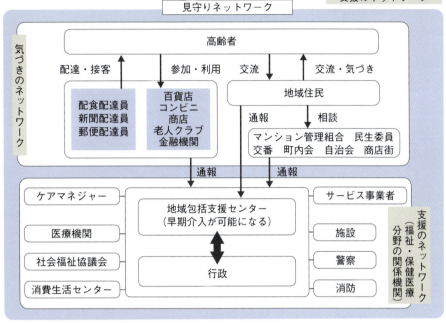

図4 「みま〜も」が考える見守りネットワークのイメージ
文献3より引用.

- 具体的な活動としては,高齢者の異変に気づくための視点づくりとして講話を開催し,地域の専門機関の紹介などを行った.
- 活動を理解してもらうために,地域の企業にも働きかけて賛助会員を募り,多くの企業が協力してくれた.
- 活動の場としてシャッター商店街の店舗を借りた.活動を重ねていると人が人を呼び,今では商店街で空き店舗がないほどにぎわいを取り戻し,地域で支えるしくみが構築された.
- このように,地域情報を収集,分析,必要な課題から必要なしくみづくりをくり返すことで,地域が活性化し,活きた地域のネットワークへと発展していくことができる.

5 起業後の作業療法の実際

1）新たな事業展開〜パーキンソン病に特化したデイサービス〜

- 2012年11月に株式会社かなえるリンクを設立し,2013年1月より大阪府下に「かなえるリハビリ訪問看護ステーション」を開設した.その後,京都にも訪問看護事業所1箇所,児童発達支援・放課後等デイサービス・障害児相談支援・保育所等訪問支援を大阪市内に開設した.
- 訪問看護事業に特化して事業展開していると,その一部の地域で難病患者からの依頼を受ける場合がある.

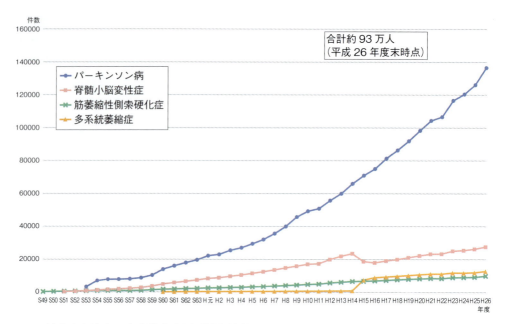

図5 特定疾患治療研究事業疾患別受給者件数の推移
文献4をもとに作成.

- 難病患者の疾患は，脊髄小脳変性症，筋萎縮性側索硬化症，パーキンソン病，多系統萎縮症などがある．
- そのなかでもパーキンソン病の人数は全国的にも多く（図5）[4]，当訪問看護事業所への依頼も多かった．その利用者から，「デイサービスへ行ったとしても，大きな声で話せないので，他の利用者とお話しができない」「オフの時間帯は，声をかけられても身体が動かず，答えられないので，認知症の人と間違えられる」などの声があった．同じ病気の人たちが集まり互いに理解しあえる場があれば，進行性であったとしても疾患の知識を深め，日常生活動作のなかでできることに目を向け，お互いに助け合いができる環境をつくれるのではないかと考え，パーキンソン病に特化した通所介護事業所設立案を計画した．

2) パーキンソン病とは

- ここでパーキンソン病の基礎知識を整理しておく．
- パーキンソン病の主な症状としては，振戦，無動，固縮，姿勢反射障害があげられる（図6）．
- その他には，自律神経系症状として便秘，排尿障害，起立性低血圧があり，睡眠障害，抑うつや不安などの神経症状や，認知機能の低下がみられる．
- 治療としては，運動症状・非運動症状に対する薬物療法，外科的治療，リハビリテーションなどがある．
- パーキンソン病の進行度（重症度）は，「ホーン＆ヤールの重症度分類」と「生活機能障害度」で示される（表2）．
- 「身体の後ろでシャツのすそを整えたりすることはしにくい」「ズボンの裾から足が出しにくい」「靴の中でつま先を靴先に滑らせて入れにくい」「急ぐときほど動けない」[6]といった身体イメージ，空間認知の低下や遂行機能障害も出現し生活行為も低下する．

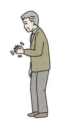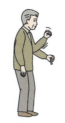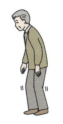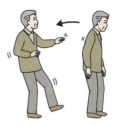

振戦
片側手指のふるえではじまることが多い.

固縮
他動的に上下肢を動かしたときに,明らかな抵抗がある.

無動
動作が緩慢になる.無表情になる.

姿勢反射障害
バランスが保てず,すぐによろけてしまう.

図6 パーキンソン病の4大症状
文献5より引用.

表2 Hoehn & Yahr重症度分類と生活機能障害度

Hoehn & Yahrによるパーキンソン病の重症度分類		生活機能障害度	
ステージⅠ	片側のみの障害で,機能低下はあっても軽微	Ⅰ度	日常生活,通院にほとんど介助を必要としない
ステージⅡ	両側性または躯幹の障害,平衡障害はない		
ステージⅢ	姿勢保持障害の初期徴候がみられ,方向転換や閉脚,閉眼起立時に押された際に不安定となる.身体機能は軽度から中等度に低減するが,仕事によっては労働可能で,日常生活動作は介助を必要としない	Ⅱ度	日常生活,通院に介助を必要とする
ステージⅣ	症状は進行して,重要な機能障害を呈する.歩行と起立保持には介助を必要としないが,日常生活動作の障害は高度である		
ステージⅤ	全面的な介助を必要とし,臥床状態	Ⅲ度	起立や歩行が不能で,日常生活に全面的な介助が必要

3）通所介護事業所「PDリハビリデイサービス かなえるLIFE」開設

- 1日25名定員で,月〜金曜日,5〜6時間のサービスを提供している.
- 送迎,入浴があり,作業療法士・理学療法士,看護師,介護職員,栄養士などの専門職でサービスを提供している.
- パーキンソン病の主症状と,日常生活の困りごとを解決するために,アセスメント・プログラム・環境設定を工夫している.
  - アセスメントは,利用者情報,パーキンソン病の全体像を捉えるUPDRS (Unified Parkinson's Disease Rating Scale),運動機能を捉えるBBS (Berg Balance Scale),TUG (Timed up & Go Test) などを中心に活用し,パーキンソン病の主症状と遂行機能障害にアプローチするために,パーキンソンダンスや,吹き矢,卓球などのプログラムを実施している.
  - 環境設定は,主症状を配慮して,遠近感がつかみにくい所（手すりや段差など）は色のコントラストをはっきりする,自身の姿勢を意識できるよう壁一面に鏡を設置する,固縮により手すりを握りこんでしまうため,バランス練習するための手すりは幅広にするなど,

- 配慮した．
- 大学とも連携しプログラムの開発や効果検証を行っている．
- サービス提供時には，利用者同士がお互いに病気の特性を理解しているので，介助が必要なタイミングでお互いに声をかけあったり，困っている人には「何か手伝おうか」とお互いに助け合う場面がよくみられる．
- 動きにくい時間帯には，過剰な声掛けや介助はせずに，薬が効いてくるまで見守ることも特徴的である．

4）家族への支援

- 家族にとって，パーキンソン病は難病であり病態自体を理解しづらく，理解していても本人が目の前で動作ができないと怒ってしまうことがある．家族自身もどのように介護したらよいかわからないことが多い．利用者からも「身体が動かない時間帯の状況を家族になかなか理解してもらえない」との声が多かった．そこで，家族会を定期的に実施するようにした．
- 家族会では，パーキンソン病の基礎知識として日常生活動作の特徴とその解決策を交えた講演会を行い，ご本人，家族を交えて日頃の悩みごとや不安なことを話す場も設けた．
- 家族からは，「講演会が知識を整理する機会となった」「同じ悩みをもつ家族がいることがわかっただけでもよかった」「家族だけでの会もあってもよい」との意見が挙がった．

6 おわりに

- このように，地域で求められていることは何かをマーケティングし，それに応えられるよう形にして継続と発展させていくことが重要である．
- それには，作業療法の知識・技術だけでなく，気づきの視点を常に磨き人格形成をし続けていかなければならない．
- 世間の流れについていくだけでなく，次を読み解く力とその流れをつくり出していく力も身につけていくことが求められるのではないか．

文献

1）「事例で学ぶ生活行為向上マネジメント」（日本作業療法士協会／編著）pp18-19, 医歯薬出版, 2015
2）日本作業療法士協会：興味・関心チェックシート（www.jaot.or.jp/wp-content/uploads/2018/12/interest-checksheet2.docx）
3）「地域包括ケアに欠かせない多彩な資源が織りなす地域ネットワークづくり：高齢者見守りネットワーク『みま～も』のキセキ」（おおた高齢者見守りネットワーク／編，澤登久雄, 他／著），ライフ出版社, 2013
4）難病情報センター：特定疾患医療受給者証所持者数（http://www.nanbyou.or.jp/entry/1356）
5）「リハビリテーション医学」（安保雅博／監，渡邉　修，松田雅弘／編），羊土社, 2018
6）大阪府立大学総合リハビリテーション学部作業療法学専攻：パーキンソン病当事者が困難に感じる日常生活動作の検討, 2012
7）「パーキンソン病はこうすれば変わる！：日常生活の工夫とパーキンソンダンスで生活機能を改善」（高畑進一, 宮口英樹／編），三輪書店, 2012
8）「図説 パーキンソン病の理解とリハビリテーション」（山永裕明, 野尻晋一／著），三輪書店, 2010
9）「みんなで学ぶパーキンソン病：患者さんとともに歩む診療をめざして」（柏原健一, 他／著），南江堂, 2013
10）「パーキンソン病治療ガイドライン2011」（日本神経学会／監，「パーキンソン病治療ガイドライン」作成委員会／編），医学書院, 2011

コラム

認知症ケアパスと認知症初期集中支援チーム

わが国の高齢化はますます進んでいくことから，認知症の人やその家族をいかに支えていくかは，わが国の重要なテーマであり，国や地方自治体あるいは民間組織や地域住民が一体となって認知症施策を進めていく必要がある．厚生労働省は平成24年6月に発表した「今後の認知症施策の方向性について」[1)]のなかで，今後めざすべき基本目標として，「ケアの流れ」を変えることを打ち出している．この基本目標を実現するために，医療，介護サービス，見守り等の日常生活の支援サービスが地域で包括的に提供することができる体制をめざし，7つの視点（図1）に立って，今後の施策を進めていくこととしている．この7つの視点のなかで筆頭にあげられるのが，「認知症の状態に応じた適切なサービスの提供」を目標とする，「1．標準的な認知症ケアパスの作成・普及」である．認知症ケアパスは認知症ケア全体の流れを左右するも

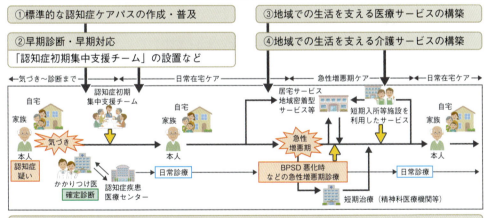

図1　今後の認知症施策の方向性について
文献1をもとに作成.

column

のとして重要視されている.

認知症ケアパスは，認知症の人やその家族が，地域のなかで本来の生活を営むために，地域・医療・介護の人々と目標を共有し，それを達成するための連携のしくみである．この認知症ケアパスの概念図を作成することは，専門職連携の基礎ともなるのである．

また，図1に示した7つの視点の2つ目にあげられている「早期診断・早期対応」に，「認知症初期集中支援チームの設置」が掲げられている．認知症の人に対するこれまでのケアは，認知症の人が行動・心理症状（behavioral and psychological symptoms of dementia：BPSD）などが出現してから行う「事後的な対応」であったが，今後は「早期支援機能」と「危機回避支援機能」を整備し，「早期・事前的な対応」に転換するものである．この「早期支援機能」として期待されるのが「認知症初期集中支援チーム」であり，新たな認知症ケアパスの「起点」に位置づけられている[1]．認知症初期集中支援は，認知症になっても本人の意思が尊重され，できる限り住み慣れた街で暮らし続けられるよう，その地域のなかで認知症の人の初期支援をできる限り早い段階で包括的・集中的に行う多職種協働の支援である．この専門職で構成される支援チームは，地域包括支援センターなどに配置され，ご本人やご家族の訴えなどにより，認知症あるいは認知症が疑われる人やその家族を訪問し，アセスメントをして，専門医療機関やかかりつけ医と連携しながら，おおむね6カ月の間に包括的・集中的な支援を行う．また，対象者が必要な日常生活支援や日常診療に結びつくように支援を行い，介護支援専門員などに引き継ぐという個別支援を行うものである．図2に認知症初期集中支援の流れを示す．

新オレンジプランにおいて，認知症ケアパスは「認知症地域支援・ケア向上事業」として，認知症初期集中支援チームは「認知症初期集中支援推進事業」として，2018年度からすべての市町村で実施が開始されており，今後の動向が注目されているところである．

■ 文献

1）厚生労働省：第91回社会保障審議会介護給付費分科会資料「今後の認知症施策の方向性について」(https://www.mhlw.go.jp/stf/shingi/2r9852000002fv2e-att/2r9852000002fv5a.pdf)
2）国立長寿医療研究センター：平成28年度認知症初期集中支援チーム員研修テキスト (http://www.ncgg.go.jp/kenshu/kenshu/documents/H28tekisuto.pdf)

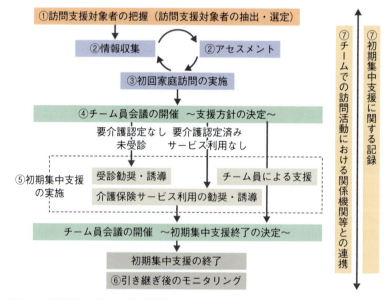

図2　認知症初期集中支援の流れ
文献2より引用．

索 引

数　字

6MWT	141
6分間歩行テスト	141
10MWT	137
10ｍ歩行テスト	137
21世紀における国民健康づくり運動（健康日本21）	43
30秒椅子立ち上がりテスト	137
65歳大学	257, 259, 260, 261
2025年問題	21

欧　文

A

ADHDのペアレントトレーニング	195
ADOC	46
AED	97
ALS	279
AMPS	168, 171
Assessment	110

B

BADL	247
Basic Activities of Daily Living	247
BCAA	213
Berg Balance Scale（BBS）	247
BLS	96, 279
Borgスケール	236
β-ヒドロキシβ-メチル酪酸	213

C

CBID	26
CBR（community-based rehabilitation）	26, 111
CBRマトリックス	27
CEQ	172
Community Based Inclusive Development	26
Community Based Rehabilitation	26, 111
COPM	46, 166, 171
CPR	97
CS-30	137

D

Demand	35
DHEA	213
DMAT	277
DVT	277, 285, 288

F, H

Fall Efficacy Scale	248
FES	248
FR	246
frailty	209
Functional Independence Measure	247
Functional Reach	244
HMB	213
Hoehn & Yahr重症度分類	321
Hope	35

I

IADL	247
ICF	22, 112
ICIDH	22
ICT	298
IGF-1	213
IL運動	26
Individual Placement and Support	183
Instrumental Activities of Daily Living	247
International Classification of Functioning, Disability and Health	22
International Classification of Impairments, Disabilities and Handicaps	22
Interprofessional work	25
IoT	298
IPW	25

J, K

JRAT	277
Kessler 6	192

M

Management Tool for Daily Life Performance	314
MCI	226
MFES	248
Mini-Mental State Examination	248
MMSE	248
Modified Falls Efficacy Scale	248
MOHO	259
MOS short-form-36-item	247
MTDLP	314

N, O, P

Needs	35
OSA-Ⅱ	258
Performance Status	203
PS	203

Q, S

QOL	36
QOL関連設備	84
SDQ	192
SF-36v2	247
SPDCAサイクル	39, 273, 315
Strengths and Difficulties Questionnaire	192
Survey	110

T, W

Timed Up & Go Test	138, 245
TUG	138, 245, 247
T字杖	86
WFOT	42, 44, 48

和文

あ
- 握力 246
- 足元灯 103
- アルツハイマー病 229
- 安心生活環境 172
- 安静時痛 202
- 安全保障 95
- アンダーアームクラッチ 86

い
- 育成医療 62
- 一次救命 279
- 一次救命処置 96
- 一時生活支援事業 68
- 一次判定 54
- 一次保健医療圏 20
- 一次予防対象者 270
- 一般介護予防事業 58
- 一般相談支援 63
- 移動等円滑化基準 64
- 医療介護総合確保推進法 57
- 医療過誤損害賠償保険 92
- 医療現場 37
- 医療従事者 92
- 医療分化 37
- 医療保険制度 50
- 胃瘻 97
- インクルーシブ教育 66
- インシデント 94
- インスリン様成長因子 213

う
- ウェアラブル 298
- ウォーキング 220
- 運営助成金 309
- 運営推進会議 306
- 運転資金 301
- 運動課題 306
- 運動器機能向上プログラム 248
- 運動機能 244
- 運動強度 236
- 運動とプロセス技能評価 168
- 運動の習慣化 250
- 運動分析 116

え
- エアーマット 161
- 栄養介入 216
- 栄養補助 220
- 遠隔監視通信式介護予防プログラム 220
- 嚥下反射の惹起遅延 162
- 炎症性サイトカイン 213
- 援助関係 239

お
- 応急修復期 281, 284
- 横断的介入プロセス 110
- オタワ憲章 43
- 踊り場 102
- オピオイド鎮痛薬 202
- 主な傷病 124

か
- 開眼片脚立位 247
- 開業率 294
- 介護給付 61
- 介護現場 38
- 介護支援専門員 144
- 介護認定審査会 54
- 介護報酬 33
- 介護報酬改定 34
- 介護保険 122
- 介護保険制度 53, 75
- 介護保険法 51, 145, 306
- 介護予防 209, 306
- 介護予防事業 218, 255, 270
- 介護予防・生活支援サービス事業 58, 272
- 介護予防・日常生活支援総合事業 57, 272
- 介護老人保健施設 38, 143
- 階段 101
- 階段昇降 138
- 階段昇降機 103
- 外的要因 244
- 回復期リハビリテーション病棟 16, 37
- 回復モデル 168
- 外部専門家活用事業 190
- カウンセリング 176
- 家屋調査 148
- 核心的地域理学療法 31
- 家計相談支援事業 68
- 下肢運動機能障害 100
- 仮設住宅 290
- 仮設診療 281
- 家族が抱える苦痛 200
- 家族環境 172
- 課題分析 167, 168
- 学校 190
- 活動要因 244
- カナダ作業遂行測定 46, 166
- 株式会社 294
- 通いの場 261
- カルボーネンの式 236
- がん 201
- 感覚・運動機能検査 194
- 感覚系 246
- 感覚統合療法 195
- 環境改善的介入 121
- 環境制御関連設備 82
- 環境整備 242
- カンファレンス 145

き
- ギアチェンジ 198
- 記憶機能 232
- 気管カニューレ 97
- 危機管理 94
- 起業 294, 296, 303
- 起業家 296
- 企業生存率 295
- 危険因子 225
- 危険管理 94
- 器質性精神障害 181
- 気づきのネットワーク 318
- 機能訓練事業 16
- 機能訓練指導員 34, 149
- 機能や活動 126
- 基本相談支援 63
- 基本チェックリスト 272
- 基本的日常生活活動 247

基本動作 125
基本動作能力 152
客観的事実 113
救護 281
救出・救護訓練 292
救助 279
求職者支援制度 182
急性期病棟 37
救命 279
救命補助業務 284
教育・啓発活動 18
教育モデル 169
共助 19, 70, 240, 305
共助関係 239
共生型サービス 72
行政指導型 105
行政療法士 263
共同創業者 300
興味・関心チェックシート 315
興味・関心チェックリスト 115, 258
居住支援事業 61
居宅介護サービス 57
居宅介護支援 57
起立性低血圧 246
筋力増強運動 225
筋力トレーニング 242

く

熊本地震 279
クライエント中心 42, 43
車いす 84
訓練等給付 61

け

ケアカンファレンス 149
ケアプラン 144, 150
ケアマネジャー 269
計画相談支援 63
計画を実行（Do） 110
携帯電話 103
軽度認知障害 226
啓発活動 270
血栓形成 293
健康教室 255, 274

健康教室運営 257
健康日本21（第二次） 43
健康保険 52
健康保険法 50
限定的地域理学療法 31
権利擁護 268

こ

行為（工程）分析 116
合意目標 315
豪雨災害 279
後期高齢者医療制度 51
後期高齢者医療費 52
公共職業安定所 176
校区福祉委員 271
公助 19, 71, 305
更生医療 62
厚生労働省医政局通知 309
構造化 195
交通バリアフリー法 64
行動観察 193
行動質問紙 194
行動変容 231, 270
交付金 275
高齢者 100
高齢者機能健診 230
高齢者住まい法 268
高齢者専用賃貸住宅 268
ゴール 125
呼吸困難 203
国際生活機能分類 22, 112
コグニサイズ 231, 236, 306
国民医療費 52
国民皆保険制度 51
国民健康保険法 51
国民生活基礎調査 229
互助 19, 70, 305
個人情報の保護 100
骨折 124
子ども家庭支援センター 265
子ども発達支援センター 265
コの字形式 259
個別検査 191
個別就労支援プログラム 183

個別リハビリテーション 143
個別練習 136
コホート研究 225
コミュニケーション 37
コミュニティ・アズ・パートナー 275
雇用管理支援 185
雇用支援 176
コンディショニング 248

さ

サービス担当者会議 149, 151
サービス付高齢者住宅 268
災害 279
災害医療コーディネーター 282
災害支援 283
災害派遣医療チーム 277
災害フェーズ 279, 284
災害フェーズ分類 280
在宅 31
在宅介護サービス 57
在宅勤務 182
在宅サービス 122
在宅就業 182
在宅障害者 182
在宅復帰 144, 147
再評価（Assessment/Check） 110
作業機能障害の種類と評価 48
作業質問紙 258, 262
作業周縁化 255
作業遂行 167
作業選択意思決定支援ソフト 46
作業疎外 255
作業的権利 44, 45, 47, 48
作業的公正/不公正 254
作業的不公正 45
作業ニーズ 45, 46
作業剥奪 255
作業バランス 254
作業不均衡 254
作業療法5ヵ年戦略 44, 46
左右の連携 119
サルコペニア 209, 211, 214, 306
参加 126
参加率 250

| 三次保健医療圏 | 20 |
| 酸素供給装置 | 98 |

し

ジェネラリストモデル	195
支援のネットワーク	318
事業計画書	303
事業対象者	306
事業評価	274
資金計画	303
自己効力感	203
仕事との相性	183
仕事仲間との協業	183
事故分析	74
自主練習	139
自助	19, 70, 305
市場	299
市場規模	301
市場成長率	299
自助具	89
施設系理学療法	143
施設サービス	57
自宅でも測定可能な評価項目	128
市町村地域生活支援事業	63
実際の生活環境	128
質保証	93
指定医療機関制度	62
している活動	147
自動体外式除細動器	97
児童デイサービス事業実施施設	265
児童福祉法	59
自閉スペクトラム症	189
資本金	301
社会資源	263
社会的苦痛	200
社会的認知理論	257
社会的排除	24
社会的フレイル	210
社会的包摂	24
住環境	74
住環境整備	98, 99
住居確保給付金の支給	67
就職比率	31
住宅改修	75, 147
住宅環境	127
住宅用エレベーター	103
縦断的介入プロセス	110
集団練習	136
集中プログラム	307
習得モデル	168
収納場所	93
終末期	156, 198
終末期医療	156
終末期症状	199
就労移行支援事業	182
就労訓練事業	68
就労継続支援A型事業	183
就労継続支援B型事業	183
就労継続支援事業	183
就労支援	175
就労準備支援事業	68
就労相談	176
主観的な思い	114
手段的日常生活活動	247
巡回診療活動	281
巡回相談	190
巡回相談員	190
純粋リスク	311
障害支援区分	59, 60
障害児通所支援	63
障害児等療育支援事業	189
障害児入所支援	63
障害者雇用	175
障害者雇用納付金制度に基づく助成金	181
障害者雇用率制度	180
障害者試行雇用事業	178
障害者就業・生活支援センター	177
障害者職業能力開発校	180
障害者自立支援法	59
障害者総合支援法	59, 75
障害福祉サービス	61
障害福祉サービス支援	176
症状緩和	202
情報環境	99
情報共有	100
照明	103
初期消火訓練	292
職域	32
職域保険	52
職業訓練	176, 180, 182
職業訓練受講給付金	182
職業能力開発促進センター	182
職業能力開発大学校	182
職業評価	176
食事	138
褥瘡	160
職場適応	179
職場適応援助者	179
職務開発	184
ジョブカービング・ジョブクリエーション	184
ジョブカフェ	182
ジョブコーチ	177, 179
ジョブマッチング	183
自立支援	150, 152, 272, 306
自立支援医療	62
自立支援給付	61
自律神経系	246
自立生活運動	26
自立相談支援事業	67
新オレンジプラン	324
神経難病	124, 201
人工呼吸器	97
人生の最終段階における医療	156
身体障害者福祉法	59
身体的苦痛	199
身体的フレイル	210
人的資源	240
心肺蘇生	97
深部静脈血栓症	277, 285
心不全	201
診療報酬	33, 52
診療報酬改定	32
診療報酬制度	52

す

遂行分析	167, 168
スクール形式	259
スクリーニング	230
スクリーニング検査	194
スクリーニングテスト	211

スピリチュアルペイン.................200

せ

生活環境.................99
生活環境整備.................153
生活機能向上連携加算.................34
生活機能障害度.................321
生活圏域.................19
生活行為.................39
生活行為向上マネジメント
　.................43, 47, 48, 117, 314
生活行為向上リハビリテーション実施加算.................47
生活困窮世帯の子どもの学習支援.................68
生活支援.................267
生活の質.................150, 152
生活評価.................127
生活不活発病.................278, 293
生活保護.................306
生活モデル.................129
生活リハビリテーション.................144
精神疾患.................193
精神障害者雇用トータルサポーター.................181
精神通院医療.................62
精神的苦痛.................199
精神保健及び精神障害者福祉に関する法律.................59
精神保健福祉手帳.................181
生体電気インピーダンス法.................211
生命予後.................198
世界作業療法士連盟.................42
セルフケア.................288, 290
セルフケアの評価と介入.................289, 291
セルフモニタリング.................237, 251
前後の連携.................119
潜在市場.................299
全身倦怠感.................203
全人的苦痛.................199
専門職連携.................25, 36, 126

そ

躁うつ病.................181
早期発見.................230
創業支援制度.................302
創業者間契約.................301

総合事業.................306
相互交流環境.................172
ソーシャルインクルージョン.................24
ソーシャルエクスクルージョン.................24
ソーシャルスキルトレーニング.................194, 195
ソーシャルストーリー.................195
組織化活動.................18
損害賠償責任.................93

た

第1号被保険者.................54
第2号被保険者.................54
第2のセーフティネット.................67
第7期1号保険料.................271
第一次作業療法5ヵ年戦略.................46
大規模災害リハビリテーション支援関連団体協議会.................277
第三次作業療法5ヵ年戦略.................44, 47
代償的介入.................121
代償モデル.................168
大腿骨頸部/転子部骨折.................140
体動時痛.................202
他施設との連携.................37
他職種との協働.................96
短期目標（中間目標）.................116
段差解消関連設備.................82
探索的評価段階.................112

ち

地域.................30, 296
地域医療の再生.................281
地域ケア会議.................71
地域作業療法.................42
地域支援事業.................270
地域支援センター.................265
地域資源.................265, 318
地域障害者職業センター.................176
地域自立支援協議会.................64
地域診断.................257
地域生活支援事業.................61
地域相談支援.................63
地域通園事業実施施設.................265
地域づくり.................264
地域ネットワーク.................264

地域評価.................273
地域評価・分析.................274
地域福祉.................263
地域包括ケア研究会.................268
地域包括ケアシステム
　.................16, 21, 42, 44, 46, 47, 69, 111, 267, 277, 282
地域包括ケア体制.................32
地域包括ケア病棟.................38
地域包括支援センター.................16, 69, 265, 318
地域保険.................52
地域保健.................263
地域保険制度.................51
地域マップ.................107
地域密着型介護サービス.................57
地域密着デイ.................305
地域理学療法.................29
地域理学療法診療ガイドライン.................29
地域リハビリテーション活動.................14
地域リハビリテーションコーディネーター.................266
地域リハビリテーション支援体制整備推進事業.................20
チームビルディング.................183
窒息.................97
知的障害者福祉法.................59
注意欠如・多動症.................189
中心静脈栄養.................97
長期目標（大目標）.................116
直接的援助活動.................18
治療的介入.................121

つ

終の棲家.................157
通所介護.................134
通所介護サービス.................306
通所系.................122
通所系理学療法.................134
通所リハビリテーション.................135
杖.................86

て

ティーチャー・プログラム.................192
デイケア.................122, 135
デイサービス.................122, 134

定量的評価表 115	二次被害 284	廃用症候群 124
できる活動 147	二次保健医療圏 20	ハインリッヒ（Heinrich）の法則 91
デスケースカンファレンス 205	二重エネルギーX線吸収法 211	発達障害 193
手すり 80, 101	二重課題 232, 246	発達障害児 189
デヒドロエピアンドロステロン 213	二次予防対象者 270	発達障害者・難治性疾患患者雇用開発助成金 182
てんかん 181	日常生活圏域 267	バランストレーニング 242
転倒恐怖感 244, 248	日常生活活動能力 152	バリアフリー 74, 104
転倒発生率 244	日中活動事業 61	バリアフリーコンフリクト 66
転倒予防 100	日本リハビリテーション病院・施設協会の定義・推進課題・活動指針 109	バリアフリー新法 64
	入浴関連設備 81	ハローワーク 176
と	人間作業モデル 48, 259	阪神・淡路大震災 279
トイレ 289	認知課題 236, 306	
登記 301	認知機能 246	**ひ**
投機的リスク 311	認知検査 194	東日本大震災 279
統合失調症 181	認知行動療法 195	被災混乱期 279, 284
動作分析 74, 116	認知症 99, 224	膝伸展筋力 244, 246
倒産 295, 300	認知症患者数 224	避難訓練 292
動線 289	認知症ケアパス 323	避難所 284
疼痛 202	認知症高齢者数 229	避難所運営訓練 293
トータルペイン 199	認知症初期集中支援 324	被保険者 54
特定求職者雇用開発助成金 180	認知症地域支援・ケア向上事業 324	ヒヤリハット事例 75
特定疾病 54	認知症予防教室 233	評価（Assessment/Survey） 110
特定相談支援 63	認知・精神的フレイル 210	
特別支援学校 189	認定調査 54	**ふ**
特別支援教育 66, 189		複合的な運動介入 242
特別養護老人ホーム 143, 149	**ね，の**	複雑性悲嘆 205
特例子会社制度 180	熱感式人感センサー 103	福祉用具 76, 100, 147
閉じこもり 136	ネットワーク 318	不測の事態 96
特許 311	年平均成長率 298	復旧期 281, 290
突出痛 202	脳卒中 124	復興期 281, 292
都道府県自立支援協議会 64	脳卒中片麻痺 139	踏面 101
都道府県地域生活支援事業 63	脳卒中片麻痺の訪問理学療法 129	フレイル 210, 214, 220, 306
扉 80	脳由来神経栄養因子 226	フレイルティ 209
トライアル雇用 178	脳容量 232	プロセス 109
トランスセオレティカルモデル 257	ノーマライゼーション 23	プロダクト・アウト 298
トリアージ 279, 281		プロダクト・アウト思考 300
	は	分岐鎖アミノ酸 213
な，に	パーキンソン病 320	分析的評価段階 112
内的要因 244	パーソナルスペース 289, 290	
ニーズ 297	ハートビル法 64	**へ**
二次医療圏 269	バーンアウト 205	ペアレント・プログラム 192
二次救命 279	排泄関連設備 82	併用介入 216
二次障害予防 282	バイタルサイン（生命徴候） 95	ヘルスプロモーション 43
二次判定 54		

| ヘルスリテラシー | 258 |

ほ

保育所等訪問支援事業	190
包括的介入	242
包括的環境要因調査票	172
包括的地域理学療法	31
包括的マネジメントツール	314
膀胱留置カテーテル	97
防災	279
防災訓練	292
法定雇用率	176
訪問看護ステーション	122
訪問系	122
訪問系作業療法	166
訪問系理学療法	122
訪問支援	189
訪問指導	147
訪問リハビリテーション	38, 122
ホーマンス試験	285
保健医療圏	20
保険外事業	309
保険者	54, 267
保健信念モデル	257
保護因子	225
歩行・移動	124
歩行器	86
ポジショニング	161
補助金	275
ボランティア	283
ボランティアの4原則	282
ボルグスケール	236

ま

マーケット・イン	298
マーケット・イン思考	300
マーケティング	273, 313
マズローの基本的欲求の理論	45
松葉杖	86
回り階段	102
慢性心不全	140

み, む

看取り加算	159
看取りケア	159
民間主導型	105
民生委員	271
ムートン	162

め, も

メタアナリシス	226
メディカルチェック	248
メリット・デメリット	297
面談技術	194
燃え尽き症候群	205
目標設定	237

や, ゆ

役割チェックリスト	258
有害事象	198
有酸素運動	225, 236
有酸素運動課題	236
優先順位	125
床からの立ち上がり	139
ユニバーサルデザイン	88, 104
指輪っかテスト	211

よ

要介護状態	54
要介護度	143
要介護認定	54
要介護要因	209
要綱	275
要支援状態	54
養成施設型就労移行支援	182
幼稚園	190
予期悲嘆	200
予後予測	117
予防	126
予防的作業療法	47
予防分野	39

ら

ライフスタイル・リデザイン	255
ライフスペースアセスメント	247
ランダム化比較対照試験	225

り

リスク	295
リスク管理	127, 129
リスクマネジメント	74, 91
リソース	273
リハビリテーション教育	269
リハビリテーション計画	124
リハビリテーション計画書	35
リハビリテーション実施計画書	145, 150
リハビリテーション前置主義	16
リハビリテーション中止基準	159
リハビリテーションマネジメント	144
リフト	87
略式平面図	78
療法士	297
リワーク支援	177

れ

レジスタンストレーニング	216
レスキュー・ドーズ	202
連携	36

ろ, わ

老研式活動能力指標	247
老人クラブ	255
老人保健法	51
労働局	176
ローウェンベルグ試験	285
ロフストランド杖	86
若者サポートステーション	182

執筆者一覧

※所属は執筆時のもの

■ 編 集

重森健太	関西福祉科学大学保健医療学部リハビリテーション学科
横井賀津志	森ノ宮医療大学保健医療学部作業療法学科

■ 執 筆（掲載順）

井口　茂	長崎大学医学部保健学科
大杉紘徳	城西国際大学福祉総合学部理学療法学科
籔脇健司	吉備国際大学保健医療福祉学部作業療法学科
高森聖人	株式会社空色こどもデイサービス夢色
小林貴代	森ノ宮医療大学保健医療学部作業療法学科
山野　薫	大阪人間科学大学人間科学部理学療法学科
高畑進一	大阪府立大学地域保健学域総合リハビリテーション学類作業療法学専攻
石井秀明	国立長寿医療研究センター予防老年学研究部健康増進研究室
加茂智彦	日本保健医療大学保健医療学部理学療法学科
大田尾 浩	西九州大学リハビリテーション学部
合田明生	京都橘大学健康科学部理学療法学科
岡本加奈子	関西福祉科学大学保健医療学部リハビリテーション学科
福田久徳	株式会社きゅうすけ
宮崎宏興	NPO法人いねいぶる
岩永竜一郎	長崎大学医学部保健学科
島﨑寛将	大阪国際がんセンター
山田　実	筑波大学大学院人間総合科学研究科
牧迫飛雄馬	鹿児島大学医学部保健学科
松林義人	新潟リハビリテーション大学医療学部リハビリテーション学科
川又寛徳	福島県立医科大学新医療系学部設置準備室
逢坂伸子	大東市保健医療部高齢介護室兼地方創生局
小野部 純	東北文化学園大学医療福祉学部リハビリテーション学科
福谷直人	株式会社バックテック
山口良太	株式会社アールイーコンセプト
関本充史	株式会社かなえるリンク
松下　太	森ノ宮医療大学保健医療学部作業療法学科

編者プロフィール

重森　健太（しげもり　けんた）
関西福祉科学大学保健医療学部リハビリテーション学科・教授

1977年生まれ．理学療法士．聖隷クリストファー大学大学院博士課程修了〔博士（リハビリテーション科学）〕．聖隷クリストファー大学助教などを経て，2011年4月より現職．2014年〜2017年同大学学長補佐（地域連携担当），2015年より玉手山学園地域連携センター長．大学では，地域理学療法学分野の授業やゼミを担当する．また，日本早期認知症学会理事，NPO法人ハタラク支援協会理事，NPO法人播磨認知症サポート顧問，重森脳トレーニング研究所所長などの社会活動もしている．主な活動として，エクササイズを用いた脳トレーニングの啓発活動や認知症の介護家族を対象とした"つどい場"，脳トレーニングアプリケーションソフトウェアの開発，社会復帰のためのハタラク支援活動などを展開している．

横井　賀津志（よこい　かつし）
森ノ宮医療大学保健医療学部作業療法学科・教授
森ノ宮医療大学大学院保健医療学研究科・教授

1966年生まれ．作業療法士．九州リハビリテーション大学校卒業．和歌山県立医科大学大学院博士課程修了〔博士（医学）〕．姫路獨協大学，関西福祉科学大学を経て，2016年4月より現職．大学では，地域作業療法学分野や作業科学分野の授業やゼミを担当している．また，奈良県田原本町認知症初期集中支援チームの一員でもある．2010年より，姫路市生涯現役推進協議会の座長も務めている．主な活動として，認知症の普及啓発のための講話，認知機能低下予防のための挑戦したい作業に焦点をあてた教室を各地で開催している．
(2020年4月より大阪府立大学地域保健学域総合リハビリテーション学類作業療法学専攻・教授，大阪府立大学大学院総合リハビリテーション学研究科・教授)

PT・OTビジュアルテキスト
地域リハビリテーション学　第2版

『地域理学療法学』として	編集	重森健太
2015年11月1日　第1版第1刷発行		横井賀津志
2018年2月20日　第1版第2刷発行	発行人	一戸裕子
『地域リハビリテーション学』へ改題	発行所	株式会社 羊 土 社
2019年3月15日　第2版第1刷発行		〒101-0052
2025年2月1日　第2版第5刷発行		東京都千代田区神田小川町2-5-1
		TEL　03（5282）1211
		FAX　03（5282）1212
		E-mail　eigyo@yodosha.co.jp
©YODOSHA CO., LTD. 2019		URL　www.yodosha.co.jp/
Printed in Japan	表紙・大扉デザイン　辻中浩一, 小池万友美（ウフ）	
ISBN978-4-7581-0238-4	印刷所　広研印刷株式会社	

本書に掲載する著作物の複製権，上映権，譲渡権，公衆送信権（送信可能化権を含む）は（株）羊土社が保有します．
本書を無断で複製する行為（コピー，スキャン，デジタルデータ化など）は，著作権法上での限られた例外（「私的使用のための複製」など）を除き禁じられています．研究活動，診療を含み業務上使用する目的で上記の行為を行うことは大学，病院，企業などにおける内部的な利用であっても，私的使用には該当せず，違法です．また私的使用のためであっても，代行業者等の第三者に依頼して上記の行為を行うことは違法となります．

JCOPY ＜（社）出版者著作権管理機構 委託出版物＞
本書の無断複写は著作権法上での例外を除き禁じられています．複写される場合は，そのつど事前に，（社）出版者著作権管理機構（TEL 03-5244-5088, FAX 03-5244-5089, e-mail：info@jcopy.or.jp）の許諾を得てください．

乱丁，落丁，印刷の不具合はお取り替えいたします．小社までご連絡ください．

羊土社　発行書籍

PT・OTゼロからの物理学

望月　久，棚橋信雄／編著，谷　浩明，古田常人／編集協力
定価 2,970円（本体 2,700円＋税10%）　B5判　253頁　ISBN 978-4-7581-0798-3

理学療法士・作業療法士に必要な物理が無理なく学べる！単位，有効数字などの基本から丁寧に解説．物理を学んでいなくても大丈夫．具体例を用いた解説＋例題で着実に理解でき，章末問題には国試問題も掲載．オールカラー．

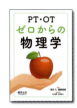

ライフステージから学ぶ 地域包括リハビリテーション実践マニュアル

河野　眞／編
定価 4,400円（本体 4,000円＋税10%）　B5判　302頁　ISBN 978-4-7581-0229-2

地域包括ケア時代に求められるリハをマニュアル化！就学支援から地域づくり，介護予防，看取りまで地域のリハ関連課題を発達段階別に整理．記載通りに進めれば即実践できるワークブック，活動例など役立つ要素満載！

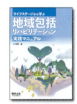

症例動画でわかる理学療法臨床推論　統合と解釈実践テキスト

豊田　輝／編
定価 5,940円（本体 5,400円＋税10%）　B5判　328頁　ISBN 978-4-7581-0255-1

臨床で出会いやすい代表的な15疾患の動画付．統合と解釈に必要な患者情報，臨床推論のヒントとなるチェック問題も掲載．講義でも自習でも，まるで臨床現場のような臨場感の中，実践的に臨床推論力を高められる

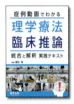

PT症例レポート赤ペン添削　ビフォー＆アフター

相澤純也，美﨑定也，石黒幸治／編
定価 3,960円（本体 3,600円＋税10%）　B5判　284頁　ISBN 978-4-7581-0214-8

理学療法士の臨床実習に必携！症例報告書で実習生が間違いやすい点を赤ペンで添削し，「なぜダメなのか」「どう書くべきなのか」を丁寧に解説．臨床で活きる知識もしっかり身につく．スーパーバイザーにもオススメ！

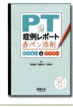

脳・神経系リハビリテーション 第2版　疾患ごとに最適なリハの手技と根拠がわかる

潮見泰藏／編
定価 6,600円（本体 6,000円＋税10%）　B5判　416頁　ISBN 978-4-7581-1001-3

脳・神経系疾患のリハをビジュアルに解説した定番書の第2版．疾患ごとに知識とリハプログラムの2部構成でわかりやすく解説．新たに「高次脳機能障害」の項目も加わり充実の内容に．現場ですぐに役立つ実践書！

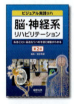

呼吸・心臓リハビリテーション 第3版　疾患ごとに最適なリハの手技と根拠がわかる

居村茂幸／監　髙橋哲也，間瀬教史／著
定価 5,500円（本体 5,000円＋税10%）　B5判　264頁　ISBN 978-4-7581-1002-0

呼吸・循環器疾患のリハが1冊にまとまった好評書の第3版！疾患ごとに知識と手技の2部構成で解説．ガイドラインに準じてアップデートし，さらに充実の内容となりました．現場で即戦力となる実践書です！

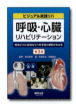

整形外科リハビリテーション 第2版　疾患ごとに最適なリハの手技と根拠がわかる

神野哲也／監　相澤純也，中丸宏二／編
定価 7,920円（本体 7,200円＋税10%）　B5判　654頁　ISBN 978-4-7581-1005-1

整形外科領域のリハを網羅した定番書の第2版！新たに7疾患を加え，全42疾患について知識とリハプログラムの2部構成で解説．エコーを含む1,500点以上の画像も掲載！ビジュアルな紙面で臨床にすぐに役立つ！

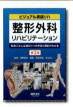

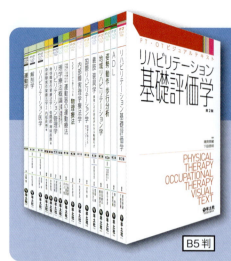

理学療法士・作業療法士をめざす学生のための新定番教科書

PT・OT ビジュアルテキストシリーズ

シリーズの特徴
- 臨床とのつながりを重視した解説で，座学〜実習はもちろん現場に出てからも役立ちます
- イラスト・写真を多用した，目で見てわかるオールカラーの教科書です
- 国試の出題範囲を意識しつつ，PT・OTに必要な知識を厳選．基本から丁寧に解説しました

B5判

リハビリテーション基礎評価学 第2版
潮見泰藏，下田信明／編
定価 6,600円（本体 6,000円＋税10%） 488頁
ISBN 978-4-7581-0245-2

エビデンスから身につける 物理療法 第2版
庄本康治／編
定価 6,050円（本体 5,500円＋税10%） 343頁
ISBN 978-4-7581-0262-9

義肢・装具学 第2版
異常とその対応がわかる動画付き
髙田治実／監，豊田 輝，石垣栄司／編
定価 7,700円（本体 7,000円＋税10%） 399頁
ISBN 978-4-7581-0263-6

地域リハビリテーション学 第2版
重森健太，横井賀津志／編
定価 4,950円（本体 4,500円＋税10%） 334頁
ISBN 978-4-7581-0238-4

国際リハビリテーション学
国境を越えるPT・OT・ST
河野 眞／編
定価 7,480円（本体 6,800円＋税10%） 357頁
ISBN 978-4-7581-0215-5

スポーツ理学療法学
治療の流れと手技の基礎
赤坂清和／編
定価 5,940円（本体 5,400円＋税10%） 256頁
ISBN 978-4-7581-1435-6

理学療法概論 第2版
課題・動画を使ってエッセンスを学びとる
庄本康治／編
定価 4,180円（本体 3,800円＋税10%） 255頁
ISBN 978-4-7581-1439-4

局所と全身からアプローチする 運動器の運動療法
小柳磨毅，中江徳彦，井上 悟／編
定価 5,500円（本体 5,000円＋税10%） 342頁
ISBN 978-4-7581-0222-3

ADL 第2版
柴 喜崇，下田信明／編
定価 5,720円（本体 5,200円＋税10%） 341頁
ISBN 978-4-7581-0256-8

作業療法 義肢・装具学
妹尾勝利，平田淳也，吉村 学／編
定価 6,380円（本体 5,800円＋税10%） 383頁
ISBN 978-4-7581-1438-7

内部障害理学療法学
松尾善美／編
定価 5,500円（本体 5,000円＋税10%） 335頁
ISBN 978-4-7581-0217-9

神経障害理学療法学 第2版
潮見泰藏／編
定価 6,380円（本体 5,800円＋税10%） 415頁
ISBN 978-4-7581-1437-0

小児理学療法学
平賀 篤，平賀ゆかり，畑中良太／編
定価 5,500円（本体 5,000円＋税10%） 359頁
ISBN 978-4-7581-0266-7

リハビリテーション管理学
齋藤昭彦，下田信明／編
定価 3,960円（本体 3,600円＋税10%） 239頁
ISBN 978-4-7581-0249-0

姿勢・動作・歩行分析 第2版
臨床歩行分析研究会／監，畠中泰彦／編
定価 5,940円（本体 5,400円＋税10%） 324頁
ISBN 978-4-7581-0264-3

身体障害作業療法学1 骨関節・神経疾患編
小林隆司／編
定価 3,520円（本体 3,200円＋税10%） 263頁
ISBN 978-4-7581-0235-3

身体障害作業療法学2 内部疾患編
小林隆司／編
定価 2,750円（本体 2,500円＋税10%） 220頁
ISBN 978-4-7581-0236-0

[専門基礎]
リハビリテーション医学
安保雅博／監，渡邉 修，松田雅弘／編
定価 6,050円（本体 5,500円＋税10%） 430頁
ISBN 978-4-7581-0231-5

[専門基礎]
解剖学 第2版
坂井建雄／監，町田志樹／著
定価 6,380円（本体 5,800円＋税10%） 431頁
ISBN 978-4-7581-1436-3

[専門基礎]
運動学 第2版
山﨑 敦／著
定価 4,400円（本体 4,000円＋税10%） 223頁
ISBN 978-4-7581-0258-2

[専門基礎]
精神医学
先崎 章／監，仙波浩幸，香山明美／編
定価 4,400円（本体 4,000円＋税10%） 248頁
ISBN 978-4-7581-0261-2

[専門基礎]
生理学
南沢 享／編
定価 5,500円（本体 5,000円＋税10%） 335頁
ISBN 978-4-7581-1440-0